21 世纪高职高专教材

供中医、中西医结合类专业用

中 药 学

王茂盛　主编

科学出版社

北　京

内 容 简 介

本书是 21 世纪高职高专教材(供中医、中西医结合类专业用)之一,全书共分 28 章,系统介绍了中药的起源和发展、产地和采集、炮制、性能、配伍、用药禁忌、用量与用法以及 354 种中药的性味、归经、功效、主治病证等内容。本书的编写突出高等职业技术教育的特点,坚持体现"三基"(基本理论、基本知识、基本技能)教学,注重教学内容的科学性和实用性。

本书可供中医药院校高等职业技术教育中医、中西医结合类专业学生使用,也可作为临床医师及自学中医者的学习参考书。

图书在版编目(CIP)数据

中药学/王茂盛主编 . —北京:科学出版社,2004.8

21 世纪高职高专教材·供中医、中西医结合类专业用

ISBN 978-7-03-013734-0

Ⅰ. 中… Ⅱ. 王… Ⅲ. 中药学–高等院校:技术学校–教材 Ⅳ. R28

中国版本图书馆 CIP 数据核字(2004)第 060827 号

责任编辑:方　霞　曹丽英/责任校对:张　琪
责任印制:赵　博/封面设计:卢秋红

科 学 出 版 社 出版

北京东黄城根北街 16 号
邮政编码: 100717
http://www.sciencep.com

北京华宇信诺印刷有限公司印刷
科学出版社发行　各地新华书店经销

*

2004 年 8 月第　一　版　　开本:850×1168 1/16
2025 年 1 月第十六次印刷　　印张:15 1/4
字数:359 000

定价:39.80元

(如有印装质量问题,我社负责调换)

序

　　中医药高等职业技术教育是中医药高等教育的重要组成部分,近年来,呈现出良好的发展势头,教育规模迅速扩大,专业布局渐趋合理,人才培养模式逐步形成鲜明特色,为中医药事业的发展和中医药人才队伍建设做出了积极的贡献。但时至今日,我国尚无可供中医药高等职业技术教育使用的系列教材,教材建设滞后已成为制约高职教育健康持续发展的重要因素。经过多方调研和广泛论证,我们组织了多年从事高职教育教学工作的一线教师和有关专家,结合中医药高等职业技术教育的特点,编写了本套中医药高等职业技术教育系列教材,供中医药专业、中西医结合专业高职教育选用,也可用于临床医师的继续教育。

　　全套教材包括《中医基础理论》、《中医诊断学》、《中药学》、《方剂学》、《中国医学史》、《中医各家学说》、《中医内科学》、《中医外科学》、《中医妇科学》、《中医儿科学》、《中医骨伤科学》、《中医五官科学》、《针灸学》,共计13门课程教材。

　　本套教材编写过程中遵循高等中医药院校教材建设的一般原则,坚持体现"三基"(基本理论、基本知识、基本技能)教学,同时突出高等职业技术教育的特点,注重教学内容的科学性和实用性。总体上具有以下几个特点:

　　1.坚持"必须"、"够用"的原则,即在保持知识体系必要的完整性的前提下,突出了高职教育教材应简明实用的特点,在内容取舍上力求突出重点,化繁为简;在文字表述上力求深入浅出,通俗易懂,具有较强的科学性、可读性和实用性。

　　2.坚持"贴近学生、贴近社会、贴近岗位"的原则,即教材内容突出技能,淡化说理,注重对学生实践动手能力的培养;在编写体例上增加了"学习目标"、"小结"、"目标检测"等内容,便于学生更好地掌握知识,具有较强的针对性和可操作性。

　　3.坚持知识性、趣味性和创新性相结合的原则,在教材中设计了"链接"小模块,起到系统连接与辅助学习作用。"链接"表述的内涵较浅,它不仅是课程系统内部不同课程、专业、教育层次之间的连接组件,还是课程系统向外部延伸的小模块,它将帮助学生开阔视野,拓展思维,培养科学与人文精神结合的专业素质。

　　中医药高等职业技术教育教材的编写目前尚处于探索阶段,由于编写时间紧迫,编者水平有限,本套教材难免存在着不足之处,敬请同行和读者在使用过程中,提出宝贵意见,以便我们进一步修订和改进,从而为我国中医药高等职业技术教育事业做出应有的贡献。

张俊龙

2004 年 3 月

编 写 说 明

本教材供中医药高职高专学生使用。编写力求内容的完整性和系统性,做到概念准确、重点突出、切合临床、说理透彻、通俗易懂、有一定的趣味性。

全书分总论和各论两部分,共 28 章。总论包括中药的起源和发展、中药的产地和采集、中药的炮制、性能、配伍、用药禁忌、用量与用法 7 章,系统介绍中药的基本知识。各论共收载全国多数地区常用中药 354 种,按主要功效分为 21 章,章下适当分节。每章之前均首列学习目标,指出学习应熟记和理解的内容以及重点掌握的药物;继而概要说明该章药物的定义、药性特点、功效、适应范围、分类、主要配伍方法、使用注意等内容;每章之后列有小结及目标检测,总结本章各类药物的共性和特性,使学者重点掌握,区别理解,举一反三,巩固知识,以便临床准确使用药物。

本书每味药以《中华人民共和国药典》(2000 年版)及本草学沿用已久、考证无误的名称为正名,并注明出处;药物来源部分介绍原植物、动物、矿物的中文名、药用部位及主要产地、采集和炮制;再按性能、功效、应用、用量用法、使用注意等逐项书写。此外对不同来源或同一来源而药用部位不同,但疗效相似的一些药物(23 种)作为附药,概述其性能功用,分列于相关药物之后。药物性能部分介绍每味药的气味、毒性、归经;功效与应用是重点内容,以中医理论阐述和概括各个药的基本功效及其主治病证,补充部分是药物的现代应用,体现古今的用药经验和研究成果;用量用法部分介绍了汤剂中成人一日的内服剂量,对不同用法和剂型,区别标明其剂量;使用注意部分从证候、配伍、妊娠、饮食等方面介绍其禁忌情况。有些与主题相关的知识以链接形式表达,目的是增强学生综合理解能力。

由于编写时间仓促,编者水平有限,缺点和错误在所难免,希望读者提出诚挚和中肯的意见,以便修改提高。

编 者

2004 年元月

目　录

总　　论

中药学是研究中药基本理论和各种中药的来源、采制、性能、功效、临床应用等知识的一门学科,是我国传统医学的重要组成部分,也是我国传统科技文化的优秀遗产之一。

中药是我国的传统药物的总称。中药的认识和使用,是以中医理论为指导,具有独特的理论体系和应用形式,充分反映了我国历史文化及自然资源等方面的若干特点。由于中药的来源以植物药材占大多数,使用也最普遍,所以古来相沿将药学称为"本草"。及至近代,随着西方医药学在我国的传播,传统药物即称为中药,本草也逐渐改称为"中药学"。

中药除少数的人工制品外,大部分是天然的原生药材。我国有非常丰富的天然药材资源,种类繁多,包括植物、动物和矿物,古籍新载,已逾3000种,经目前整理,则达8000种左右。这些广泛分布的宝贵资源,奠定了作为保健、防病、治病工具的中药的物质基础,对这些资源进行合理、积极的开发和充分、有效的利用,一直是中药学得以长足发展的主要源泉。几千年来,我国人民在使用中药的过程中,积累了非常丰富的经验,产生了很高的用药技术,这些对于保障人民健康和民族繁衍起着不可忽视的作用。因此对中药的进一步发掘,深入研究,加以提高,将使中药大放异彩,对弘扬民族传统医药,将有十分重要的意义。

中药的起源和中药学的发展

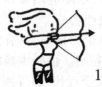

学习目标

1. 说出中药的起源及其意义
2. 说出历代中药学发展的状况和特点
3. 简述《神农本草经》、《神农本草经集注》、《新修本草》、《证类本草》、《本草纲目》、《本草纲目拾遗》的主要内容和特色及其学术成就和贡献

1.1 中药的起源

中药的开发、利用和发展有着极其悠久的历史。它起源于人类社会生产的早期，经历了长期的实践过程，是人类与大自然作斗争的成果，也是人类为生存而战的必然结果。

在原始时代，我们的祖先为了生存，必须寻找食物以果腹充饥，维持生命，但由于认识水平低下，经验不足，在采食过程中，常常误食某种有毒物质，不可避免地会引起中毒反应，甚至造成死亡。古籍中记述了"神农尝百草之滋味，……一日而遇七十毒"的传说，生动而形象地反映了原始人艰辛而苦难的生活历程，残酷的教训使他们懂得在觅食时应有所辨别和选择，避免食用有毒物质，同时在进食过程中，也发现某些食物可以消除人体的某种不适和痛楚，使他们对食物的医疗作用引起了充分的注意。经过无数次有意识的观察、试验、积累逐步形成了最初的药物知识。因此，药物的发现与觅食过程有着十分密切的关系。可以说药食是同源的。

由于社会实践的丰富和不断发展，人们的认识水平也逐步提高，生产力得到长足的进步，人类认知了较多的药物，药物来源日益丰富，药物品种即大大增加了。文明社会出现以后，用药知识和经验的传播，就由最初的口耳相传发展到文字记载，大规模的药学研究就成为可能了。

1.2　中药学的发展

　　我国的药学发达很早。早在西周时期,已有专业的"医师",其职能之一即是"聚毒药以供医事"。《山海经》记载了100余种动物和植物,其中有许多明确记载了具体的医疗用途,而且一部分沿用至今,20世纪70年代初出土的帛书《五十二病方》载方约300个,包含药物240余种,对炮制、制剂、用法、禁忌等皆有记述。由此说明,至秦汉之际,药学已略具规模,复方应用已经普遍了。

　　至东汉末年,出现了我国现存最早的药学专著《神农本草经》一书,该书非一人一时之所作,而是东汉以前药学发展之集大成者。全书共三卷。序列部分言简意赅地记述了四气五味、有毒无毒、配伍法度、服药方法及用药剂型等基本原则,初步奠定了药学发展的理论基础。各论载药365种,为分上、中、下三品,所载药物大都朴实有验,历用不衰,如黄连治痢,麻黄平喘,阿胶止血,乌头止痛,人参补虚,半夏止呕,当归调经,茵陈退黄,常山治疟等。

　　《神农本草经》是我国最早的珍贵药学文献,对后世药学的发展产生了十分深远的影响。

　　东汉迄于南北朝时期,由于医药实践领域的扩大,发现和使用了大量的新药,对原来使用的药物也有新的认识,从而产生了近百种记载这些成果的本草专著。虽然大多没有保留下来,但留传于世的足以反映出汉以来药学若干重大的发展。梁代陶弘景所著《神农本草经集注》七卷,载药730种,首创按药物自然属性分类的方法,将药物分为玉石、草木、虫兽、果、菜、米食及有名未用七类。此外,还增列了"诸病通用药"、"解百毒及金石等毒例"、"服药食忌例",而且对药物的产地、采收、炮制、制剂、合药取量及真伪鉴别等都有较详细的论述,对药学理论也有进一步的发挥,这些都大大丰富了药学的内容。本书较全面地收集、整理了前代药物学的各种知识,反映了魏晋南北朝时期的主要药学成就。

　　此一时期,医药学家已经认识到药物的疗效与加工处理的关系,进行了广泛的实践。南朝刘宋时期,雷敩著《炮炙论》,论述了药物通过适宜的炮制,可以提高疗效,减轻毒、烈性,收集了300种药物的炮制方法。该书是我国第一部炮制专著,标志着本草学新的分支学科——炮制学的产生。

　　唐显庆四年(659年)颁行了由李勣、苏敬等主持编纂的《新修本草》、又名《唐本草》、《英公本草》。本书的完成,依靠国家的行政力量,动用了庞大的人力和物力,由于是政府行为,因而规模极其宏大,是我国历史上第一部官修本草。全书卷帙浩繁、共53卷,收载药物844种,并增加了药物图谱,而且附以文字说明。这种图文对照的方法,开创了世界药学著作编纂的先例,无论形式和内容,都具

> 用动物的组织、器官以治疗人体相应组织、器官的疾病的方法,称之为脏器疗法。如用羊肝治疗属于中医肝病范畴的夜盲症,用羊靥治疗属于中医瘿瘤范畴的甲状腺肿大。

有崭新的特色。不仅反映了唐代药学的高度成就,对后世药学的发展也有深远的影响,而且对国际医药学的发展也作出了重大贡献。该书很快传向国外,公元731年,即传入日本,并广为流传,成为日本医药人员的必修典籍。日本古书《延喜式》还有"凡医生皆读苏敬新修本草"的记载。由于此书具有国家规模,规范了药物学的知识和应用,是学医者的必读之书,是世界上

最早的一部药典,比公元 1542 年欧洲纽伦堡药典还要早出 800 余年。

开元年间(713~741 年),陈藏器编成《本草拾遗》,作者深入实践,收集了大量的民间药物,而且辨识品类,极为仔细,陈氏将药物的功用概括为十类,即宣、通、补、泻、轻、重、滑、涩、燥、湿十种,后来发展为著名的"十剂",成为中药按临床功效分类的发端。

唐代已开始使用动物组织,器官及激素制剂。《唐本草》记载了用羊肝治疗夜盲症和改善视力的经验;《本草拾遗》记录了人胞作为强壮剂的应用;《千金方》则用羊靥(羊的甲状腺)和鹿靥治疗甲状腺疾病。酵母制剂在公元前即有记载,到了唐代已普遍地用于医疗,《千金方》和甄权的《药性论》都对神曲的性质功用作了明确的论述。

唐至五代时期,医家对食物的药用价值和外来药都有专门研究。孟诜编著的《食疗本草》,全面总结了唐以前的食治经验。李珣编撰的《海药本草》,主要介绍了海外输入的药物及南药。这些都丰富了中药学研究的领域,扩大了药物研究的范围,充实了中药学的内容。

宋代,本草书籍的修订,一方面在政府的组织下,仍按国家规模进行,在《新修本草》的基础上重新整理。公元 973~974 年刊行了《开宝本草》,1060 年刊行《嘉祐补注本草》,1061 年刊行《本草图经》。《本草图经》亦称《图经本草》,所附 900 余幅药图是我国现存最早的版刻本草图谱。另一方面,私人撰述的本草书籍,也弥足珍贵。而最具代表性的私人撰著,当推唐慎微的《经史证类备急本草》(后世简称《证类本草》),在前代本草的基础上,研究整理了大量经史文献中有关药学的资料,内容丰富,载药 1558 种,并于各药之后附列方剂以相印证,医药紧密结合,使药物学得到又一次的充实。后来亡佚的宋以前的许多本草资料,亦赖此书的引用得以保存下来。因此本书不但有很高的学术价值和实用价值,而且还具有很大的文献价值。

金元时期,药物学研究的方向发生了较大变化,医家们不再承袭唐宋本草学风,改变了综合研究本草的方法,注重临床疗效,积极探求药物奏效的原理,开拓了药学研究新的领域,推动了药学理论研究的发展,在学术上取得了极大的成就。如张元素的《珍珠囊》,李东垣的《药类法象》、《用药心法》,王好古的《汤液本草》,朱丹溪的《本草衍义补遗》等,均从不同的临床角度阐述了药物的功效及其治病原理,发展了医学经典中有关气味、升降浮沉、归经、补泻等药物性能的理论,大大推动了中药基本理论的研究,使药物学的研究向临床实用方面转变发挥了重要作用。

元代,忽思慧所著《饮膳正要》是饮食疗法的专门著作,记录了不少回、蒙民族的食疗方药和元蒙宫廷食物的性质及有关膳食烹饪的方法,至今仍有较高的参考价值。

明代,药物知识和用药技术的进一步积累,使药物学发展到一个新的水平。弘治 16 年(1503 年),刘文泰奉敕修订本草,花费两年时间编成了《本草品汇精要》42 卷,收药 1815 种,每药分名、苗、地、时、收、用、质、色、味、性、气、臭、主、行等 24 项记述。这种分项论述的体例是本书的特点,但因分项过细而流于繁杂,招致了一些混乱。本书绘有 1385 幅精美的彩色药图和制药图,是古代彩绘本草之珍品。该书是我国封建社会最后一部大型官修本草,但书成立后藏于内府,未能刊行流传,故在药学史上影响不大,但仍有较大的研究价值。

伟大的医药学家李时珍,以毕生精力,亲历实践,广收博采,实地考察,对本草学进行了全面的整理总结,历时 27 年,三易其稿,编成了《本草纲目》。全书 52 卷,约 200 万言,收药 1892 种,新增 374 种,附图 1100 多幅,附方 11000 余首。按药物自然属性和生态条件分为 1660 类,是中古时期最完备的自然分类系统,体现了由低级到高级,由简单到复杂,由无机到有机的原则,包含了光辉的进化论思想。各药分项论述,详细而全面。《本草纲目》集我国 16 世纪以前药学之大成,在训诂、语言文字、历史、地理、植物、动物、矿物、冶金等方面也有突出成就,其影响远远超出了医药学的范围。本书 17 世纪末即传播海外,先后有多种文字的译本,不仅在我国科技史上有重要影响,对世界自然科学也有举世公认的卓越贡献。

公元 1406 年,朱橚《救荒本草》,选择可供灾荒时食用之品 414 种,记述详明,考备精要,在医药、农学、植物学方面均有较高价值。15 世纪中期,兰茂实地调查和搜寻云南地区药物 400 余种,编成《滇南本草》,是我国现存最早的古代地方本草。李中立《本草原始》偏重于生药学研究,缪希雍《炮炙大法》则是明代影响最大的炮制专著。这些都在不同侧面丰富和发展了本草学的内容。

清代杰出的医学家赵学敏于 1765 年刊行其著作《本草纲目拾遗》十卷,全书载药 921 种,其中新增药物 716 种。补充了马尾连、金钱草、鸦胆子、冬虫夏草、鸡血藤、胖大海、银柴胡、太子参等大量疗效确切的民间常用药物,同时收载了金鸡纳(奎宁)、日精油、香草、臭草等外来药,极大地丰富了本草学的内容。同时对《本草纲目》已载药物备而不详的,加以充实,错误之处加以订正。本书不但总结了我国 16 至 18 世纪本草学发展的新成就,还保存了大量今已散失的方药书籍的部分内容,具有重要的文献价值。

鸦片战争以后,随着帝国主义的武装侵略,西方文化及西方医药学大规模地在我国传播,对我国的传统文化及传统医药事业的发展产生了重大影响。传统医药事业受到了前所未有的严峻挑战。但是,在有识之士的努力下,中医药还是以其顽强的生命力,艰难地发展着。

这一时期,本草学的现代化研究亦开始起步。植物学、生药学工作者对确定中药品种及资源调查方面做了大量的工作。中药化学及药理学的研究逐步引起重视,并取得了一些成就,但多是进行单味药的化学成分和药理作用研究。尽管如此,还是向中药研究的现代化迈出了可喜的步伐。

中华人民共和国成立以来,政府高度重视中医药事业的继承和发展,并制定了一系列扶持和保护传统医药的相关政策和措施,使中医药事业获得了新生。

全国各省区相继建立了中医学院和科研机构,设立了许多中医医院,培养了大量不同层次的中药学人才。为适应中药教育的需要,编写了各种中药学教材,并多次修订,质量不断提高。在继承和整理本草学遗产的同时,各地对中药资源进行了普查,并整理出版了大量的地方药志及专门著作。国家药典也专门收载各种常用的中成药,以法典的形式确立了中药在当代医药卫生事业中的地位,也为中药材及中药制剂质量的提高,标准的确定起了巨大的促进作用。一些流传在民间的行之有效的方药不断发掘出来,许多研究成果得以交流和推广。由于中药生产技术的提高,药材产量和质量都有所提高。对于一些药源较少和长期依靠进口的药材,也进行了大量的引种和驯化研究,成绩可喜,在相当程度上满足了国内需求。有些天然药物已能进行人工合成和半合成,为解决药源短缺,开辟了新的途径。中经加工技术和制药技术,如炮制工艺、剂型改革等都有较大进展。中药有效成分的分离、鉴定、药理研究取得了重大成就。随着现代自然科学的迅速发展,特别是高科技的突飞猛进,中药现代化的研究已经走上了必然之路,促进了中药鉴定学,中药化学、中药药理学、中药炮制学,中药制剂学等分支学科的发展。

中药学的研究,至目前虽然取得了相当成绩,但面临的问题尚多,困难也较大,还有许多工作要做。因此还需努力学习,深入研究,力争把中药学的研究搞到更高的水平。

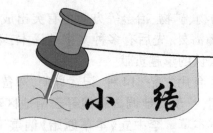

小　结

　　中药起源于人类社会早期，是人类为生存而与大自然斗争的成果，是原始时代的人们在寻找食品的过程中发现的，并在生产、生活过程中不断积累而丰富起来的。

　　在人类社会的发展中，药学在各历史时期都取得了不同程度的成就，代表著作有：东汉末年的《神农本草经》，梁代陶弘景所著的《神农本草经集注》，唐代政府组织编纂的《新修本草》，宋代唐慎微的《证类本草》，明代李时珍编写的《本草纲目》，清代赵学敏编写的《本草纲目拾遗》。

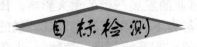

目标检测

1. 早期人类对医药的探索从何开始的？对后世的医药实践有何意义？
2. 中药学在汉、南北朝、唐、宋、明、清各有何代表著作？作者何人？各有何成就和贡献？

中药的产地和采集

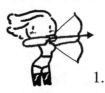

学习目标

1. 说出中药的产地和采集及中药的质量与疗效的关系
2. 简述道地药材的含义及其意义

中药除部分人工制品外,主要来源于天然的动、植物和矿物。中药的产地、采收与贮存是否适宜,直接影响药材质量。不合理的采收,对于动、植物来说,会破坏药材资源,减少药材产量,降低药材质量。适宜的环境,对于动、植物的生长、驯养、栽培是必不可少的条件。如果土地合宜,采收适时,贮存恰当,则药材质量高,药性强,疗效好。历代医家十分重视中药的产地和采集,并在长期的实践中,积累了许多宝贵的知识和经验。在现代科学技术高度发达的今天,也证明了中药的产地、采收和贮存是否适宜,与药物有效成分的含量有很大关系,并在这方面取得了较多的成果。因此,药物产地,采收与贮存方法的研究,是保证药材质量、保护药源和生态环境,及保证中药应用可持续发展的重要课题。

2.1 中药的产地

天然药材的分布和生长,离不开一定的自然条件。因而天然中药材的生产,无论数量和质量,都有一定的地域性,即使分布较广的药材,由于产地不同,也各有优劣。古人经过长期使用,观察和比较,逐渐形成了"道地药材"的概念。

所谓"道蒂药材",是指历史悠久,产量丰富,品种优良,炮制考究,疗效卓著,而带有明显地方特色的药材。古代医家发现了许多道地药材,如四川的黄连、川芎、附子、花椒,广东的陈皮、砂仁,江苏的薄荷、苍术,浙江的菊花、白芍,湖北的艾叶、白花蛇,云南的茯苓、三七,河南的地黄,山东的阿胶,宁夏的枸杞,内蒙的黄芪,甘肃的当归,青海的大黄,东北的人参、细辛、五味子等都非常著名,从古到今为人们所乐用。

道地药材是在长期的生产和用药实践中形成的,由于生态环境的变化,道地药材的质量也会发生改变。如环境条件变化使上党人参灭绝,人们遂以东北人参为佳,三七原产广西,原名广三七,田七,但云南产者后来居上,称为滇三七;黄芪古产陕、甘者良,今以山西、内蒙所产者为佳。

道地药材的开发和利用,对保证中药材炙量,确保疗效,起着十分重要的作用。同时,对遏制假冒伪劣药材,也有一定的意义。但随着医疗事业的发展,中药材的需求量日益增加,而且很多药材的生长周期长,产量有限,仅靠道地药材的产量,已经无法满足需求。在不影响药材质量和疗效的前提下,也可不必拘泥于道地药材的地域限制。在现代技术条件下,我国已能对不少名贵药材或短缺药材进行异地引种和人工驯养,如原产北美的西洋参在国内引种成功,原产贵州的天麻在陕西的大面积引种,人工养鹿取茸,人工养麝取香,人工冬虫夏草的栽培等,在一定程度上扩大了药源,缓解了道地药材生产不足的局面。当然,研究道地药材的栽培,驯养及其生态条件,除了解决必要的技术问题之外,关键是必须确保药品原有的性能功效。总之,应以疗效为标准来理解和认识"道地"药材的涵义。

2.2 中药的采集

2.2.1 植物药的采集

中药大部分是植物药,植物的生长季节较为明显,不同的生长时期,其各个组织器官即根、茎、花、叶、果实等,所含有效成分的含量是有差异的。有效成分含量的高低,决定着药物疗效的好坏。植物药的采收季节,时间和方法与药材的质量和疗效有着十分密切的关系。因此,药材的采收,应该在有效成分含量最高的时候进行。每一种植物药材都有一定的采收时间和方法。大致可按药用部位归纳为以下几个方面:

全草类药材:多数在植物充分生长、枝叶茂盛的花前期或花期采收。有的割取地上部分,如薄荷、荆芥、益母草、紫苏等。有的用带根全草,则连根挖采全株,如车前草、蒲公英、紫花地丁、大蓟、小蓟等。有的须用嫩苗和带叶花梢,要适时采收,不能过期,如茵陈蒿、夏枯草等。茎叶同时入药的藤本植物,也应在生长旺盛时割取,如忍冬藤、夜交藤等。

叶类药材;通常在花蕾含苞欲放或花朵盛开的时候采摘。此时正当植物生长旺盛的阶段,性味完壮,药力雄厚,最适于采收,如大青叶、荷叶、碍叶、枇杷叶等。但有些特定的品种,如霜桑叶,须在深秋或初冬经霜后采集。

花类药材:一般在花正开放时采摘。由于花朵次第开放,所以要分次采摘,采摘时间很重要。若采收过迟,泽花瓣变色、枯萎和脱落,气味散失,影响质量,如菊花、旋复花。有些花要求在含苞欲放时采摘花蕾,如金银花、槐花、辛夷。有的在刚开放时采摘最好,如月季花。而红花则宜于花冠由黄色变为橙红色时采摘。至于蒲黄之类以花粉入药的,则须于花朵盛开时采收。

果实和种子类药材:多数果实在成熟后或将成熟时采收,如瓜蒌、枸杞子、马兜铃等。少数品种有特殊要求,应当采用未成熟的幼果,如青皮、枳实、乌梅。以种子入药的,如果同一果序的果实成熟期相近,可以割取整个果序,悬挂在干燥通风处,待果实干熟后,进行脱粒。若同一果序的果实次第成熟,则应分次摘取成熟果实。有些干果成熟后很快脱落,或果皮开裂,种子散失,如小茴香、白豆蔻、牵牛子等,则应在开始成熟时适时采收。容易变质的浆果,如枸杞子、女贞子等,在略熟时于清晨或傍晚采收最好。

根和根茎类药材:古人多在二、八月采收,认为春初"津润始萌,未充枝叶,势力淳浓","至秋枝叶干枯,津润归流于下",并指出"春宁宜早,秋宁宜晚"。这种认识是很正确的。早春二月,新芽未萌;深秋时节,多数植物的地上部分停止生长,其营养物质多贮存于地下部分,有效成分含量高,此时采收质量最好,产量较高,如天麻、苍术、葛根、桔梗、大黄、玉竹等。但也有少数例外的,如半夏、延胡索等则以夏季采收为宜。

树皮和根茎类药材:通常在清明至夏至间剥取树皮。此时植物生长旺盛,树木枝干内浆液充沛,不仅质量较佳,疗效较好,而且容易剥离,如黄柏、厚朴、杜仲等。但肉桂多在十月采收,此时油多容易剥离。有些木本植物生长周期很长,应尽量避免伐树取皮或环剥树皮等简单方法,以保护药源。至于根皮,与根和根茎相似,应于秋后苗枯或早春萌芽前采集,如丹皮、地骨皮、苦楝根皮等。

2.2.2　动物药的采集

动物类药材因品种不同,采收各异。其具体时间,以保证药效及容易获得为原则。如桑螵蛸应在三月中旬以前采收,过时则虫卵将孵化;鹿茸应在清明前后 45～60 天截取,过时则角化;驴皮应在冬至后剥取,其皮厚质佳;小昆虫等应于数量较多的活动期捕捉。

2.2.3　矿物药的采集

矿物类药材大多随时可采。

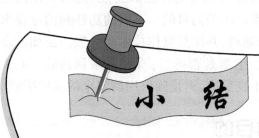

小　结

　　中药的生产离不开一定的自然条件,都有一定的地域性,人们在长期的实践过程中,认识到中药产地的重要性,发现了许多道地药材,目的是保证药材的质量,确保疗效。
　　中药大部分是生物药材,特别是植物药居多,植物的各个组织器官,即根、茎、花、叶、果实、种子等,在不同的季节,生长状况不同,作为药物,必须在药物有效成分含量最高的时间采集。

目标检测

1. 什么是道地药材? 强调道地药材的意义是什么?
2. 植物的根、根茎、根皮、干皮、花、叶、果实一般于何时采收为宜?

中药的炮制

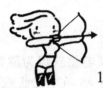

学习目标

1. 说出炮制的目的和各种炮制方法
2. 叙述水制、火制和水火共制的各种方法及其目的

炮制是药物在应用前或制成各种剂型以前必要的加工处理过程,包括对原药材进行一般的修治整理和部分药材的特殊处理。由于中药材大多是天然的原生药材,在应用和制备各种剂型以前,一般应根据医疗、配方、制剂的不同要求,并结合药材的性质和特点,进行一定的加工处理,才能使之充分发挥疗效,在最大程度上符合临床用药的目的。不同的药性和治疗要求有不同的炮制方法,有些药材的炮制还要加用适宜的辅料,并注意操作技术和火候。正如陈嘉谟所说:"不及则功效难求,太过则性味反失"。因此,炮制是否得当,直接关系到药效。而少数毒性药和烈性药,通过适宜的炮制,能减轻或避免不良反应,更是确保用药安全的重要措施。

3.1 炮制的目的

不同的药物有不同的炮制目的,同一种药,往往又有几方面的炮制目的。一般而言,可以归纳为以下几个方面:

(1)降低或消除药物的毒性、烈性和不良反应,确保用药安全

附子、川乌、草乌、半夏、天南星、马钱子等生用内服易于中毒,必须炮制后应用。巴豆、续随子泻下作用剧烈,宜去油取霜用。常山生用易致呕吐,宜酒炒用。有些药物的化学成分既是有效成分,又是毒性成分,而且有效量和中毒量非常接近,因此,炮制必须适度,太过则无效,不及则中毒。

(2)增强药物的作用,提高临床疗效

中药在炮制过程中,常常加入某些辅料,以实现某些炮制目的,而主要的目的是增加作用,提高疗效。辅料就是炮制过程中添加的一些辅助药料,分为液体辅料和固体辅料两大类。用于这一目的的辅料,多是液体辅料,如蜜、酒、醋、盐水、姜汁、胆汁、童便等。这些辅料本身都具有重要的医疗作用,用于炮制药物,可以产生协同作用。如蜜制黄芪、甘草,能增加补气作用;蜜制百部,紫

10

菀能增强润肺止咳作用;酒制川芎、当归、能增强活血祛瘀作用;醋制元胡、香附,能增强止痛作用;盐水制杜仲、续断,可增强补肾作用;姜汁制黄连、竹茹,可增强止呕作用;牛胆汁制南星,能增强息风止痉作用等。不加辅料的炮制,也能增强药物的作用,如槐花、荆芥炒制,能增强止血作用。

(3) 改变药物的性能,使之更能适合病情的需要

有些药物有多种性能,可以发挥多种医疗作用,产生不同的治疗目的。通过炮制可以增加或减弱某一方面的性能和功效,以适应不同的病情和体质的需要。如生地黄为甘苦寒之品,长于清热凉血,兼能养阴生津,若制成熟地黄则变为微温之品,而以滋血补血见长,失去清热凉血之效。

(4) 便于调剂、贮藏和制剂

矿物、化石、动物贝壳类及植物种子类药材,经炮制后易于粉碎,便于配方调剂,煎煮可使有效成分充分渗出,也便于制成各种剂型。有些植物药和动物药在贮藏前进行烘、焙、日晒、风干等干燥处理,以防霉变,腐烂和虫蛀。有些需经特殊处理,如桑螵蛸应蒸透或用沸水浸杀其卵,以防贮存过程中虫卵孵化而失效。

(5) 纯净药材,保证药材清洁,用量准确及矫臭、矫味,利于服用

有些药物含有非药用部分及杂质,应进行清洁纯净处理。如植物药的根和根茎当洗去泥沙,除去杂质;枇杷叶要刷去毛;远志去心;皮类药材要除去粗皮;有的动物药应去头、足、翅及腐肉等,而海藻、肉苁蓉当漂去咸味、腥味,以利于服用。

3.2 炮制的方法

炮制方法是在长期的医疗实践中逐步发展和充实起来的,内容丰富,方法多样。根据古人的炮制经验,结合目前的实际应用情况,可分为五大类型。

3.2.1 修 治

1) 纯净处理:采用挑、拣、簸、刮、刷等方法,去掉灰屑,杂质及非药用部分,使药物清洁纯净。如拣去合欢花中的枝、叶,刷除枇杷叶、石韦叶背面的绒毛,刮去厚朴、肉桂的粗皮等。

2) 粉碎处理:采用捣、碾、镑、锉、劈、锯等方法,将药物制成小块,粗粒和细粉,以符合制剂和其他炮制法的要求。如牡蛎、龙骨捣碎便于煎煮;川贝母捣粉便于吞服;水牛角、羚羊角镑成薄片,或锉成粉末;苏木锯段、劈块或刨成薄片等。

3) 切制处理:采用切、铡的方法,将药物制成一定的形态规格,便于进行其他炮制,也利于干燥、贮藏和调剂时称量,也使有效成分能充分渗出。根据药材的性质和医疗需要,切片有很多规格。如天麻、槟榔质坚体硬宜切薄片,白术、泽泻肥圆可切厚片,黄芪、鸡血藤宜切斜片,桑白皮、枇杷叶宜切丝,白茅根、麻黄宜铡成段,茯苓、葛根宜切成块等。

3.2.2 水 制

用水或其他液体辅料处理药材的方法称水制法。水制的目的主要是清洁药材,软化药材和调整药性。常用的有淋、洗、漂、泡、浸、润、水飞等。这里介绍三种常用的方法:

1) 润:又称闷或伏。根据药材质地的软硬,加工时使用的工具和气温的不同,以及用水量和用水时间的差别,分别用淋润、洗润、泡润、浸润、晾润、露润、盖润、包润、伏润、双润、复润等

多种方法,使清水或其他液体辅料徐徐渗透药材,在不损失或少损失药效的前提下,使药材软化,便于切制成片。

2)漂:将药物置于宽水和长流水中浸渍一段时间,并反复换水,以去掉腥味、盐分及毒性成分的方法。

3)水飞:系利用药物在水中的沉降性质分取药材极细粉末的方法。将不溶于水的药材适当粉碎后,置乳钵或碾槽内加水共研,大量生产则用球磨机研磨,再加入较多量的水,充分搅拌,较粗的颗粒即沉淀于水底,较细的颗粒即悬浮于水中,倾出悬浮液;粗颗粒再反复多次加水飞尽为度。将悬浮液静置沉淀后,分离,干燥,即为极细粉末。此法适用于矿物类和贝壳类药材的制粉。如飞朱砂、飞滑石、飞雄黄、飞海蛤壳等。

3.2.3 火 制

用火加热处理药材的方法。本法是使用最为广泛的炮制方法。常用的火制法有炒、炙、煅、煨等。

1)炒:是将药材放入炒器内,反复搅拌,加热至一定程度的方法。有炒黄、炒焦、炒炭等不同程度的清炒法。炒黄、炒焦使药物易于粉碎加工,并缓和药性。种子类药物炒后入煎可使有效成分易于溶出。炒炭能缓和药物的烈性、不良反应,或增强其收敛止血的功效。还有拌固体辅料炒,可减少药物的刺激性,增强疗效。常用的固体辅料有土、麸、米等。将砂或滑石、蛤粉等先炒热,再加入药物同炒的方法叫烫,可以使药物受热均匀,酥脆易碎,有效成分易于煎出或便于服用,也使药物免于焦黏。

2)炙:是用液体辅料拌炒药物的方法。炙法可使液体辅料逐步渗入药材内部,以改变药性、增强疗效、减少不良反应。不同的液体辅料可产生不同的炮制目的。蜜炙可增强补气滋润作用;酒炙可增强活血通脉作用,或引药上行,或降低寒性,或减轻不良反应;醋炙可增强疏肝止痛作用,并能降低毒性,改变药性;盐水炙能下行补肾,降火除热;姜汁炙可增强温中散寒,降逆止呕作用。

3)煅:用猛火直接或间接煅烧药材的方法。煅使药材质地松脆,易于粉碎,充分发挥疗效。直接将药物放炉火上或容器内而不密闭煅烧者称明煅,多适用于矿物、化石、动物贝壳类药材。将药材置于耐高温的密闭容器中加热煅烧者称密闭煅也叫暗煅或焖煅,适用于质地轻松、可炭化的药材。

4)煨:将药材用湿物料包裹,放在热火炭中加热至湿物料焦黄的方法。用湿面粉或面糊包裹者,称为面裹煨;以湿纸包裹者,称纸裹煨;纸药分层包裹者,称隔纸煨;其中将药材直接埋入火灰中,加热者称直接煨。煨可除去挥发油及刺激性成分,以缓和药性,降低毒副作用。

3.2.4 水 火 共 制

用水或液体辅料与火共同加热药材的方法。常用的水火共制法有煮、蒸、淬、㵸等。

1)煮:将药物放入清水或液体辅料中共同加热的方法。煮可改变药性,增强疗效,降低毒性。

2）蒸：是利用水蒸气或隔水加热药物的方法。不加辅料者,称清蒸;加辅料者,称辅料蒸。

3）淬：是将药物煅烧红透后,迅速投入冷水或液体辅料中,使其酥脆的方法。淬后不仅易于粉碎,且辅料被其吸收,可发挥预期疗效。

4）婵：是将药物放入沸水中短暂潦过,立即取出的方法。常用于种子类药材的去皮和肉质多汁类药材的干燥处理。

3.2.5　其他制法

除上述四类制法外,还有一些特殊的制法。常用的有制霜、发酵、发芽等。

1）制霜：种子类药材压榨去油或矿物类药材重新结晶后的制品,称为霜。其相应的炮制方法即为制霜。

2）发酵：将药材与辅料混合,在一定温度和湿度的条件下,利用真菌使其发酵,生长菌丝的方法。能改变原药的药性,以生产新药。

3）发芽：将具有发芽能力的种子药材用水浸泡后,保持一定的温度和湿度,使其萌发幼芽的方法。

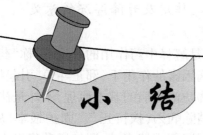

小　结

　　中药的炮制是确保药物疗效的又一关键因素。中药炮制的目的主要是为了减轻不良反应以确保用药安全,提高药物的疗效,调整药性适合病情需要,便于调剂、贮藏、制剂,利于服用和用量准确。

　　不同的药物和治疗要求,要求有不同的炮制方法,有些药材的炮制还需加适宜的辅料,并注意操作技术和火候。炮制方法有五大类:①修治包括纯净处理、粉碎处理、切制处理。②水制包括润、漂、水飞。③火制包括炒、炙、煅、煨。④水火共制包括煮、蒸、淬、婵。⑤特殊制法包括制霜、发酵、发芽等。

目标检测

1. 为什么通过炮制可以改变药性、提高疗效? 试举例说明。

2. 火制法包括哪些炮制方法,其目的是什么?

4 中药的性能

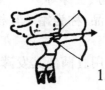

学习目标

1. 说出中药性能的概念、内容及其基本作用
2. 简述归经的概念及其意义
3. 理解有毒无毒的含义及其临床指导意义
4. 叙述四气、五味的内容、作用及升降浮沉的意义

中药的性能是指中药与疗效有关的性质和功能,是解释中药作用的理论,简称"药性"。

中医认为,任何疾病的发生发展过程,都是在致病因素的作用下,邪正斗争,引起机体阴阳偏盛偏衰,气机升降失调,脏腑功能失常的结果。药物防治疾病的基本原理,不外是祛除病邪、消除病因,扶持正气、固护根本,从而纠正阴阳偏盛偏衰,协调气机升降出入,恢复脏腑生理功能,以达到防病治病的目的。药物之所以能够针对病情,发挥上述基本作用,乃是由于各种药物本身具有若干特性,古人也称之为偏性或毒性。因为这些特性能产生一定的医疗作用和功能,所以称之为药性或性能。把各种药物多种多样的性质和作用加以抽象和概括,就形成了中药的药性理论。药性理论是中药基本理论的核心。其内容主要包括四气、五味、升降浮沉、归经及毒性等。

> 用药物的性状来推求药物的性能、功效称之为法象药理学,是推定中药性能的重要思维方法之一。如菊花,质地轻虚,其性上浮,据此推定其能上清头目,可治头痛、目赤等头目疾病。但这种认识方法简单、直观、机械,给中药学的发展造成了一些消极的后果。

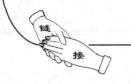

链接

4.1 四 气

四气,即寒热温凉四种药性,也叫四性。

　　四气中温热与寒凉是两类不同性质的药性。温热属阳,寒凉属阴。温与热,寒与凉,性质相同而程度有别,温次于热,凉次于寒。有些药物通常还标有大寒、大热、微温、微寒等予以区别,也是四气中同中有异的反映。

　　药性的寒热温凉,是从药物作用于机体后所产生的疗效反应中概括出来的,是相对于疾病的寒热性质而言的。一般而论,能减轻或消除热证、阳证的药物,则属于寒性或凉性,如黄芩、板蓝根相对于发热、口渴、咽痛等火热证而有治疗作用,那么这两种药物就具有寒凉性。反之,能减轻或消除寒证、阴证的药物,则属于热性或温性,如附子、干姜相对于腹中冷痛、畏寒肢冷、脉沉无力等阴寒证而有治疗作用,那么这两种药就具有温热性。

　　此外,还有一些平性药,是指寒、热偏性不甚明显,作用较平和的药物。实际上仍有偏温、偏凉的差别,仍属四气的范围。称其性平,是相对而言的。四气从本质上讲,寒热两性而已。

　　一般来说,寒凉性具有清热泻火、凉血解毒等作用;温热药具有温里散寒、补火助阳、温通经脉等作用。

　　根据"寒者热之,热者寒之"、"疗寒以热药,疗热以寒药"的用药原则,寒凉药主要用于温病、热证、阳证;温热药主要用于寒证、阴证、阳虚证。至于寒热错杂之证,当寒药热药并用。对于真寒假热、真热假寒证,当审证求因,从本而治。

　　四气作为药物的性能之一,只反映了药物医疗性质的一个方面,即针对疾病的寒热而发挥的基本作用。因此必须与药物性能的其他方面相结合,才能正确地认识和运用药物的四性。

4.2　五　　味

　　五味,即辛、甘、酸、苦、咸五种药物滋味。此外,还有涩味和淡味,因此药物的滋味并不是只有五种滋味,而应是七味。但五味是五种最基本的滋味,而且长期以来,人们将涩附于酸、淡附于甘,以合五行配属关系,故仍称五味。

　　药味之中,辛、甘、淡属阳;酸、苦、咸、涩属阴。不同味的药物,有不同的作用;相同味的药物具有相同或相近的功效。综合前人的论述和用药经验,将五味的作用分述于下:

　　辛:能散、能行,有发散表邪、行气、行血的作用。一般治疗表证的药物,如麻黄、薄荷;治疗气滞血瘀证的药物,如木香、香附、川芎、当归等,都有辛味。

　　甘:能补、能和、能缓,有补益、和中、缓急、调和药性等作用。如人参大补元气,熟地黄滋补阴血,饴糖缓急止痛,甘草能缓和药性,调和诸药等。某些甘味药还能解毒,如甘草、绿豆能解药食中毒。甘味药多质润而滋燥。

　　酸:能收、能涩,有收敛固涩的作用。多用于体虚滑脱证,如山茱萸、五味子涩精、敛汗,五倍子涩肠止泻,乌梅敛肺止咳,涩肠止泻等。

　　涩:与酸味作用相似,有收敛固涩的作用。如龙骨、牡蛎涩精、止汗,诃子涩肠止泻,莲子固精止带,乌贼骨收敛止血、固精止带等。

　　苦:能泄、能燥。泄的含义甚广,有指通泄的,如大黄能通泄大便,用于热结便秘;有指降泄的,如杏仁能降泄肺气,用于肺气上逆的喘咳,而枇杷叶除降泄肺气外,尚能降泄胃气,用于胃气上逆之呕吐、呃逆;有指清泄的,如黄连、黄芩等能清泄火热,用治火热上炎之烦躁、目赤、口苦等证;有指开泄的,如桃仁能开泄血滞,用于瘀血阻滞之证。燥能除湿,用于湿证。湿证有湿热、寒湿的不同。寒性的苦味药有清热燥湿的作用,如栀子、黄柏等,用于湿热证;温性的苦味药有散寒燥湿作用，如苍术、厚朴等，用于寒湿证。此外，前人认为"苦能坚"，即苦能坚阴，有"泻火存阴"的含义，通过泻相火而达到保存真阴的目的，如黄柏、知母，用于肾阴亏虚而相火妄动的痿证。

咸：能软、能下，有软坚散结和泻下的作用。多用于瘰疬、瘿瘤、痰核、癥瘕及燥结便秘等证，如海藻、昆布治瘿瘤，玄参、牡蛎治瘰疬，鳖甲软坚消癥，芒硝泻下通便等。

淡：能渗、能利，有渗湿利尿，利水消肿的作用。多用于水肿、小便不利等证，如茯苓、猪苓能利水消肿，通草、金钱草能利尿通淋、利湿退黄等。

> 不同气或味，表示药物，有不同的功效。气或味相同，则药物有相同的功效。而每一种药物既有气，也有味，是气味的统一体、复合体。气味相同的药物；有相同、相近、相似的功效；气味不同的药物，则有不同的功效；气同味不同，味同气不同，则功效同中有异。一般而言，辛温、辛热的药物可以散寒，辛凉、辛寒的药物可以散热。甘温或甘热的药物可以补气、补阳，甘凉、甘寒的药物可以补阴或补血，苦温的药物可以燥化寒湿，苦寒的药物可以燥化湿热。

药味作为药性之一，也只能反映药物医疗性质的部分性能，但味所蕴含的作用较多，能针对疾病的不同性质而发挥多种基本作用。气和味分别从不同角度说明药物的作用，只能反映药物作用的共性和基本特点，两者合参才能较全面地认识每一种药物的作用和性能。气同味不同，味同气不同，药物的作用就有较大的差别。如紫苏、薄荷皆有辛味，能发散表邪；但紫苏辛温，能发散风寒，而薄荷辛凉，则能发散风热。麦冬、黄芪皆属甘味，有补益作用；但麦冬甘寒，能养阴生津，而黄芪甘温，则能补中益气。因此，不能把气和味孤立起来片面认识。气味相同的药物，一般来说，作用相近，但有的也有较大差异，还必须结合具体药物的功效加以认识。只有认识和掌握每一味药的全部性能，以及气味相同药物之间同中有异的特性，才能准确了解和使用药物。

4.3 升降浮沉

升降浮沉是指药物在机体作用的趋向性，是与疾病的病势趋向相对而言的。

升是上升、升提、趋向于上，降是下降、降逆、趋向于下，浮是发散、开泄、趋向于外，沉是泄利、固藏、趋向于里。升与降，浮和沉，是相对的。浮中有升，同性而属阳，沉中有降，同性而属阴。

气机的升降出入是人体生命活动的基础。气机升降出入发生障碍，人体便处于疾病状态，在病机和症状上就产生一定的病势趋向，而表现为向上（如呕吐、喘咳）、向下（如泻利、脱肛）、向外（如自汗、盗汗）、向内（如表证不解，疮疡内陷）。能够针对病势趋向，改善或消除这些病证的药物，相对来说也就分别具有向下、向上、向内、向外的作用趋向。

升降浮沉是用来表述药物功效特点的。一般来说，具有祛风散寒、发表升阳、透疹、开窍、涌吐等功效的药物，都能上行向外，药性是升浮的；具有清热泻火、泻下通便、利水渗湿、重镇安神、潜阳息风、消积导滞、止咳平喘、降逆止呕、收敛固涩等功效的药物，则能下行向内，药性是沉降的。有些药物升降浮沉的特性不明显，如南瓜子的杀虫功效。有些药物则存在二向性，如麻黄既能发汗解表,又能平喘、利水;川芎既"上行头目",又"下行血海"。

掌握药物的升降浮沉的性能,可以更好地指导临床用药,一则可以纠正气机升降出入的逆乱,恢复脏腑生理功能的协调;二则可以针对疾病的不同部位,因势利导,驱邪外出。病变在上,在表者宜用升浮而不宜用沉降。病变在下、在里者宜用沉降而不宜用升浮。病势逆上者,宜降不宜升;病势陷下者,宜升不宜降。

药物升降浮沉的性能与药物本身的气味有不可分割的关系。一般来说,能升浮的药物大多具有辛甘味和温热性;能沉降的药物大多具有酸苦咸涩味和寒凉性。其次是药物的质地,质地轻虚的药物,如植物的花、叶、枝、茎等大多是升浮的,而种子、果实、根茎、矿物、贝壳等质地重镇的药物大多是沉降的。药物升降浮沉的性能,还受到加工炮制的影响。例如酒炒则升,姜汁炒则散,盐水炒则下行,醋炒则收敛等。此外,在复方配伍中,一种药物的作用趋向还可能受到其他药物的制约而发生变化。性质升浮的药物,在同较多的沉降性药物配伍时,其升浮之性可受到一定程度的制约;反之,性质沉降的药物,与较多的升浮性药物同用时,则其沉降性亦能受到一定程度的制约。可见各种药物所具有的升降浮沉性能,在一定条件下,是可以通过人为的操作而转化的。故李时珍说:"升降在物,亦在人也"。

4.4 归 经

归经是指药物对机体某部分的选择性医疗作用,是关于药物作用部位的理论。

归是药物作用的归属,经是脏腑经络的概称。一种药物往往对某一经或某几经发生明显的作用,而对其他经则作用较小,甚或没有作用。将各种药物对机体各部分的治疗作用加以归纳,使之系统化,就形成了归经理论。

归经是以脏腑经络理论为基础,以所治病证为依据而确定的。根据药物的疗效,在脏腑经络理论的指导下,就可以说明药物的作用部位,而确定药物的归经。如桔梗、杏仁能治胸闷、咳喘,归肺经;全蝎能治抽搐,香附能治胁痛,归肝经;麝香能治昏迷,人参能治失眠、健忘,归心经等。可见药物的归经,是从药物对疾病的疗效中观察和总结出来的。

在长期的医疗实践中,历代医家从不同的角度形成和发展了多种归经学说,丰富了归经理论的内容。不同的辨证体系形成了不同的归经学说。脏腑辨证形成了脏腑归经学说,如麻黄归肺经,白术归脾经,熟地归肾经,竹叶归心、小肠经,茵陈蒿归肝、胆经等。经络辨证形成了经络归经学说,如羌活归太阳经,柴胡归少阳经,白芷归阳明经,半夏归太阴经,细辛归少阴经,吴茱萸归厥阴经等。卫气营血辨证形成了卫气营血归经学说,如薄荷入卫分,石膏入气分,玄参入营分,赤芍入血分等。三焦辨证形成了三焦归经学说,如黄芩入上焦,黄连入中焦,黄柏入下焦等。内伤气血辨证形成了气血归经学说,如青皮入肝经气分,莪术入肝经血分等。也有些药物虽名义上归同一经,但分属不同的归经体系,如羌活、泽泻同归膀胱经,但羌活为解表药,归膀胱之经,因足太阳膀胱经主表;而泽泻为利水药,归膀胱之腑,因膀胱之腑主水。前者属经络归经体系,后者属脏腑归经体系。因此,归经实际上也反映了药物某些作用,不仅仅反映了作用部位,是部位和作用的综合。

认识药物的归经,还必须与药物四气、五味、升降浮沉等性能联系起来,才能正确地指导用药。因为某一脏腑、经络的病变,有寒、热、虚、实的不同,不可只注意归经,而将归该经药物不加区别地应用。归同一经的药,其作用也有温、清、补、泻的不同,应根据该经的病情选择性地应用。如黄芩、干姜、百合、葶苈子都归肺经而治肺病咳嗽,但黄芩清肺热而治肺热咳嗽,干姜温肺寒而治肺寒咳嗽,百合补肺虚而治肺虚咳嗽,葶苈子泻肺实而治肺实咳嗽。

掌握归经,有助于提高临床用药的准确性。例如头痛,原因很多,病情复杂,性质和部位各不相同,而羌活善治太阳经头痛,白芷善治阳明经头痛,柴胡善治少阳经头痛,吴茱萸善治厥阴经头痛,细辛善治少阴经头痛,半夏善治太阴经头痛。治疗某种疾病,充分考虑药物的归经特点,可以提高疗效。

运用归经理论,要考虑到脏腑经络之间的相互关系及病变的发展和对脏腑经络的相互影响。因此,临床同药时,并不单纯使用某一经的药物。如肝病常常兼有脾病,在选用治肝药时,要兼用理脾药。又如肝阳上亢往往因于肾阴不足,常以平肝潜阳药为主,加用滋补肾阴的药物。

总之,必须根据不同的病情,在归经理论的指导下,恰当地使用药物,才能获得预期的疗效。

4.5 毒 性

"毒药"一词,在先秦时期,通常是指治病的药物的总称。《周礼·天官》曰:"医师者,……聚毒药以供医事。"说明毒药是用来治病的,有明确的医疗目的。因为服用之后能产生"瞑眩",给人体带来不适的感觉故称"毒药"。也正因为有毒,所以人们对服药心存畏惧,小心翼翼。《周礼》载:"君有疾饮药,臣先尝之;亲有疾饮药,子先尝之。医不三世,不服其药"。由此可见,当时人们认为药物都是有毒的,服用药物是相当危险的事情,只能采取比较慎重的态度。《素问·藏气法时论》云:"毒药攻邪,五谷为养,五果为助……"。反映了药物是从早期为了充饥而不加选择食用的物品中分离出来的,食物是用来营养正气以维持生命的,而药物则是专门用来攻除邪气以治疗疾病的,药食的分离是对毒性认识的第一次进步。在这个意义上讲,"毒"的概念是广义的,赋予了药物治病的特性。

至《素问》记载:"大毒治病,十去其六;常毒治病,十去其七;小毒治病,十去其八;无毒治病,十去其九。"及《神农本草经》将药物分为上、中、下三品,提出"有毒、无毒"的区分,大体是把攻病愈疾,药理作用强的药物称为有毒,把能久服补虚,药理作用平和的药物称为无毒,反映了有毒药物可以损伤正气的意义,是对毒性认识的又一次进步。东汉以后的本草著作对有毒的药物都特别标明"有毒"。

至于后世本草中,在药物性味之下所标的"大毒"、"小毒",在认识上,大多是指一些具有现代意义上的毒性或不良反应的药物。至此,"毒"的含义已不是古时那种广义的概念,而是具有特定的含义了。

现代意义的毒性,是指药物对机体的实质性损害作用。药物中毒是非常严重的,甚至可以导致死亡。有毒药物的中毒反应与剂量有关,在安全范围内,一般不会中毒,剂量越大,越易中毒,特别是毒性较强的药物,有效剂量与中毒剂量非常接近或相当,即使在治疗剂量的范围内,也可能中毒。但中毒是可以预防的。不良反应是指与医疗目的无关的药理作用。在使用治疗剂量的情况下,随着药理作用的发生,同时出现不良反应。不良反应在停药之后或经适当的对症治疗,可以消失,但却是不可避免的。

古人认为,药物所以有毒,是因为其有偏性,根据以偏纠偏的原则,在医疗中可采取以毒攻毒的方法,使用适宜的毒药以治疗恶疮肿毒、疥癣、麻风、瘰疬、瘿瘤、癥瘕、癌肿等。同时,认识各种药物的有毒、无毒、大毒、小毒,可以帮助理解其作用的峻烈或和缓,以便根据年龄、体质,病情虚实,深浅轻重等选用药物和确定剂量,并可通过必要的炮制、配伍、制剂等方法来减轻或消除其有害作用,确保用药安全。

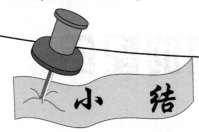

小 结

四气,即寒、热、温、凉四种药性,寒凉与温热是两类性质不同的药性。能减轻消除热证、阳证的药物,属于寒凉药,具有清热作用;能减轻或消除寒证、阴证的药物,属于温热药,具有散寒作用。还有一些寒、热之性不明显,作用较平和的药物,称为平性药。

五味即辛、甘、酸、苦、咸五种滋味。辛味药能行、能散;甘味药能补、能和、能缓;苦味药能泄、能燥、能坚阴;酸涩药能收、能涩;咸能软、能下。另有淡味药能渗、能利。

升、降、浮、沉指药物作用的趋向性,是与病势相对而言的。临床意义有二:一是逆其势,即纠正气机的逆乱;二是顺其位,即因势利导,驱邪外出。并受性味、质地、炮制、配伍的影响。

归经是指药物的选择性作用,是关于药物作用部位的理论,归经是以脏腑、经络理论为基础,以所治病证为依据而确定的。归经的临床意义主要是提高用药的准确性。

毒性的含义有二:一是指广义的毒性,即药物的偏性,也就是药物治病的特性;二是指狭义的毒性,即现代意义的不良反应。

目标检测

1. 简述四气、五味的功效及其临床指导意义。
2. 什么是药物的升降浮沉,它与药物的功效有何关系,其影响因素有哪些?
3. 什么是归经? 药物的归经是怎样论定的?
4. 怎样认识药物的毒性,其临床指导意义如何?

5 中药的配伍

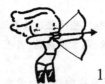

学习目标

1. 简述配伍的意义及七情的内容
2. 叙述七情的含义及其在用药过程中的指导意义

配伍是指根据病情需要和药性特点按照一定的组合原则,将两种以上的药物配合应用的方法。《神农本草经》把单味药的应用及药与药之间的配伍关系总结为七个方面,称为药物的"七情"。

5.1 单 行

单行即用单味药治病。选用一味针对性强的药物,治疗病情比较单纯的疾病,即可获得疗效。如清金散,单用一味黄芩治轻度的肺热咯血;独参汤,单用一味人参治疗虚脱证,现代单用鹤草芽驱杀绦虫,以及许多行之有效的"单方"等,它具有简便廉验的优点,便于使用和推广。但若病情较为复杂,单味药则力量有限,难以实现既分清主次,又全面照顾的治疗要求;而且有的药物具有毒副作用,单味药应用无以避免不良反应,因此,需要同时使用两种以上的药物。药物合用,药与药之间会发生某些相互作用,如有的能增强或降低原有疗效,有的能产生或消除毒副作用。因此,使用两种以上的药物,就必须有所选择,讲究一定的原则,这就需要重视药物的配伍关系问题。"七情"中除单行外,其余六个方面都是讲配伍关系的。

5.2 相 须

相须即性能功效相类似的药物配合应用,可以增强原有的共同功效。如麻黄、桂枝均为辛温之品,都能发汗,两者配伍,可以产生协同作用而增强解表的功效;大黄、芒硝均属苦寒之品,都能泻下清热,两者配伍,可以增强通便作用;龙骨、牡蛎均性涩,两者配伍,能增强收敛固涩作用等。相须应具备两个基本条件:一是要具有相似的性能功效,二是要具有相近的作用强度。

5.3　相　　使

相使即在性能功效方面有某种共性或性能功效虽不相同,但是治疗目的一致的药物配合应用,而以一种药为主,另一种药为辅,能提高主药的疗效。如同属甘味,补气利水的黄芪与利水健脾的茯苓配合,治疗气虚水肿时,茯苓可以提高黄芪补气利水的治疗效果;同属苦寒之品,清热泻火的黄芩与泻下清热的大黄配伍,治疗实热内郁之证时,大黄能提高黄芩清热泻火的治疗效果;性味苦寒、清胃泻火的黄连,与性味辛苦温、具有疏肝降逆的吴茱萸合用,治疗肝火犯胃之呕吐吞酸时,以黄连为主,吴茱萸可增强黄连的和胃作用,共奏调和肝胃之效。相使应具备二个基本条件:一是要有相同的治疗目的;二是应确定主药物。

5.4　相　　畏

相畏即一种药物的毒性和不良反应,能被另一种药物减轻或消除。如生半夏、生南星的毒性能被生姜减轻和消除,所以说生半夏、生南星畏生姜。

5.5　相　　杀

相杀即一种药物能减轻或消除另一种药物的毒性或不良反应。如生姜能减轻或消除生半夏、生南星的毒性或不良反应,所以说生姜杀生半夏、生南星的毒;生绿豆能减轻或消除巴豆的毒副作用,故称绿豆杀巴豆毒。由此可见,相畏、相杀是同一配伍关系的两种提法,是药物之间相互对待而言的。

> 配伍的目的是以求最佳疗效或确保用药安全。因此,在实际用药实践中,不仅要强调药与药之间的最佳配伍,而且也十分注重气味之间的配伍,在此基础上还应特别考虑剂量的合理确定。只有药与药之间、气与味之间、药物的用量之间,得到合理的制衡,才能发挥方剂的最大疗效,使不良反应控制在最低程度。

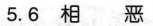

5.6　相　　恶

相恶即两药合用,一种药物与另一种药物相作用,而使原有的功效降低,甚至丧失药效。如莱菔子能削弱人参的补气作用,所以说人参恶莱菔子。相恶应注意以下几点:①相恶是相互的,两药合用,可使两药原有的功效都降低或消除。②两药合用,只是两药某方面或某几方面的功效减弱或丧失,并非各种功效全部相恶。③两药合用,治疗目的不一致时,可产生相恶;治疗目的一致时,可能不产生相恶。如治疗元气虚脱,需用人参来益气固脱,若配伍消积导滞的莱菔子,则人参的补气效果降低。若治疗脾虚食积,但用人参益气,则不利于积滞胀满,单用莱菔子消积导滞,则会加重气虚。因此,原则上要避免相恶之配伍,但亦有可资利用的一面。

5.7 相　反

　　相反即两种药物合用,能产生或增强毒性或不良反应。如"十八反"、"十九畏"中的若干药物。有两种情况:一是两种药物单独应用时无毒,但配合应用时会产生毒副作用,二是两药其中之一或二者均有毒,配伍应用时会增强毒性。

　　上述七情,除单行外,其余六种配伍关系可以概括为四个方面的意义:①有些药物配伍,因产生协同作用而增进疗效,是临床用药时充分利用的。②有些药物配伍,可能互相拮抗而抵消,削弱原有的功效,用药时应加以注意。③有些药物配伍,由于相互作用而减轻或消除原有的毒性或不良反应,在应用毒性药或烈性药时必须考虑选用。④有些药物配伍,因相互作用而产生或增强毒副作用,属配伍禁忌,原则上应避免配用。

　　基于上述,可知从单味药到配伍应用,是通过长期的实践,逐步认识和总结出来的,积累了丰富的药物配伍经验。配伍是中药的主要应用形式。药物按一定法度加以组合,并确定一定的分量比例,制成适当的剂型,即为方剂。方剂是药物配伍的发展,也是药物配伍应用的较高形式。

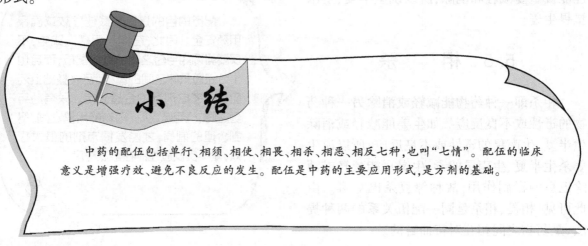

小　结

　　中药的配伍包括单行、相须、相使、相畏、相杀、相恶、相反七种,也叫"七情"。配伍的临床意义是增强疗效、避免不良反应的发生。配伍是中药的主要应用形式,是方剂的基础。

目标检测

1. 什么是配伍? 七情包括哪些内容?
2. 七情的含义及其指导用药的意义是什么?

6 用药禁忌

学习目标

1. 说出用药禁忌的概念和意义
2. 叙述十八反,十九畏的内容

用药禁忌是指在治疗疾病的过程中,避免配伍和应用的药物或食物。

6.1 配伍禁忌

配伍禁忌是指在用药过程中,避免配合应用的药物。《神农本草经·序列》指出:"勿用相恶、相反者"。说明"七情"中的"相恶"和"相反"属于配伍禁忌。但相恶是一种可使药物某些方面的功效减弱,但又是在一定情况下可以利用的配伍关系,并非绝对禁忌。而相反的药物则能产生或增强毒副作用,故原则上应禁止配伍应用。有关配伍禁忌的药物,历代本草书籍都有记载,但说法并不一致。目前医药界共同认可的是金元时期概括的"十八反"和"十九畏"。

十八反:甘草反甘遂、大戟、海藻、芫花;乌头反贝母、瓜蒌、半夏、白蔹、白及;藜芦反人参、沙参、丹参、玄参、细辛、芍药。

十九畏:硫磺畏朴硝,水银畏砒霜,狼毒畏密陀僧,巴豆畏牵牛,丁香畏郁金,川乌、草乌畏犀角,牙硝畏三棱,官桂畏石脂,人参畏五灵脂。

自从宋以后,在记载药物配伍禁忌时,出现了畏、恶、反混乱使用的状况。因此"十九畏"的概念,与"七情"之一的"相畏"含义是迥然不同的,不宜混淆。

十八反、十九畏的诸药,在实际临床用药过程中,情况不尽一致,有的医家对其中的一些药亦配伍使用。如甘遂半夏汤中甘草与甘遂合用,十香返魂丹是将丁香和郁金配伍等等。说明十八反、十九畏的药物并非绝对禁忌。有的甚至认为,相反药物同用,能相反相成,产生较强的功效,尚运用得当,可愈沉疴痼疾。诚如李时珍所说:"古方多有用相恶、相反者。……有经有权,在用者识悟尔"。

现代在这方面的研究,虽然取得了一些成绩,但结论相差很大。经实验研究,初步表明,有些是有毒的,如细辛配伍藜芦,可导致实验动物中毒死亡;有些是否有毒,取决于绝对剂量或相互间的相对剂量,如甘草、甘遂合用,毒性的大小主要决定于甘草相当于甘遂的剂量,若甘草大于甘遂的剂量,则毒性较大;有些未见明显的毒性,如贝母和半夏分别与乌头配伍等。因此,对十八反和十九畏的研究,还有待进一步的实验和观察。但目前应采取慎重的态度。一般来说,若无充分根据和应用经验仍须避免盲目配合应用。

6.2 妊娠用药禁忌

妊娠用药禁忌是指妇女在妊娠期间,为避免损害胎元以致堕胎而禁止服用的药物。

根据药物对胎元损害程度的不同,一般可分为禁用与慎用两类。

禁用药大多是毒性较强,或药性猛烈的药物。如水银、砒霜、雄黄、轻粉、斑蝥、马钱子、蟾酥、川乌、草乌、藜芦、胆矾、瓜蒂、巴豆、甘遂、大戟、芫花、牵牛子、商陆、麝香、干漆、水蛭、虻虫、三棱、莪术、天南星、白附子等。

慎用药主要是破血逐瘀、破气消积、攻下导滞及辛热之品。如桃仁、红花、牛膝、川芎、丹皮、姜黄、大黄、番泻叶、芦荟、枳实、芒硝、附子、肉桂、半夏等。

凡禁用的药物,绝对不能使用;慎用的药物,则可根据孕妇的患病情况,酌情使用,但应辨证准确,注意剂量和疗程,并须恰当的炮制和配伍,尽量减少对胎元的危害。无论从引起堕胎的角度,还是从优生优育的角度来看,都应当引起高度重视。

6.3 服 食 禁 忌

服食禁忌是指在发病过程中,由于用药或疾病本身的关系而避免服用的食物,简称食忌,俗称忌口。

食忌有两方面的情况:一是由于服用某些药物不可同吃某些食物,如古代文献中记载的常山忌葱;地黄、何首乌忌葱、蒜、萝卜;薄荷忌鳖肉;茯苓忌醋;鳖甲忌苋菜;以及蜜反生葱等。二是由于疾病的关系不宜吃某些食品,如热病应忌食辛辣、油腻、煎炸类食物;寒病应忌食生冷;胸痹应少食肥肉,脂肪、动物内脏;水肿忌食盐;消渴忌食糖;疮疡、皮肤病患者,应忌食鱼、虾、蟹等腥膻发物及辛辣刺激性食品等。

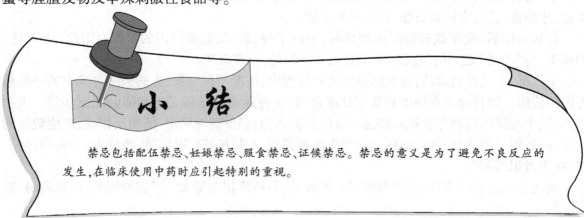

小 结

禁忌包括配伍禁忌、妊娠禁忌、服食禁忌、证候禁忌。禁忌的意义是为了避免不良反应的发生,在临床使用中药时应引起特别的重视。

目标检测

1. 什么是用药禁忌？其意义何在？
2. 十八反、十九畏的药物有哪些？

用量与用法

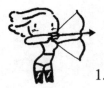

学习目标

1. 说出用量的概念及其意义
2. 说出用法的内容
3. 简述确定剂量的影响因素
4. 叙述药物的特殊煎煮方法

7.1 用 量

用量也称剂量,通常是指干燥的生药在汤剂中的成人一日内服量(本书特别注明者除外)。其次是指在复方中药和药之间的比较分量,即相对剂量。

现在我国对中药生药的计量采用公制,即 1 公斤=1 千克。

在古代,中药的计量单位有重量(铢、两、分、钱、斤等),度量(尺、寸等)及容量(斗、升、合等)。此外,还有可与上述计量单位换算的"刀圭"、"方寸匕"、"撮"、"枚"……较粗略的计算方法。由于古今度量衡制的变迁,后世多以重量为计量固体药物的方法。明清以来,普遍采用16进位制,即 1 斤=16 两=160 钱。为了吸收前人对药物的用量经验,在处方的配药时,需要进行换算,一般按规定以如下近似值进行换算。

一两(16 进位制)=30 克

一钱=3 克

一分=0.3 克

一厘=0.03 克

剂量是否得当,是关系和影响临床疗效和用药安全的重要因素之一。临床上主要依据所用药物的性质,用药形式及病人的具体情况来确定中药的具体用量。

药物性质的影响:质优效佳者,用量勿需过大;质次效低者,用量可以稍大。质地较轻者,用量宜小;质地较重者,用量宜大。药性较弱,作用平和,药味较淡者,用量可稍重;药性较强、

26

作用强烈、药味较浓者,用量则宜轻。无毒者用量范围可稍大;有毒者应严格控制在安全范围之内。

用药形式的影响:一般药物单独应用时,用量可大;复方应用时,用量应小。在复方中用做主药时,用量宜大;用作辅药时,用量宜稍小。多数药物用作汤剂时,因有效成分不能完全溶出,故用量宜重;丸、散剂等有效成分能充分吸收,故用量宜轻。

患者病情的影响:老年人气血渐衰,对药物的耐受力较弱,特别是作用峻猛、易伤正气的药物,用量应低于成人量;小儿脏腑稚嫩,对药物的反应性较强,故用量宜小。一般五、六岁以上,可用成人量的二分之一;二至五岁,可用成人量的三分之一;一岁以下,可用成人量的四分之一。对于一般药物,男女用量区别不大;但妇女在月经期、妊娠期、授乳期,对于有些药物如活血祛瘀药等,则用量不宜过大。体质强壮者,用量可重;体质虚弱者,用量宜轻,即使是用补益药,也宜从小量开始,以免虚不受补。新病邪气盛,用量可稍重;久病多体虚,用量则宜轻。急病、重病者,用量宜重以利顿挫病势;缓病、轻病者,用量宜轻以免杀伐太过。

用药目的的影响:同一药物的用量应根据用药目的的不同而有所区别,如牵牛子为泻下药,若治大便秘结则用量宜小;若治水肿腹水则用量宜大。又如槟榔,若用以消积、行气、利水则用量一般为 6~15 克;若用以驱杀涤虫,则用量须至 60~120 克。

此外,在确定药物用量时,还应考虑季节、气候、居处的自然环境等方面的因素。总之要做到因药制宜,因人制宜,因时制宜,因地制宜。

本教材除特别注明者外,均为汤剂的常用内服剂量,一般为 5~10 克,部分较大的为 15~30 克。

7.2 用　　法

用法,主要指汤剂的煎煮方法和服用方法及各种药剂的给药途径。

7.2.1　煎煮方法

汤剂是中药最为常用的一种剂型。煎煮汤药的方法是否合理,直接影响疗效。为确保疗效,应按下列要求煎煮:

煎药器具:应首选化学性质稳定的陶瓷器皿,如砂锅、砂罐等,其次可选用搪瓷器皿或不锈钢锅。忌用铁、铝、铜等化学性质较活跃的金属器具,以免金属离子与药物中的化学成分发生反应而降低药效,甚至产生毒副作用。

煎药用水:煎煮用水必须干净清洁,无特殊异味,含矿物质少。一般来说,人们的生活用水都可用来煎煮中药。特殊需要时,也可用酒,醋等辅料煎煮。

煎药水量:加水量要适中。要根据药材质地、性质、火候大小、煎煮时间等确定加水量的多少。一般来说,将药物放入锅内摊平,加水超出药面 2~3 厘米为宜。质地坚硬,黏腻或需久煎的药物加水量可稍多;质地疏松、气味芳香或不宜久煎的药物加水量以淹没药面即可。

煎前浸泡:生药煎前浸泡,既有利于有效成分的充分溶出,又可缩短煎煮时间,避免因煎煮时间过长而致有效成分耗损或破坏。一般药物可用冷水浸泡 20~30 分钟,种子、果实类药物可浸泡 1 小时。

煎煮火候及时间:火候有武火和文火两种。武火是火焰较大,使水液温度上升较快,煮沸时间较短的火候;文火是火焰较小,使水液温度上升较慢,煮沸时间较长的火候。解表药及其他气味芳香性的药物,一般用武火,迅速煮沸,改用文火维持10~15分钟左右即可。有效成分不易煎出的矿物类、骨角类、贝壳类、甲壳类药物及补益药、有毒药,一般宜文火久煎。

煎煮次数:为了充分利用药材,避免浪费,一剂药可煎三次,最少应煎两次。

特殊煎法:在复方中,有些药物因其性质、性能、临床用途的不同,应以区别于其他药物的特殊形式入煎。

1)先煎:即将某一种或几种药物先煎煮一段时间,再加入其他药同煎。需要先煎的药物主要是一些质地坚硬的矿物药,动物的贝壳、甲壳、骨角类药物及有效成分不易煎出的植物药和有毒药。

2)后下:即煎药前将某种药物留出,待其他药物将煎好时,把留出的药物放入同煎数分钟即可。需要后下的药物主要是含挥发性成分的芳香药,以及久煎则有效成分易于破坏的药物。

3)包煎:即用洁净的纱布将某些药物包裹起来,与其他药物一同煎煮。需要包煎的药物有的是粉末状或颗粒细小而质轻的药材,不包煎则漂浮于水面,有效成分煎出不完全,且不便于服用。有的含淀粉、黏液质较多者,不包煎则容易粘锅糊化、焦化。有的药物有毛,对咽喉有刺激性。有些药物煎煮易产生悬浮的细小物质,习惯上也要包煎,如五灵脂等。

4)烊化:即将某种药物用开水浸泡或稍加热使其完全溶化成液体状态,与其他煎好的药液兑服。烊化的药物主要是易溶于水的胶类药及药膏。

5)另煎:即将复方中的某些药物,单独加水煎煮,煎好的药汁与其他药液兑服。需另煎的药物大多是贵重药物。

6)研末冲服:即将某些药物研成细末用水或其他药液送服。研末冲服的药物有的是易溶于水的矿物药。有的是难溶于水的药物。有的贵重药物,也宜研末冲服。有些液体状药物,也应用水或药液冲兑服用。

7.2.2 服 药 方 法

口服是汤剂的主要给药途径。口服汤剂应注意服药时间,服药次数及服药温凉等方法。

服药时间:适时服药是合理用药的重要方面。具体服药时间应根据病情需要,药物特性及胃肠状况来确定。一般来说,泻下药、驱虫药宜在空腹时服用,以利速效;滋补药及多数药物宜在饭前服用,有利于药物的消化吸收;消食健胃药及对胃肠有刺激作用的药物宜在饭后服。无论饭前、饭后服药,都应与进食间隔1小时左右,以免影响疗效。安神药用治失眠宜在睡前30分钟到1小时服药;缓下药亦宜睡前服用;截疟药宜在疟疾发作前2小时服用;急性病不拘时服;慢性病定时服药。

服药次数:汤药一般每天一剂,通常服三次,病缓者可服二次。病情急重者,可每隔4小时左右服药一次,昼夜不停,使药力接续,利于控制病情。呕吐或药物中毒宜小量频服。有些药物也可开水浸泡或煎汤代茶频服。在应用发汗药、泻下药时,一般以得汗、引起腹泻为度,中病即止,不必尽剂,以免发汗、泻下太过,损伤正气。

服药温凉:汤剂一般都宜温服。热药治寒证宜热服,特别是发散风寒药,不仅宜热服,服药后还须温覆取汗。寒药治胃肠有热之证,宜冷服;如治其他脏腑有热之证而患者不欲饮冷者,仍以温服为宜。真寒假热证,宜热药凉服;真热假寒证,宜寒药温服。

此外,对丸、散、膏、丹等药剂,除特别规定者外,一般都应按时用温开水送服。

7.2.3 给药途径

给药途径是影响药物疗效的因素之一。不同的药剂有不同的给药途径。有些药物必须以某种特定的途径给药,才能发挥某种作用。中药的传统给药途径,除口服外,还有皮肤给药,黏膜表面给药、吸入、舌下给药,直肠给药等多种途径。现代中药的给药途径还有皮下注射、肌肉注射、穴位注射和静脉注射等。具体选择何种给药途径应根据药物性能,药剂特点和病情不同等来确定。

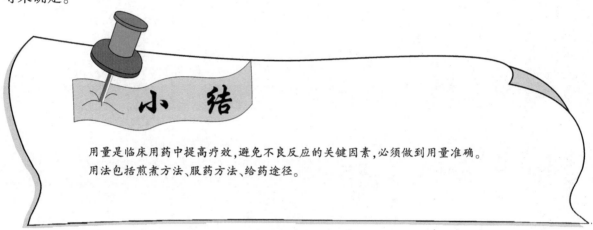

小 结

用量是临床用药中提高疗效,避免不良反应的关键因素,必须做到用量准确。

用法包括煎煮方法、服药方法、给药途径。

目标检测

1. 什么是用量?确定药物用量的影响因素有哪些?

2. 药物的特殊煎煮方法有哪些?

3. 确定药物的服药时间、服药次数及给药途径有何意义?

各　论

8 解 表 药

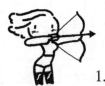

学习目标

1. 简述解表药的概念、作用、适应证及使用注意和禁忌证
2. 说出辛温、辛凉解表药的性能特点和适用范围；理解各味药物的性能与功效的关系；明确辛温解表、辛凉解表、疏风透疹、宣肺止咳平喘、宣肺利尿、宣通鼻窍、祛风胜湿、调和营卫、和解少阳等概念
3. 叙述麻黄、桂枝、紫苏、香薷、荆芥、防风、羌活、白芷、细辛、薄荷、牛蒡子、蝉蜕、葛根、柴胡、升麻的功效应用

凡以发散表邪，解除表证为主要作用的药物，称解表药，又叫发表药。

解表药多具辛味，性能发散，主入肺、膀胱经，其性轻扬，偏于走表，功能发汗，可使表邪通过发汗而得以解除。本类药物除主要具有发汗解表作用外，部分药物尚兼有利尿消肿、止咳平喘、透疹、止痒、解毒消疮、祛风湿、止痛等作用。

解表药主要用治外感风寒或风热所致的以恶寒、发热、头痛、身痛、无汗或有汗、脉浮等为主症的表证。部分药物可用于水肿、咳喘、麻疹、风疹、疮疡、风湿痹痛等初起而兼有表证者。

根据解表药性能的不同及适应证的差异，将其分为辛温解表药和辛凉解表药两类。

使用解表药时，应根据外感表邪的不同，四时气候的变化及体质强弱的差异而选择相应的解表药并作适宜的配伍。冬季多外感风寒，应选择辛温解表药；春季多外感风热，应选择辛凉解表药；夏季多兼暑湿之邪，应配伍化湿解暑之品；秋季多兼燥邪，应配伍养阴润燥之剂。若体虚外感，正虚邪实，病情缠绵，应随虚证之不同，配伍必要的补气，助阳、养阴、补血等补益之品，以扶正祛邪。如温病初起，除主要选择辛凉解表药外，还应配伍清热解毒药。

使用解表药发汗，应以遍身微微汗出为宜。发汗作用较强的解表药，不可用量过大，以免发汗太过，耗伤阳气或损伤津液而造成"亡阳"、"伤阴"之弊。解表药忌用于自汗，盗汗及热病后期津液亏耗者。对于疮疡日久，淋证及失血患者，虽有表证，也应慎用。

解表药多属辛香之品，入汤剂不宜久煎，以免有效成分挥发而降低药效。

8.1 辛温解表药

辛温解表药性味多属辛温,辛能发散,温可祛寒,故以发散风寒为主要作用。主要用于外感风寒所致的以恶寒、发热、无汗或有汗、头痛、身痛、口不渴、舌苔薄白、脉浮紧或浮缓为主要症状的风寒表实证或风寒表虚证。部分药物可用于治疗水肿、喘咳、痹痛、麻疹、疮疡初起而兼有风寒表证者。

麻 黄
《本经》

来源 为麻黄科多年生草本状小灌木草麻黄、木贼麻黄和中麻黄的草质茎。主产于河北、山西、内蒙古、甘肃等地。立秋至霜降之间采收,阴干切段。生用、蜜炙或捣绒用。

性能 辛、微苦,温。归肺、膀胱经。

功效 发汗解表,宣肺平喘,利水消肿。

应用

1) 伤寒风寒表实证。本品味辛发散、性温散寒,主入肺与膀胱经,功能开泄腠理,透达毛窍,宣通肺气,通过发汗以散在表之风寒,为辛温解表之要药多用于外感风寒、腠理致密、毛窍闭塞、肺气不宣所致的恶寒、发热、头身疼痛、无汗、鼻塞、脉浮紧等症,即风寒表实证。

2) 喘咳之实证。本品辛开苦降,入肺经,外能发散风寒,内能宣降肺气,为良好的宣肺平喘之品。凡邪气壅肺,肺失宣降而致喘咳者,无论表里皆可应用。

3) 水肿兼有表证。本品辛散发汗以开宣肺气,苦泄降气以通调水道,可使源清而流畅,有利水消肿之效。可用于风邪袭表,肺失宣降所致的水肿,尿少而兼有表证者,即风水证。

用量用法 3~10克,大剂量可用至20克。发汗解表宜生用,平喘止咳多炙用或生用。

使用注意 本品发汗作用较强,故表虚自汗,阴虚盗汗,肺肾两虚的喘咳及阴虚阳亢者均当忌用。

麻黄主入肺经,以辛温宣肺散邪为特点,号称发汗要药,故所治皆为实证,虚证慎用之;因其能宣肺,肺为水之上源,主通调水道,故可利水,此谓提壶揭盖之法。

桂枝辛温宣散,发汗之力较麻黄为弱,两者常相须为用而治表证,但桂枝甘温可以助阳,多用治心脾阳虚之证。因此桂枝属扶正祛邪之品,凡表里虚实诸证,均可使用。此外,古人说"桂能通脉","通"是桂枝的一个主要功效特点,能通行血脉。又桂枝能横通肢臂,故多用治肩臂疼痛等上肢疾病,此谓之"以枝走肢"。

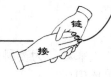

桂 枝
《本经》

来源 为樟科常绿乔木肉桂的嫩枝。主产于广东、广西、云南等省。常于春季割取嫩枝,晒干或阴干,切片或切段。生用。

性能 辛、甘,温。归肺、脾、心、膀胱经。

功效　发汗解表、温通经脉、助阳化气。

应用

1）伤寒风寒表证。本品辛温发散,甘温助阳,温通经脉,一则能发散风寒以祛邪,二则能助阳实卫以扶正,三则能通行经脉以和血,营卫和调,则汗出而邪去,邪去而汗止,遂奏发汗解表之效。可以治风寒表实证之无汗,又能治疗风寒表虚证之自汗。

2）风湿痹证之肩臂疼痛。本品既能发散肌肉,筋骨之风寒,又能通行经络而和血止痛。

3）中焦虚寒,脘腹疼痛。本品入脾经,能温中助阳,散寒止痛,治疗脾胃虚寒,脘腹冷痛,喜温喜按,得食则减者。

4）胸痹胸痛或心悸、脉结代。本品入心经,能补助心阳,通行血脉,缓解疼痛,治疗胸阳不振,心脉瘀阻所致的胸闷、胸痛者,即胸痹证,若心阳不足,心悸、脉结代者,以奏养心复脉,助阳通经之效。

5）水肿、痰饮。本品甘温,助心脾之阳气,能温化痰饮、化气利水。

6）经闭、痛经。本品温通血脉,散寒止痛。可用于寒凝血滞,经脉不通之经闭,痛经。

用量用法　3～10克。

使用注意　本品甘温助热,易伤阴动血,凡温热病,阴虚火旺,血热妄行出血诸证,均当忌用;孕妇及月经过多者慎用。

紫苏
《别录》

来源　为唇形科一年生草本植物紫苏的叶。我国南北各地均产。夏秋季采收。阴干,生用。

性能　辛,温。归肺、脾、胃经。

功效　发汗解表,行气宽中,解鱼蟹毒。

应用

1）风寒感冒。本品辛温,气味芳香,入肺经,既能发散表寒,又能宣肺止咳。用于外感风寒而致发热恶寒,头身疼痛,鼻塞流涕的风寒感冒。

2）脾胃气滞,脘腹胀痛,呕吐食少。本品辛香行散,入脾胃经,能醒脾和胃,行气宽中,消胀止呕。

用量用法　3～10克。不宜久煎。

生姜
《别录》

来源　为姜科多年生草本植物姜的根茎。全国各地均产。秋冬二季采挖。以鲜品入药,切片用。

性能　辛,温。归肺、脾、胃经。

功效　发汗解表,温中止呕,温肺止咳。

应用

1）风寒感冒。本品辛温,入肺经,能发汗解表,祛风散寒,但解表之力较弱,故适用于风寒感冒的轻证,可单煎加红糖服,或配葱白煎服。

2）胃寒呕吐。本品性温,入脾胃,能运脾开胃,散寒和中,有良好的降逆止呕之效,故有"呕家圣药"之称。主要适用于胃寒呕吐,随配伍之不同,也可用于其他多种呕吐。

3）风寒咳嗽。本品辛温发散,入肺经,能温散肺寒,化痰止咳,故可用于风寒客肺、痰多咳嗽、恶寒、头痛者。

用量用法 3~10克,或捣汁服。

使用注意 本品伤阴助火,故阴虚内热及热证忌服。

香　薷
《别录》

来源 为唇形科多年生草本植物海洲香薷的全草。主产于江西、安徽、河南等地。果熟后割取全草。生用。

性能 辛,微温。归肺、脾、胃经。

功效 发汗解表,化湿和中,利水消肿。

应用

1）夏季风寒感冒而兼暑湿。本品辛温,入肺经,能发汗解表而散寒;气味芳香,入脾经,能化湿和中以解暑。故适用于夏季乘凉饮冷,外感风寒,内伤暑湿所致的恶寒发热,头痛无汗,腹痛吐泻。

2）水肿,尿少。本品辛散入肺,启上源而通水道,芳香入脾,醒脾运而散水邪,能发越阳气、利水消肿。

用量用法 3~10克。利水消肿需浓煎。

使用注意 本品发汗之力较强,表虚有汗及暑热证忌用。

香薷辛温,有与麻黄相似的发汗解表作用,外散风寒力量较强;而且气味芳香,可内化脾胃之水湿,故适用于夏季乘凉饮冷所致之外寒内湿之证,为夏季解表之药,故誉为"夏日之麻黄",其他季节多不可用。

荆　芥
《本经》

来源 为唇形科一年生草本植物荆芥的带花序的全草或花穗。主产于江苏、浙江、江西等地。秋冬采收。生用或炒炭用。

性能 辛,微温。归肺、肝经。

功效 祛风解表,透疹止痒,消疮,止血。

应用

1）外感表证。本品辛香发散,微温不热,质轻升浮,药性平和,既能发散风寒,又能宣散风热,表寒,表热均可应用。

2）风疹瘙痒,麻疹不透。本品辛香疏解,轻宣透散,长于达表,能祛风止痒,宣毒透疹。

3）疮疡初起兼有表证。本品透里达表,宣毒外出,有消疮之效。可用于疮疡初起,红肿热痛,恶寒发热。

4）出血证。本品炒炭有和血止血之效,可用于多种出血证。

用量用法　3~10克,不宜久煎。止血须炒炭用,余皆生用。

防 风
《本经》

来源　为伞形科多年生草本植物防风的根。主产于黑龙江、辽宁、吉林等地。春秋采挖。生用或炒用。

性能　辛、甘,温。归膀胱、肝、脾经。

功效　祛风解表,胜湿止痛,止痉。

应用

1)外感头痛。本品味辛发散,入太阳经可散在表之风邪;入脾经可除肌肉之湿邪。但微温不燥,甘缓不峻,为风药中之润剂,为祛风止痛之良药,故头身疼痛,无论外感风寒、风热、风湿者皆可适用。

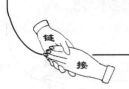

防风,既治外风,又治内风,通治诸风,故名防风。言其能治外感风邪之表证,风入骨节之痹痛及因损伤而风邪入侵之破伤风,因此无论外风或是内风,均应为外来之风所致病。至于风从内生者,多为阴虚血亏者所致,不宜使用属温燥的防风。因此防风只是祛风之品,而非息风之剂。

2)风湿痹痛。本品可祛经络、骨节之间的风湿之邪,有祛风胜湿止痛之效。适用于风寒湿痹,肢节疼痛,筋脉拘挛者。

3)破伤风。本品入肝经,可祛经络中外来之风邪而缓解痉挛,有祛风止痉之效。用治外伤破损、风毒内侵、引动内风而致筋脉拘挛而症见角弓反张、牙关紧闭、四肢抽搐的破伤风。

用量用法　3~10克。或入酒剂及丸散剂。

使用注意　本品主要用于外风、凡血虚风痉、阳亢生风及阴虚火旺者忌用或慎用。

羌 活
《药性论》

来源　为伞形科多年生草本植物羌活、川羌活或宽叶羌活的根茎及根。主产于四川、甘肃、云南等地。春秋采挖。生用。

性能　辛、苦,温。归膀胱、肾经。

功效　祛风散寒,胜湿止痛。

应用

1)风寒感冒、头痛身痛。本品辛温发散,气雄力峻,入膀胱经,主散太阳经之风寒湿邪、有较强的发散风寒和止痛作用。适用于风寒感冒,尤善治风寒夹湿的感冒,头痛项强、肢体酸痛、恶寒发热者。

2)风寒湿痹,肩背疼痛。本品辛散祛风,味苦燥湿,性温散寒,可祛骨节间之风寒湿邪而通痹止痛,且作用部位偏上,横行肢臂,故善治风寒湿邪,侵犯筋骨所致的上半身痹痛,尤以肩背肢节疼痛者为佳。

用量用法　3~10克。

使用注意　阴虚血热者忌用。

藁　本
《本经》

来源　为伞形科多年生草本植物藁本和辽宁藁本的根茎。主产于湖南、四川、辽宁、河北等地。春秋采挖。生用。

性能　辛,温。归膀胱经。

功效　祛风散寒,胜湿止痛。

应用

1) 风寒感冒、巅顶头痛。本品辛温香燥,上行升散,善达巅顶,长于发散太阳经之风寒湿邪,有止痛之效,与羌活相似。故用治风寒上犯,太阳受邪所致的头痛,尤以巅顶疼痛为宜,也适用于偏头痛。

2) 风寒湿痹。本品能除肌肉、经络、骨节间之风寒湿邪而通痹止痛。

用量用法　3~10克。

使用注意　血虚头痛、肝阳头痛及热证均忌用。

白　芷
《本经》

来源　为伞形科多年生草本植物兴安白芷、川白芷和杭白芷的根。主产于辽宁、四川、湖北、浙江等地。春秋采挖。生用。

性能　辛,温。归肺、脾、胃经。

功效　祛风散寒,通窍止痛,燥湿止带,消肿排脓。

应用

1) 风寒感冒。本品辛温发散,芳香上达,有解表止痛之效。常用治风寒感冒的头痛、鼻塞。

2) 阳明经头痛、牙痛、鼻渊。本品辛温而燥、芳香浓烈,上行头目,主入阳明,善祛阳明经风湿之邪而止痛,并入肺经,能宣通鼻窍,为治阳明经头痛和鼻渊头痛之要药。

3) 带下过多。本品芳香入脾,能燥湿止带。

4) 疮痈肿毒。本品芳窜燥散,有消肿排脓止痛之效,为外科常用之药。

用量用法　3~10克。外用适量。

使用注意　阴虚血热者忌用。

细　辛
《本经》

来源　为马兜铃科多年生草本植物辽细辛和华细辛的全草。辽细辛主产于辽宁、吉林、黑龙江;华细辛主产于陕西。夏秋采收。生用。

性能　辛,温。有小毒。归肺、肾经。

功效　祛风散寒,通窍止痛,温肺化饮。

应用

1）风寒感冒。本品辛温发散，芳香走窜，上行入肺以达表散寒，下行入肾而温里通阳。既治一般风寒感冒，又治阳虚外感之恶寒、发热，脉反沉者。

2）头痛、牙痛，风湿痹痛。本品辛香走窜，宣通经络，有祛风散寒止痛之效。治疗偏正头痛由风寒所致者，亦可治风冷牙痛，龋齿疼痛。

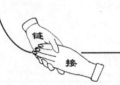

《本草别说》言：细辛，若单用末，不可过半钱匕，多即气闷塞，不通者死。"言细辛有毒，用量不可过大。后即讹为"细辛不过钱"之说，此论一出，医者畏之如虎，时至今日，凡汤剂中用细辛者，也限于3克以下，其实大谬不然，而《伤寒论》即用古制之三两者。

3）鼻渊。本品辛散芳窜，入肺经，能宣通鼻窍，可治疗风寒犯肺之鼻渊而症见头痛、鼻塞、时流浊涕、不闻香臭者。

4）寒饮喘咳。本品既可外散表寒，又能温肺化饮，故可治疗寒饮内停之喘咳、痰多清稀者。

此外，细辛外用，也可治口舌生疮或口臭，水调敷脐或含漱。内服也可治脘腹疼痛。

用量用法　2～5克，入丸散剂0.5～1克。外敷或吹鼻。

使用注意　阴虚阳亢头痛，阴虚肺热咳嗽及气虚多汗者忌用。用量不宜过大。反藜芦。

苍 耳 子
《本经》

来源　为菊科多年生草本植物苍耳的果实。秋季采收。炒去硬刺用。

性能　辛、苦，温。归肺经。

功效　祛风除湿，通窍止痛。

应用

1）鼻渊头痛。本品辛温发散，苦燥湿浊，但解表之力较弱，长于通窍止痛，故多用于鼻渊头痛。也可用于外感风寒之头痛，鼻塞及头风头痛者。

2）风湿痹痛。本品辛散苦燥，有祛风除湿止痛之效。

用量用法　3～10克。或入丸散。

使用注意　血虚头痛不宜服。服用过量易致中毒，主要症状为呕吐、腹痛、腹泻、烦躁乏力，重者出现黄疸、昏迷、痉挛，甚则死亡。

辛 夷
《本经》

来源　为木兰科落叶灌木植物辛夷、玉兰及望春花的花蕾。主产于河南、安徽、四川等地。早春花蕾未开放时采摘。生用。

性能　辛，温。归肺、胃经。

功效　发散风寒，宣通鼻窍。

应用

1）风寒感冒。本品辛温,主入肺经,能发散风寒,但解表之力较弱,长于宣通鼻窍。一般不做主药,以治疗风寒感冒之鼻塞、流涕、头痛等症。

2）鼻渊。本品芳香上达,宣肺通窍,多治鼻腔疾病,尤为治鼻渊之要药。现代治疗鼻腔疾病,除入煎剂内服外,又可制成油剂、乳剂、散剂、软膏等滴鼻、吹敷或纱条填塞,均有良好效果。

用量用法　3~10克。本品有毛,刺激咽喉,内服时,宜用纱布包煎。外用适量。

葱　白
《本经》

来源　为百合科多年生草本植物葱的白色鳞茎。我国各地均有种植。随时可采。鲜用。

性能　辛,温。归肺、胃经。

功效　发汗解表,散寒通阳,解毒散结。

应用

1）风寒感冒。本品辛温发散,芳香走窜,能达表入里,有发汗解表散寒之功,但药力较弱,故用于风寒感冒之轻证。

2）阴盛格阳证。本品辛散温通,能上能下,彻里彻外,可散表里之寒邪,通一身之阳气,有散寒通阳之效。用治阴寒内盛,格阳于外,症见腹泻、腹痛、厥逆、脉微者。单用本品炒热,外熨脐腹,也可治疗寒凝气阻,腹部冷痛,或膀胱气化不利,小便不通,亦取通阳散寒之功。

3）疮痈疔毒。本品外用有解毒散结之功,可单用捣烂外敷,若加入蜂蜜,效果更好。

用量用法　3~10克。外用适量。

使用注意　不宜与蜂蜜同用内服。

8.2　辛凉解表药

辛凉解表药性味多属辛凉,辛以发散、凉可祛热,故以发散风热为主要作用,发汗解表之力较为缓和。主要用于外感风热所致的以发热、微恶风寒、咽干、口渴、舌苔薄黄、脉浮数为主要症状的风热表证。部分药物可用于治疗风热所致的目赤多泪、咽喉肿痛、麻疹不透以及风热咳嗽等证,并常与清热解毒药配伍应用。

薄　荷
《新修本草》

来源　为唇形科多年生草本植物薄荷或家薄荷的茎叶。我国南北各地均产,尤以江苏、江西、浙江产者为佳。收获期因地而异,一般每年可采割2~3次。鲜用或生用。

性能　辛,凉。归肺、肝经。

功效　疏散风热,清利头目,透疹利咽,疏肝解郁。

应用

1）风热感冒或温病初起,邪在卫分。本品辛以发散、凉能清热,性善透达,入肺经,能发散在表之风热,为辛凉解表常用之品。用治风热感冒或温病初起,邪在卫分,头痛、发热、微恶风寒者。

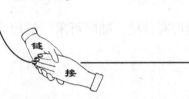

薄荷,古代称其为发汗之剂,是解表之品。因其辛凉,专于散风清热,张锡纯称为"温病发汗用薄荷,犹伤寒发汗用麻黄。"然薄荷轻清凉散,头目、咽喉、口齿、疮疥诸疾而有风热者,均可用之。薄荷清香,善解忧郁,以致有"香附以解郁,不若用薄荷解郁之更神"之说,是以古方逍遥散中用之。

2)头痛眩晕、目赤多泪、咽喉肿痛。本品辛凉散热,芳香走窜,轻扬升浮,善行头面,长于疏散上焦风热而清头目、利咽喉。

3)麻疹不透,风疹瘙痒。本品辛散轻宣,芳香透达,有疏散风热,宣毒透疹之效。用治风热束表,麻疹透发不畅,风疹瘙痒。

4)肝郁气滞,胸闷胁痛。本品辛香走窜、入肝经、有疏肝解郁之效。用治肝郁气滞,胸闷、胁肋胀痛,月经不调者。

用量用法 3~6 克。不宜久煎。

使用注意 本品辛散发汗,香窜耗气,体虚多汗者不宜使用。

牛 蒡 子

《别录》

来源 为菊科二年生草本植物牛蒡的成熟果实。主产于河北、浙江等地。秋季采收。生用或炒用,用时捣碎。

性能 辛、苦,寒。归肺、胃经。

功效 疏散风热,透疹利咽,解毒消肿。

应用

1)风热感冒兼咳嗽痰多,咽喉肿痛,本品辛散祛风,苦泄降气,性寒清热,能升能降,于升浮之中又有清降之性,故能外散风热以宣肺,内清肺火以利咽。用治风热感冒或温病初起,邪在卫分兼有咳嗽、痰多不利、咽喉肿痛者。

2)麻疹不透,风热痒疹。本品辛散疏风以透疹,苦寒清泄以解毒,可促使疹子透发。

3)疮痈肿毒,痄腮喉痹。本品外透其热、内泄其毒,且性滑利,兼通二便,有表里双解之效。最宜治疗风热外袭,火毒内结之疮痈肿毒兼有便秘者。

用量用法 3~10 克。炒用寒性略减。

使用注意 本品寒降,滑肠通便,气虚便溏者忌用。

蝉 蜕

《别录》

来源 为蝉科昆虫黑蚱羽化时的蜕壳。全国大部分地区均产。夏秋季采收。生用。

性能 甘,寒。归肺、肝经。

功效 疏散风热,透疹止痒,明目退翳,止痉。

应用

1)风热感冒,咽痛音哑。本品甘寒清热,质轻上浮,入肺经,能疏散肺经风热,宣肺开音。用治风热感冒或温病初起,风热郁肺,咽喉肿痛或声音嘶哑者。

2)麻疹不透,风疹瘙痒。本品宣散透发,能疏风透疹,祛风止痒。

3）目赤翳障。本品入肝经,能疏散肝经风热而有明目退翳之效,故可用治肝经风热,目赤肿痛,翳膜遮睛。

4）小儿惊啼、破伤风证。本品既能疏肝风热,又能凉肝息风,有定惊止痉之效。用治小儿惊风,高热、抽搐或夜啼不止,破伤风。

用量用法　3~10克。或单用研末吞服。

使用注意　《别录》有"主妇人生子不下"的记载,故孕妇当慎用。

桑　叶
《本经》

来源　为桑科落叶小乔木植物桑树的叶。我国南北各地均有分布。经霜后采收。生用或蜜炙用。

性能　苦、甘,寒。归肺、肝经。

功效　疏散风热,清肺润燥,清肝明目。

应用

1）风热感冒兼有咳嗽。本品性寒质轻,入肺经,既能疏散肺经风热以解表,又能清泄肺热而止咳。用治风热感冒或温病初起,发热、头痛,兼有咳嗽者。

2）肺热燥咳。本品苦寒清泄肺热,甘寒益阴,有清肺润燥止咳之效,蜜炙者尤佳。用治燥热伤肺,阴虚燥咳,干咳少痰、痰中带血。

3）目赤肿痛。本品入肝经,既能疏散肝经风热,又能清泄肝火,有疏风清肝明目之效。用治肝经风热或肝火上攻所致的目赤、涩痛、多泪等症。

此外,本品略有凉血止血之效,可用治血热吐衄,与其他止血药配用。

用量用法　5~10克。或入丸散剂。外用煎水洗眼,蜜炙能增强润肺止咳之效。

菊　花
《本经》

来源　为菊科多年生草本植物菊的头状花序。由于产地,花色及加工方法的不同,又分为白菊花、黄菊花、杭菊花、滁菊花、怀菊花等不同的品种。主产于浙江、安徽、河南、四川等地。花期采收。生用。

性能　辛、甘、苦,微寒。归肝、肺经。

功效　疏散风热,清肝明目,平肝息风,清热解毒。

应用

1）风热感冒,发热头痛。本品辛散疏风,芳香透达,轻清上浮,微寒清热,长于疏散上焦风热而清利头目。用治风热感冒或温病初起,偏正头痛兼有热象者。

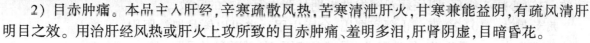

菊花辛寒轻清、芳香疏泄,固然为祛风散热解表之要药。但主入肝经,能清肝热、平肝阳、息肝风,养肝阴,所治之病,于肝为多。

链接

2）目赤肿痛。本品主入肝经,辛寒疏散风热,苦寒清泄肝火,甘寒兼能益阴,有疏风清肝明目之效。用治肝经风热或肝火上攻所致的目赤肿痛、羞明多泪,肝肾阴虚,目暗昏花。

3）眩晕头痛。本品能疏肝风,清肝热,平肝阳,息肝风。用治肝阳上亢、肝风上扰之头痛、头晕、目眩等症。

4）疗疮肿毒。本品能清热解毒，尤善解疗毒。

用量用法　10~15克。疏散风热多用黄菊花；平肝明目多用白菊花。

蔓 荆 子
《本经》

来源　为马鞭草科落叶小灌木植物单叶蔓荆或蔓荆的成熟果实。主产于山东、江西、浙江及福建等地。夏季采收。生用或炒黄用。

性能　辛、苦，微寒。归膀胱、肝、胃经。

功效　疏散风热，清利头目。

应用

1）头痛。本品辛散祛风，微寒清热，轻浮上行，主散头面之风邪，而止头痛，故有祛风止痛之效。用治外感风热而致头痛头晕者。

2）目赤肿痛，目昏多泪。本品能疏散肝经风热而明目，有清利头目之效。用治风热上攻，目赤肿痛，目昏多泪者。

此外，取本品祛风止痛之效，也可用治风湿痹痛，肢体拘挛之证。

用量用法　6~12克。或浸酒，或入丸散剂。

使用注意　血虚有火之头痛目眩及胃虚者慎用。

葛 根
《本经》

来源　为豆科多年生落叶藤本植物葛的根。分布于我国南北各地。春秋两季采挖。切片生用或煨用。

性能　甘、辛，凉。归脾、胃经。

功效　解肌退热，发表透疹，升阳止泻，生津止渴。

应用

1）外感表证。本品甘辛性凉，轻扬升散，主入阳明经，兼入脾经，能解阳明之郁，理肌肉之邪，开腠理之闭，郁解热除，汗出邪去，则奏发表散邪，解肌退热之效。用治表证而症见发热恶寒、无汗、项背强痛者。

2）麻疹不透。本品发表散邪，解肌退热，可促使麻疹之透发。用治麻疹初起，表邪外束，疹出不畅。

3）泄泻痢疾。本品升散，既能透达邪热而解肌退热，又能鼓舞脾胃阳气而升阳止泻。用治表邪未解，邪热入里，清阳下陷之泻痢，脾虚气弱之泄泻。

4）热病烦渴，阴虚消渴。本品甘凉，既能清热，又能鼓舞胃气以升清，有生津止渴之效。用治热病津伤口渴，阴虚内热之消渴。

此外，现代用葛根治疗高血压病，对改善头痛、眩晕、项强、耳鸣、肢体麻木等症状有一定的疗效；对冠心病心绞痛，眼底病及突发性早期耳聋也有较好的疗效。

用量用法　10~20克。止泻宜煨用，余皆生用。也可以鲜品捣汁服用。

使用注意　本品性凉，易致呕吐，胃寒者慎用；表虚汗多者忌服。

柴　胡
《本经》

来源　为伞形科多年生草本植物柴胡（北柴胡）和狭叶柴胡（南柴胡）的根和全草。前者主产于辽宁、甘肃、山西、河北、河南等地；后者主产于湖北、江苏、四川等地。春秋两季采挖。切段。生用、酒炒或醋炒用。

性能　苦、辛，微寒。归肝、胆、脾、胃三焦经。

功效　疏散退热，疏肝解郁，升阳举陷。

应用

1）寒热往来，感冒发热。本品辛苦微寒，轻清凉散，芳香疏泄，主入少阳，长于疏散半表半里之邪，有宣邪达表，清透邪热之效。故为治疗伤寒邪郁少阳而致的寒热往来，胸胁苦满、口苦咽干等症即少阳证之要药。现代用柴胡制成的单方或复方注射液，对于外感发热，有较好的解热作用。

2）肝郁气滞，胁肋胀痛，月经不调。本品芳香疏泄，轻清升散，入肝经，能条达肝气，疏泄郁滞，宣畅气机，有疏肝解郁之效。

3）中气下陷，久泻脱肛。本品升散，入脾胃经，能升发脾胃清阳之气而举其下陷。用治气虚下陷所致的神疲发热，食少便溏，久泻脱肛，胃下垂，子宫脱垂等症。

此外，也可用本品治疗肝胆郁热之黄疸、胁痛。

用量用法　3~10克。疏散退热宜生用，疏肝解郁宜醋炒用，升阳举陷宜酒炒，鳖血拌炒可治骨蒸劳热。

使用注意　本品性能升发，故肝阳上亢，肝风内动，阴虚火旺及气机上逆者忌用或慎用。

> 柴胡主治大约有两点。从脏腑而论，一在肝胆，一在脾胃；从病邪而论，一为邪实，一为正虚。治邪实者，则为邪在少阳半表半里而致寒热往来，常与黄芩同用，以柴胡引邪外出，从表而散，黄芩清里，控邪深入，此谓之和解少阳。邪实者多在肝胆。正虚者，为正气不足、清阳下陷，柴胡非为补虚，能升举中气，引清阳上升，当与升麻配伍以为佐药，仍以参、芪补中以为主药也。正虚者多在脾胃。

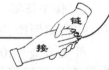

升　麻
《本经》

来源　为毛茛科多年生草本植物大三叶升麻或兴安升麻和升麻的根茎。主产于辽宁、黑龙江、湖南及山西等地。夏秋两季采挖。切片。生用或蜜炙用。

性能　辛、甘，微寒。归肺、脾、胃、大肠经。

功效　发表透疹，清热解毒，升阳举陷。

应用

1）风热头痛，麻疹不透。本品辛甘微寒，轻清升散。入胃经，能解阳明风邪而治头痛；入肺经，能除风热壅闭而透疹。

2）牙痛口疮，咽痛肿痛。本品辛散寒清，既能散郁遏之表邪，又能清内结之热毒，尤善解阳明热毒，故可治多种热毒证。

3）中气下陷，久泻脱肛，崩漏下血。本品性善升浮，入脾胃经，能引清阳之气上行而为升阳举陷之要药。常用治气虚下陷、久泻脱肛、胃下垂、子宫脱垂等证，每与柴胡协同为用。

使用注意   本品具升浮之性,凡麻疹已透,阴虚火旺,肝阳上亢,肾虚作喘及吐衄者忌用。

淡 豆 豉
《别录》

来源   为豆科植物大豆的成熟种子经蒸腌发酵而成。有两种:一种用青蒿、桑叶加工发酵而成,一种用麻黄、苏叶加工发酵而成。全国各地均产。生用。

性能   辛、甘、微苦,寒或辛,微温。归肺、胃经。

功效   解表,除烦。

应用

1)感冒头痛。本品辛散轻浮,能宣散表邪,但解表之力平和,单用力弱;故多与其他解表药同用。无论风寒、风热表证均可应用。

2)胸中郁闷,心烦失眠。本品轻宣透解,能透热外出,宣郁除烦。用治温热病,热郁胸中所致的胸闷烦躁,懊恼不眠。

用量用法   10~15克。本品以桑叶、青蒿发酵者性寒;以麻黄、紫苏发酵者性温。治风热感冒,温病烦闷用前者,治风寒感冒用后者。

木 贼
《嘉 本草》

来源   为木贼科多年生常绿草本隐花植物木贼的全草。产于东北、华北、内蒙古及长江流域各省。夏季采收。晒干切段入药。

性能   甘、苦,平。归肺、肝经。

功效   疏散风热,明目退翳,止血。

应用

1)风热目赤,多泪翳障。本品能疏散肝经风热而明目退翳。主要用于外感风热所致的目赤多泪。

2)便血痔血。本品尚能止血。

用量用法   3~10克。亦可入丸散。

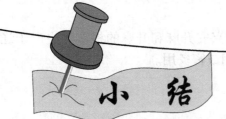

解表药都有发散表邪,解除表证的作用,均可治疗表证或感冒。分为辛温解表药和辛凉解表药二类。

　　辛温解表药多味辛性温,大部分归肺和膀胱经。一般都具有发汗解表、发散风寒的作用,其发汗之力较辛凉解表药为强。主要适用于外感风寒所致的表证或感冒。亦可用于咳喘、水肿、头痛、鼻疾、痹痛、疮疡等初起而由风寒所致者。

麻黄、桂枝长于发汗,两者常相须为用,以治无汗之风寒表实证,桂枝尚能助阳益卫,善于治有汗之风寒表虚证。香薷发汗之力同麻黄,有"夏月麻黄"之称,长于化湿解暑,为夏季感寒或伤暑之要药。紫苏发汗力稍弱,长于利气宽中,宜肺止咳,宜于风寒感冒兼有咳嗽、胸闷。生姜与葱白发汗力皆弱,适用于风寒感冒轻证。荆芥力缓、微温不燥,既散风寒,又散风热,与防风同功,两者常相须为同,均能治风寒,风热表证。防风甘缓不峻,为风药之润剂,既散外风,又驱内风,长于祛风止痉,而治破伤风。羌活气味雄烈,善祛在表之风寒湿邪,宜于风寒挟湿之表证,与防风、白芷、藁本、苍耳子同能胜湿止痛,以治风湿痹痛。羌活与桂枝尤宜于上肢痹痛者。而白芷为止阳明头痛之要药,善治前额痛、眉梢骨痛;羌活善治太阳经头痛和脑后头痛;藁本善治太阳经巅顶头痛;细辛止痛作用较强,长于治少阴经头痛及齿痛、痹痛。白芷与细辛、苍耳子、辛夷同能宣通鼻窍,可治鼻渊,辛夷为之要药。细辛长于温经散寒,于阳虚外感最佳。

辛凉解表药多味辛性凉,大部分归肺和肝经,一般都具有发汗解表,疏散风热的功效,但其发汗之力均较弱,而有较好的退热作用。主要适用于外感风热的感冒或温病初起,邪在卫分证。亦可用于咽痛、目赤、麻疹不透、咳嗽、音哑等症。

薄荷发汗力较强,最宜于外感风热,温病初起而无汗者。牛蒡子兼能宣清肺热,止咳利咽,以治疗外感风热兼有咳嗽、咽痛为宜。蝉蜕长于利咽宣音,以治疗风热外感兼咽痛音哑为佳。桑叶、菊花疏散风热常相须为用,而桑叶长于宣清肺热,炙用尚能润肺,以治燥热咳嗽,无论外感内伤均宜;菊花长于宣清肝热,且能平肝息风,以治风热、肝阳、肝风眩晕头痛为宜。蔓荆子于疏风之中尤善止痛,凡头痛者皆宜之。葛根、柴胡、升麻均属升散之品,于散邪之中有升清之意,葛根、柴胡长于退热,宜治外感发热。葛根入阳明以解肌生津为尤,善治外感项背强痛、头痛口渴;柴胡入少阳,以和解为佳,善治少阳证之寒热往来。三者善能升脾胃之清阳,而升麻为其要药,葛根长于止泻,宜治泄泻;柴胡、升麻升阳举陷,常相须为用,而治疗中气下陷为其所长。淡豆豉解表力弱,长于宣郁除烦。辛凉诸药中,薄荷、牛蒡子、蝉蜕、葛根、升麻与辛温之荆芥同能透疹,以治麻疹不透;而薄荷、蝉蜕、桑叶、菊花、蔓荆子、木贼,均能清利头目,明目退翳,可以治疗目赤肿痛,目生翳障。

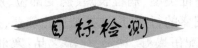

目标检测

1. 什么叫解表药?分几类?各有何适应证?其注意事项有哪些?
2. 比较麻黄与桂枝、荆芥与防风、桑叶与菊花、柴胡与葛根、柴胡与升麻的功用异同。
3. 为什么桂枝既能治风寒表实证,又能治风寒表虚证?
4. 为什么说"防风为风药中之润剂",香薷为"夏月之麻黄"?
5. 柴胡为治疗少阳证之要药,其作用机制何在?

祛风湿药

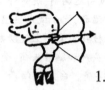

学习目标

1. 简述祛风湿药的概念、作用、适应证及使用注意
2. 说出祛风湿散寒药、祛风湿清热药、祛风湿强筋骨药的性能特点和适应范围;理解各味药的性能与其功效的关系;明确祛风湿、通经络、强筋骨等概念
3. 叙述独活、威灵仙、白花蛇、木瓜、防己、秦艽、桑寄生、五加皮的功效应用

凡以祛除风湿、解除痹痛为主要功效的药物,称祛风湿药。

祛风湿药多味辛而苦,性温;部分性寒。主入肝、肾经。肝主筋,肾主骨。故本类药辛散苦燥,能行善走,可以祛留着于肌肉、经络、筋骨、关节之间的风湿之邪,而有祛风除湿之效。部分药物有舒筋、活络、止痛及强筋骨等作用。

祛风湿药主要适用于风湿之邪留着肌肉、伏于筋骨、闭阻经络所致的以肢体关节疼痛、筋脉拘挛、屈伸不利、麻木不仁、甚则腰痛脚弱、痿躄难行为主症的风湿痹痛。部分药物对外伤骨折疼痛等也可选用。

根据祛风湿药性能的不同及适应证的差异,将其分为祛风湿散寒药、祛风湿清热药、祛风湿强筋骨药三类。

使用祛风湿药时,应根据痹证类型、病程长短、病变部位、病情虚实的不同,选择相应的药物,并作适当的配伍。如风邪偏盛的行痹,应选择祛风止痛药,并配伍活血养血之品;湿邪偏重的着痹,应选择胜湿止痛药,并配伍燥湿、利湿、化湿之品;寒邪偏重在痛痹,应选择散寒止痛药,并配伍温经通阳之品;郁久化热,关节红肿的热痹,应选用寒凉的祛风湿药,并配伍清热之品;痹证初起,病邪在表,或疼痛偏上者,宜配解表药;痹症日久,病邪入里,肝肾虚损,腰膝酸痛,宜选用强筋骨药,并配伍补肝肾之品;久病体虚,气血不足者,应配伍补气养血药,以扶正祛邪;久病入络,气滞血瘀,多配活血通络之品。

痹症多属慢性疾病,为服用方便,可作酒剂或丸散剂常服。酒剂还能增强祛风湿药的功效。也可作膏剂外贴。

祛风湿药多辛香温燥,易耗伤阴血,故阴亏血虚者慎用。

9.1 祛风湿散寒药

本节药物多辛苦温,主入肝脾经。辛以祛风,苦能燥湿,温可散寒。具有祛风除湿、散寒止痛,舒筋活络等作用。主要适用于风寒湿痹。若与清热药配伍,亦可用治风湿热痹。

独 活
《本经》

来源 为伞形科多年生草本植物重齿毛当归的根。主产于四川、湖北、安徽等地。秋末或春初采挖。切片生用。

性能 辛、苦,温。归肝、肾、膀胱经。

功效 祛风除湿,通痹止痛,散寒解表。

应用

1) 风寒湿痹。本品辛散苦燥,温能散寒,可祛肌肉、筋骨之风寒湿邪,有通痹止痛之效。对于痹痛,无问新久,皆可应用。但其性善下行,善治少阴伏风,于下肢腰膝腿足之痹痛者为尤宜,每恃之为要药。

2) 风寒挟湿表证。本品入膀胱经,能散肌表之风寒湿邪,有发汗解表之效,惟其力弱不如羌活。

用量用法 3~15克。

使用注意 阴虚血燥者慎用。

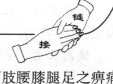

独活、羌活,古称一物,谓之"得风自摇,有风不动"故名也,后世始分为二药。两者一类二种,然羌活气味雄烈,主入太阳,偏于发散而走上,风湿在表在上者宜之;独活气味淡缓,主入少阴,偏与搜里而下行,风湿在下者为宜。

威 灵 仙
《新修本草》

来源 为毛茛科多年生攀缘性灌木植物威灵仙、棉团铁线莲或东北铁线莲的根及根茎。威灵仙主产于江苏、安徽、浙江等地,应用较广。后两种部分地区应用。秋季采挖。生用。

性能 辛、咸,温。归膀胱经。

功效 祛风湿,通经络,止痹痛,消骨鲠。

应用

1) 风湿痹痛。本品辛散温通,性善走窜,通行十二经络,能祛壅滞经络之风、湿、痰,故既能祛风湿,又能通经络而止痹痛。凡风湿痹痛,肢体麻木,筋脉拘挛,屈伸不利者,无论上下,均可应用。

2) 诸骨鲠咽。本品咸能软坚,有消除骨鲠作用。可单用水煎,或与砂糖、米醋同煎,慢慢

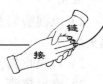

俗称"铁脚威灵仙、砂糖和醋煎,一口咽下去,铁剑软如棉。"盛赞威灵仙软化骨鲠之效也。

咽下,一般可使骨鲠消除。

用量用法 5~15 克。治骨鲠可用 30~50 克。

使用注意 本品性走窜,久服易伤正气,体弱者慎用。

川 乌 头
《本经》

来源 为毛茛科多年生草本植物乌头(栽培品)的块根。南方各地均产,而主要栽培于四川、陕西等地。夏秋季采挖。生用或制后用。

性能 辛、苦,温。有大毒。归心、脾、肝、肾经。

功效 祛风除湿,散寒止痛。

应用

1) 风寒湿痹。本品辛散祛风,苦燥除湿,温以散寒,祛风邪,逐寒湿,而止痛尤佳。用治寒湿痹痛,头痛年久不愈。

2) 心腹冷痛,跌打伤痛。本品有较强的散寒止痛作用,对寒凝诸痛均为有效。

3) 骨外科麻醉。取本品止痛作用,可做外科手术麻醉用药。

用量用法 3~9 克。若作散剂或酒剂,应减为 1~2 克。入汤剂应先煎 0.5~1 小时。制品内服,生品外用。

使用注意 孕妇忌用。反半夏、瓜蒌、贝母、白及、白蔹。不宜久服,生品只供外用。

附药

草乌头 为同属植物野乌头和北乌头的块根。性味、功效、应用、用法及注意事项与川乌同,而毒性更强。用量 1.5~4.5 克。

白 花 蛇
《雷公炮炙论》

来源 为蝰蛇科动物尖吻蝮(五步蛇)除去内脏的干燥全体。主产于湖北、浙江、江西、福建等地。夏、秋两季捕捉,剖开蛇腹,除去内脏,干燥,以黄酒润透去骨,切段用。

性能 甘、咸,温。有毒。归肝经。

功效 祛风通络,定惊止痉。

应用

1) 风湿痹痛及头痛。本品性善走窜,能透骨搜风,通经活络。用治风湿顽痹,脑风头痛或偏头痛。

2) 口眼㖞斜,半身不遂。本品搜风通络。可用治风中经络而致口眼㖞斜或半身不遂。

3) 麻风疥癣,皮肤瘙痒。本品外彻皮肤,而祛风止痒,兼能以毒攻毒。

4) 小儿急慢惊风,破伤风。本品内走脏腑经络,而能定惊止痉。

用量用法 5~15 克。散剂 1~2 克。

使用注意 本品为搜风驱邪之品,多用于外风有邪之证。虚风内动者慎用。

附药

乌梢蛇 为游蛇科动物乌梢蛇除去内脏的干燥全体。性能甘、平,无毒。功效与白花蛇相近而药力较弱。用量 5~10 克。研末服,每次 2~3 克。

蛇蜕　为多种蛇蜕下的表皮膜。性味甘、咸,平。功能祛风,定惊,止痒,退翳。用于小儿惊风,皮肤瘙痒,目翳等。用量2~3克。研末服,每次0.3~0.6克。

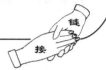

风为百病之长,善行而数变。蛇性走窜,出没无常,善行如风,无处不到,能引风药至于病所,李时珍谓其"内走脏腑,外彻皮肤。"故为治风要药。

木　瓜
《别录》

来源　为蔷薇科落叶灌木贴梗海棠和木瓜(榠楂)的成熟果实。前者称"皱皮木瓜",后者称"光皮木瓜"。主产于安徽、四川、湖北等地。安徽宣城产者称"宣木瓜",质量较好。夏、秋二季果实绿黄时采收。切片生用。

性能　酸,温。归肝、脾经。

功效　舒筋活络,化湿和胃。

应用

1)风湿痹痛,筋脉拘挛及脚气肿痛。本品味酸,入肝走筋,理脾化湿,有去湿舒筋,缓急除痹之效,为治风湿痹痛所常用,筋脉拘挛者尤为要药。

2)吐泻转筋。本品一则化湿和中以止吐泻;二则舒筋活络以缓挛急。用治湿浊中阻,升降失调所致的吐泻、腹痛、转筋。

此外,本品尚能消食,可用于消化不良证。

用量用法　10~15克。

使用注意　胃酸过多者不宜用。

蚕　沙
《别录》

来源　为蚕蛾科昆虫家蚕蛾幼虫的粪便。育蚕区皆产,以江苏、浙江、四川、湖南等地最多。6~8月收集,以二眠到三眠时的粪便为主,拣净杂质,干燥。生用。

性能　甘、辛,温。归肝、脾、胃经。

功效　祛风除湿,和胃化浊。

应用

1)风湿痹痛。本品辛散温燥,能祛风湿,舒筋急而止痛,可用于各种痹证而无论虚实新久。

2)湿浊内阻,吐泻转筋。本品温燥,能化湿和中以止吐泻。用治湿热秽浊内蕴,脾胃升降失调所致的吐泻、腹痛、烦乱、转筋。

用量用法　5~15克。宜布包入煎。外用适量。

伸筋草
《本草拾遗》

来源　为石松科多年生常绿草本蕨类植物石松的全草。产于东北、华北、华中、西南各省。四季均可采收。生用。

性能 苦、辛,温。归肝、脾、肾经。

功效 祛风除湿,舒筋活络。

应用 风寒湿痹,关节酸痛,屈伸不利,皮肤不仁等。本品辛散苦燥温通,走而不守,可祛风湿,舒筋络。

此外,本品尚能活血消肿,可治疗跌打损伤。

用量用法 10~25克。

寻 骨 风
《植物名实图考》

来源 为马兜铃科多年生攀缘草本植物绵毛马兜铃的根茎或全草。主产于江苏、江西、湖南、河南等地。夏、秋季采收。生用。

性能 辛、苦,平。归肝经。

功效 祛风除湿,通络止痛。

应用 风湿痹痛,肢体麻木。本品能祛风湿而除痹,通经络而止痛。

本品亦可用治跌打伤痛及胃痛、牙痛等。

用量用法 10~15克。

松 节
《别录》

来源 为松科常绿乔木油松、马尾松等枝干上的结节。全国大部分地区均产。全年可采。生用。

性能 苦,温。归肝、肾经。

功效 祛风燥湿,通络止痛。

应用 风湿痹痛。本品苦燥温通,能祛风湿,通经络而止痛,尤善祛筋骨间风寒湿邪。宜于寒湿偏盛,腰腿疼痛,筋骨酸痛,屈伸不利者。

本品也可治跌打伤痛。

用量用法 10~15克。或浸酒服。外用酒浸搽敷。

海 风 藤
《本草再新》

来源 为胡椒科常绿攀缘木质藤本植物风藤的藤茎。主产于广东、福建、台湾等地。夏、秋季采割。生用。

性能 辛、苦,微温。归肝、肾、肺经。

功效 祛风除湿,通经活络。

应用 风湿痹痛。本品祛风除湿,通络宣痹。用治风寒湿痹,关节疼痛,筋脉拘挛。

本品亦可治跌打伤痛。

用量用法 5~15克。

海 桐 皮
《海药本草》

来源 为豆科常绿乔木刺桐的树皮。主产于广西、浙江、湖北、云南等地。夏初剥取树皮。生用。

性能 苦、辛,平。归肝、肾、脾经。

功效 祛风除湿,通络止痛,杀虫止痒。

应用

1) 风湿痹痛。本品祛风湿,通经络,有较好的止痛作用。善治风寒湿痹,腰膝疼痛,两腿肿满,脚挛不伸。

2) 疥癣、湿疹瘙痒。本品能祛风杀虫、止痒。

用量用法 5~15克。外用适量。

老 鹳 草
《滇南本草》

来源 为牻牛儿苗科一年生草本植物牻牛儿苗或老鹳草的全草。全国大部分地区均有分布。夏、秋季采收。生用。

性能 辛、苦,平。归肝、大肠经。

功效 祛风除湿,舒筋活络,止泻痢。

应用

1) 风湿痹痛。本品辛散苦燥,性善疏通,有祛风湿、舒筋活络之效。用治风湿痹痛,拘挛麻木。亦可治跌打伤痛。

2) 湿热泻痢。本品能燥湿解毒,止泻止痢。

用量用法 10~30克。或浸酒或熬膏服。

路 路 通
《纲目拾遗》

来源 为金缕梅科落叶乔木枫香树的成熟果序。全国大部分地区均产。秋、冬季采集。生用。

性能 辛、苦,平。归肝、胃、膀胱经。

功效 祛风通络,利水,下乳。

应用

1) 风湿痹痛。本品辛散苦燥,能祛风湿,尤善通行经络。用治风湿痹痛,肢体麻木,筋脉拘挛。

2) 水肿。本品能利水。用治水肿胀满,小便不利。

3) 乳汁不通,乳房胀痛。本品能通经下乳。

此外,本品尚有祛风止痒之功,可治风疹,湿疹、疥癣之皮肤瘙痒。

用量用法 5~10克。外用适量。

徐 长 卿
《本经》

来源　为萝藦科多年生草本植物徐长卿的根及根茎或带根全草。全国大部分地区均产。秋季采收。生用。

性能　辛,温。归肝、胃经。

功效　祛风止痛,止痒。

应用

1) 风湿痹痛,牙痛,脘腹疼痛,痛经,跌打伤痛等各种痛证。本品辛散温通,有较强的祛风止痛作用。凡风湿、气滞、血瘀、寒凝所致的各种疼痛,均可用之。近年来,也用于术后疼痛及癌肿疼痛,有一定的止痛作用。

2) 风疹、湿疹、顽癣。本品有祛风止痒作用。

此外,本品尚能解蛇毒,可治毒蛇咬伤。

用量用法　3~10克。散剂1.5~3克。入汤剂不宜久煎。外用捣敷或煎水洗。

9.2　祛风湿清热药

本节药物多辛苦寒。主入肝肾脾经。辛以祛风,苦能燥湿,寒能清热。具有祛风除湿,清热宣痹,通络止痛等作用。主要适用于风湿热痹、关节红肿热痛之证。若与温经散寒药配伍,亦可治疗风寒湿痹。

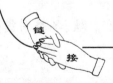

《本草徵要》云:"秦艽,长于养血,故能退热舒筋,治风先治血,血行风自灭,故疗风无问新久。入胃祛湿热,故小便利而黄疸愈也。"秦艽治病,功在两端:一则养血而祛风退热,故为风药中之润剂;一则利小便而除湿热、退黄疸。

秦 艽
《本经》

来源　为龙胆科多年生草本植物秦艽、麻花秦艽、粗茎秦艽或小秦艽的根。主产于陕西、甘肃、内蒙古、四川、山西等地。春、秋两季采挖。生用。

性能　苦、辛,微寒。归胃、肝、胆经。

功效　祛风湿,舒筋络,退虚热,清湿热。

应用

1) 风湿痹痛,筋脉拘挛。本品苦燥辛散,能祛风湿,又能和血舒筋,流利关节,为风药中之润剂,故凡风湿痹痛,筋脉拘挛者,无论新久,均可用之。但其性寒,兼能清热,以治热痹、关节红肿热痛者为宜。

2) 骨蒸潮热。本品能清虚热,除骨蒸,凉疳热,为治虚劳发热的常用药。

3) 湿热黄疸。本品能清热利湿退黄。

用量用法　5~15克。大剂量可用30克。

使用注意　久痛虚羸,溲多,便滑者忌服。

防　己

《本经》

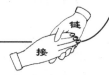

防己所主,专在湿热。祛邪方法,重在通利。通以祛经络湿热而除痹,利使湿热下行而除水。

来源　为防己科多年生缠绕性木质藤本植物粉防己,或马兜铃科多年生攀缘性藤本植物广防己和异叶马兜铃的根。前一种药材称汉防己,主产于浙江、安徽、江西、湖北等地;后两种药材称木防己,主产于广东、广西及河南、陕西、甘肃、四川等地。均于秋季采挖。切片生用。

性能　苦、辛,寒。归肝、肾、脾、膀胱经。

功效　祛风湿,止痛,利水消肿。

应用

1) 风湿痹痛。本品辛能走散,苦燥降泄,大寒泻热,性善下行,能泄经络及下焦血分之湿热,有清利湿热,祛风止痛之效。故以治热痹为宜。

2) 水肿、脚气。本品苦燥脾湿,寒降泄热,善走下行,尤以泻下焦膀胱湿热见长,有清利湿热,利水消肿之效。

传统认为,汉防己利水消肿作用较好,木防己祛风止痛作用较强。但两者功效相近,而常交相为用,不必拘泥旧说。

用量用法　5~15克。

使用注意　本品大苦大寒,易损胃气,耗伤阴津。食欲不佳及阴虚无湿热者忌用。

桑　枝

《本草图经》

来源　为桑科落叶乔木桑树的嫩枝。全国大部分地区均产。主产于江苏、浙江、安徽、河南、山东等地。春末夏初采收。生用,或炒微黄用。

性能　苦,平。归肝经。

功效　祛风通络。

应用　风湿痹痛。本品苦燥而泄,有祛风湿,通经络,利关节作用。性质平和,故痹证无论寒热,均可应用,尤以风湿热痹,上肢肩臂疼痛者为宜。

本品尚能利水消肿,治疗水肿。

用量用法　15~30克。

络　石　藤

《本经》

来源　为夹竹桃科常绿攀缘木质藤本植物络石的带叶藤茎。全国大部分地区均有分布,主产于江苏、山东、安徽、湖北等地。冬季至次春采割。生用。

性能　苦,微寒。归心、肝经。

功效　祛风通络,凉血消肿。

应用

1) 风湿痹痛。本品苦泄善通,长于舒筋活络,宣痹通瘀。凡痹痛,筋脉拘挛,不易屈伸者,皆可用之。但其性寒清热,以热痹为宜。

2) 喉痹,痈肿。本品苦寒,泄瘀清热,凉血消肿。

用量用法   5～15 克。

丝 瓜 络
《本草纲目》

来源   为葫芦科一年生攀缘草本植物丝瓜的果络(成熟果实中的维官束)。我国各地均有栽培。秋季采收。生用。

性能   甘,平。归肺、胃、肝经。

功效   祛风通络,清热化痰。

应用

1) 风湿痹痛。本品能通络活血,祛风止痒,但药力平和。

2) 咳嗽痰多,胸胁疼痛。本品既能化痰止咳,又能通络止痛。用治咳嗽兼胸胁疼痛者。

3) 乳痈,乳汁不下。本品能清热通络。

用量用法   10～15 克。

9.3 祛风湿强筋骨药

本节药物多苦甘。主入肝肾经。苦燥除湿,甘温补益,具有祛风湿,补肝肾、强筋骨等作用。主要适用于风湿痹证,日久不愈,损伤肝肾所致的腰膝酸痛、筋骨无力等症。亦可用于肾虚腰痛腿软、中风半身不遂等症。

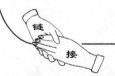

五加皮,也称南五加皮,无毒。另有北五加皮,俗称香加皮、香五加,为萝藦科杠柳的根皮,有毒,功同南五加皮,尚能强心利尿,不可过量和持续服用,以防蓄积中毒。

五 加 皮
《本经》

来源   为五加科落叶小灌木细柱五加的根皮。主产于湖北、河南、安徽等地。夏、秋季采挖。剥取根皮。生用。

性能   辛、苦,温。归肝、肾经。

功效   祛风湿,强筋骨,利尿。

应用

1) 风湿痹痛。本品辛能祛风,苦能燥湿,温能散寒,能祛风湿,通经络,止痹痛。主要用治风寒湿痹,骨节疼痛,筋脉拘挛,屈伸不利者。

2) 肝肾不足,腰膝酸软及小儿行迟等。本品能补肝肾,强筋骨。

3) 水肿、小便不利。本品有利尿消肿作用。

用量用法   5～15 克。

桑　寄　生
《本经》

来源　为桑寄生科常绿小灌木植物槲寄生、桑寄生或毛叶桑寄生等的带叶茎枝。槲寄生分布较广,主产于河北、辽宁、吉林、内蒙古、河南等地;桑寄生主产于广东、广西、福建、台湾等地;毛叶桑寄生分布于长江流域以南各地。冬季至次春采割。生用。

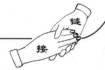

桑寄生古称补肾补血要剂。大抵以补为主,兼能祛风除湿,故所治皆为肝肾不足、营血亏虚诸证。

性能　苦、甘,平。归肝、肾经。

功效　祛风湿,补肝肾,强筋骨,安胎。

应用

1) 风湿痹痛,腰膝酸痛。本品苦甘平和,不寒不热,能散能补。既能祛风湿,通经络;又能补肝肾,强筋骨,而补益之力为其所长。用治风湿痹痛,以肝肾不足,腰膝酸痛,筋骨无力者为宜。

2) 胎动不安,胎漏下血。本品能补肝肾而养血,固冲任以安胎。用治肝肾虚损,冲任不固之胎动不安,漏血不止、腹痛、腰酸者。

此外,本品可用治肝阳或肝风眩晕,多与平肝息风药同用。

用量用法　10~20克。

狗　脊
《本经》

来源　为蚌壳蕨科多年生草本植物金毛狗脊的根状茎。主产于云南、广西、福建、浙江等地。秋季采挖。蒸后切片晒干或砂烫用。

性能　苦、甘,温。归肝、肾经。

功效　祛风湿,补肝肾,强筋骨,壮腰膝。

应用

1) 风湿痹痛,腰痛脊强,不能俯仰,足膝软弱。本品苦泄除湿,温散风寒,味甘补益,补而能走,温而不燥,走而不泄,于补益之中兼通利之性,能补肝肾,而祛背脊、腰膝之风湿,长于强筋骨而壮腰膝。

2) 尿频遗尿,白带过多。本品甘温补益,有固摄下元之效。

用量用法　10~15克。

使用注意　本品温补固摄,故肾虚有热,小便不利者忌用。

千　年　健
《纲目拾遗》

来源　为天南星科多年生草本植物千年健的根茎。主产于云南、广西等地。春、秋两季采挖。生用。

性能　苦、辛,温。归肝、肾经。

功效　补肝肾,强筋骨,止痹痛。

应用　风湿痹痛,腰膝冷痛,下肢拘挛麻木。本品能祛风除湿,通络止痛,强健筋骨。

用量用法　5~10克。

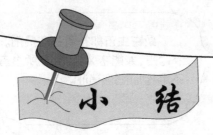

小　结

祛风湿药均能祛除肌肉、筋骨、关节、经络间风湿之邪,有通痹止痛,舒筋活络作用。适用于风湿痹痛之证。分为祛风湿散寒药、祛风湿清热药和祛风湿强筋骨药三类。

祛风湿散寒药多属辛苦性温之品,大部分归肝脾经。于祛风除湿之中有散寒通痹之效。主要适用于风湿初起,寒湿偏盛的风寒湿痹。亦可用治跌打损伤、骨折肿痛。

独活治伏风,痹痛下半身者为宜,且能解表,常与善治游风,长于解表,治疗上半身痹痛的羌活相须为用。威灵仙辛香走窜,于祛风湿之中,尤善舒筋活络,以治疗风湿痹痛,筋脉拘挛,屈伸不利者为宜。川乌头更长于散寒止痛,且有大毒,寒湿偏盛,疼痛剧烈者适宜之。白花蛇乃虫类走窜之品,彻里彻外,宜于搜风,内外诸风证,每恃为要药。乌梢蛇与白花蛇相似,而性良力缓。木瓜为舒筋活络之要药,凡筋脉拘挛,屈伸、转侧、俯仰不利者,咸宜之。其他如伸筋草、寻骨风、松节、海风藤、海桐皮、老鹳草、路路通均能祛风除湿,通络止痛。徐长卿止痛作用较强,凡气滞、血瘀、寒凝、风湿诸痛均宜。

祛风湿清热药多属辛苦性寒之品,大部分归肝肾脾经。于祛风除湿之中有清热宣痹之效。主要适用于风湿日久化热或风热内侵、湿热偏盛的风湿热痹。

秦艽苦寒,善祛阳明湿热,舒筋活络,凡风湿痹痛,筋脉拘挛者均可应用,以热痹为宜。秦艽与防风同为风药中润剂,但防风走表,秦艽走筋。防己于辛散之中有苦寒清泄之意,能泄经络及下焦湿热,故以热痹为宜。桑枝,以枝走肢,善治上肢肩臂疼痛,与桂枝同功。络石藤苦寒,长于清经络之热而通痹。丝瓜络力弱,兼通脏腑经络。

祛风湿强筋骨药多属苦甘性温之品。主入肝肾经。于祛风除湿之中有补肝肾、强筋骨之效。本类药物能走散,但更长于温补。主要适用于风湿日久,肝肾不足的顽痹。亦可用治肝肾虚损诸证。

五加皮、桑寄生均为能散能补之品,同为补肝肾、强筋骨之要药。但五加皮辛散苦燥,散邪与补益之力俱佳,虚实兼顾;桑寄生苦甘平和,不寒不热,以补益肝肾为主,尤多治虚。狗脊补而能走,走而不泄,补而能摄,补肝肾而散筋骨之邪,尤善强腰膝、暖下元而强督脉。千年健辛温走窜,仍以祛风逐痹为之,兼强筋骨。

目标检测

1. 试述祛风湿药的作用机理,适应证和注意事项。

2. 独活、羌活的性能、主治有何异同?

3. 为什么说防风、秦艽俱为风药中之润剂? 有何不同?

4. 具有舒筋活络作用的药物,为何能治风湿痹痛?

5. 防风、白花蛇俱治内外诸风,有何不同? 机理何在?

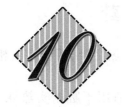

10 清热药

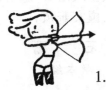

学习目标

1. 简述清热药的概念、作用、适应证、分类及其使用注意
2. 说出清热泻火药、清热燥湿药、清热凉血药、清热解毒药、清虚热药的性能特点和适用范围
3. 理解各味药的性能与其功效的关系;明确清热泻火、清热燥湿、清热凉血、清热解毒、清虚热等概念
4. 叙述石膏、知母、芦根、天花粉、竹叶、栀子、夏枯草、黄连、黄柏、龙胆草、秦皮、苦参、生地黄、玄参、丹皮、赤芍、银花、连翘、蒲公英、大青叶、板蓝根、青黛、贯众、鱼腥草、射干、山豆根、白头翁、鸦胆子、红藤、败酱草等的功效应用

　　凡以清泄里热为主要作用的药物,称为清热药。

　　清热药其性寒凉,寒能清泄,可使上炎之火热下降而消除。具有清热泻火、燥湿、凉血、解毒及清虚热等功效。

　　清热药主要适用于表邪入里,内有郁滞或阴虚阳盛所致的里热证,如热病高热、脏腑之热、热痢、疮痈肿毒及阴虚发热等。

　　里热证由于发病原因不一,病情发展的阶段不同,脏腑部位的差异及患者体质的特殊,然而有多种脉证表现。既有深浅轻重之分,气分血分之别,又有脏腑部位之差,实热虚热之别。故根据里热证的不同类型和清热药性能特点的专长,将清热药分为清热泻火药、清热燥湿药、清热凉血药、清热解毒药和清虚热药五类。但有些药物功效颇为复杂,难以截然划分。

　　使用清热药,应根据病情和药物的特点进行选择相应的清热药。并配伍相应的药物。首先宜辨虚实,实热证应选用清热泻火、燥湿、凉血、解毒等药;虚热证应选用清虚热药。根据不同脏腑的热证,应分别选用清肺、清胃、清心、清肝、清胆等药。温病应辨气血,热在气分,应选用清热泻火药;热入营血,应选择清热凉血药等。里热证兼有表证者,应配伍解表药,以表里双解;气分热兼血分热者,宜气血两清;热能伤阴耗津,阴津不足者,应配伍养阴生津药,里热积滞者,宜配伍泻下药,以导热下行等。

清热药药性寒凉,易伤中阳,凡脾胃虚寒者慎用;热易伤阴,苦寒清热药又能燥伤阴液,故阴虚者亦当慎用。阴盛格阳,真寒假热证,当予禁忌,不可妄用。

10.1 清热泻火药

热与火均为六淫之一,俱属阳邪。热为火之渐,火为热之极,两者性质相同,程度有别,彼此相兼。故凡清热之品,多有泻火之效。

清热泻火药,以清泄脏腑,气分火热之邪为主,主要适用于脏腑实热证,如肺热、胃热、心火、肝火、胆火等,和温热病邪入气分而症见高热、口渴、汗出、烦躁、甚或谵语,尿赤、苔黄、脉洪大等的气分实热证。热证兼有正虚者,应配伍补虚药,以扶正祛邪,虚实兼顾。

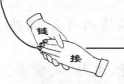

考之文献,古人有专以石膏治口渴而无大热者,是石膏治渴不以清热论,因此治疗口渴,不论有无发热,均可使用石膏。

石　膏
《本经》

来源　为单斜晶系硫酸盐类矿物石膏的矿石,主要成分为含水硫酸钙（$CaSO_4 \cdot 2H_2O$）。分布极广,全国各省区均有蕴藏,主产于湖北、安徽及四川,以湖北应城产者最佳。全年可采。研细生用或煅用。

性能　辛、甘,大寒。归肺、胃经。

功效　清热泻火,除烦止渴,收湿敛疮。

应用

1）壮热烦渴。本品辛能解肌透热,大寒清热泻火,一以宣散、透解,一以直折清降,主入肺胃,为清泻肺胃二经及气分实热之要药。用治伤寒阳明经证或温病气分实热证之壮热、烦渴、汗出、脉洪大而实者。

2）肺热喘咳。本品辛寒入肺,能清泄肺热,肃降肺气,而奏止咳平喘之效。

3）胃火头痛、牙痛、口疮。本品善清阳明之热而泻火。可治胃火上炎诸证。

4）疮疡不敛、湿疹、烧伤。本品煅用,有清热收湿、敛疮生肌之效。

用量用法　15~60克,宜打碎先煎。生用内服,火煅外用。

使用注意　脾胃虚寒及阴虚内热者忌用。

知　母
《本经》

来源　为百合科多年生草本植物知母的根茎。主产于河北、山西及东北等地,以河北易县所产者质量最佳。春、秋两季采挖。切片生用或盐水炒用。

性能　苦、甘,寒。归肺、胃、肾经。

功效　清热泻火,滋阴润燥。

应用

1）热病烦渴。本品苦寒沉降,善清泄肺胃气分之实热;甘寒质润,又滋水之化源而生津止渴。用治温热病,邪热亢盛,壮热、烦渴、脉洪大等肺胃实热证。

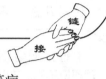

知母功效,不外清热、养阴。然配伍不同,则治多端:与石膏同用,则清热泻火之力增强,可治大热烦渴;与黄柏同用,滋阴降火之力倍增,可治虚劳骨蒸;与贝母同用,则能清肺润燥止咳,用治劳热燥咳;与黄芪同用,可补气养阴生津,用治消渴。

2）肺热咳嗽,阴虚燥咳,肺痨咳嗽。本品既能清肺热而泻肺火,又能养肺阴而润肺燥。用治肺热咳嗽,痰黄黏稠者;阴虚燥咳,干咳少痰者;肺痨咳喘,烦热颊赤者。

3）骨蒸潮热。本品上清肺金而泻火,下滋肾水而润燥,有滋阴降火,清退虚热,消除骨蒸之效。用治肺肾阴亏、相火妄动之阴虚火旺证,骨蒸、潮热、盗汗、心烦等症。

4）阴虚消渴。本品有滋阴润燥,生津止渴之效。用治内热伤津,口渴、多饮、多尿的消渴病。

此外本品质润,能润燥滑肠通便,可用治肠燥便秘。

用量用法　6~12克。清热泻火生用;滋阴降火宜盐水炙用。

使用注意　脾虚便溏者不宜用。

芦　根
《别录》

来源　为禾本科多年生草本植物芦苇的地下茎。其鲜嫩地上茎为苇茎。全国各地均有分布。春末夏初、秋季均可采挖。鲜用或生用,以鲜品为佳。

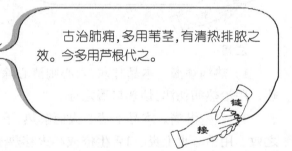

古治肺痈,多用苇茎,有清热排脓之效。今多用芦根代之。

性能　甘、寒。归肺、胃经。

功效　清热生津,除烦止呕。

应用

1）热病烦渴。本品甘能养阴,寒能清热,质轻宣散,既能清透肺胃之热以除烦,又能养阴生津而止渴。用治热病伤津,烦热口渴、舌燥少津之证。

2）胃热呕逆。本品善清泄胃热而降逆止呕。用治胃热呕吐、呃逆、口渴、不食。

3）肺热咳嗽,风热咳嗽。本品能清透肺热,而无恋邪之弊。用治肺热咳嗽,咯痰黄稠;外感风热,咳嗽发热者;又常治肺痈吐脓。

本品又有清热利尿作用,可用治热淋涩痛,小便短赤。

用量用法　15~30克。鲜品加倍。鲜品可捣汁服。

天　花　粉
《本经》

来源　为葫芦科多年生宿根草质藤本植物瓜蒌的根。产于我国南北各地,主产于河南、安徽、山东、广西等地。秋、冬季采挖。鲜用或切成段、块、片,晒干用。

性能 苦、微甘,微寒。归肺、胃经。

功效 清热生津,润肺化痰,消肿排脓。

应用

1)热病烦渴,消渴多饮。本品甘寒,清胃热而养胃阴,有生津止渴之效。

2)肺热燥咳。本品苦降寒清,甘润生津,能清肺热而润肺燥,并能化痰止咳。用治燥热伤肺,干咳少痰、咯之不爽、痰中带血的肺热燥咳之证。

3)痈肿疮疡。本品苦泄寒清,有清热消肿排脓之效。

用量用法 10~15克。外用研末调敷。

使用注意 孕妇忌服。

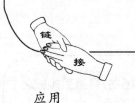

竹叶、竹茹、竹沥均来源于淡竹,而入药部位不同。竹叶重在清热生津,所治为肺、胃、心热;竹茹重在化痰清热,所治为肺胃痰热之咳呕;竹沥重在滑痰,随痰所在,均可用之。

竹 叶
《别录》

来源 为禾本科常绿乔木或灌木植物淡竹的叶。其卷而未放的幼叶,称竹叶卷心。主产于长江流域各省。随时可采。宜用鲜品。

性能 甘、辛、淡,寒。归心、肺、胃、小肠经。

功效 清热除烦,生津利尿。

应用

1)热病烦渴。本品甘寒,入心则清心除烦;入胃则清胃生津;辛散质轻气香可凉散上焦风热。用治热病伤津,烦热口渴之证。

2)口疮淋痛。本品上清心火而解热,下通水道而利尿,能使心火从小便而清,有导热下行之效。用治心火上炎、口舌生疮或心火移热于小肠所致的小便短赤涩痛。

此外,竹叶卷心尤长于清心火,故多用于温热病邪陷心包,烦躁、谵语、神昏者。

用量用法 6~15克。鲜品加倍。

淡 竹 叶
《本草纲目》

来源 为禾本科多年生草本植物淡竹的叶。主产于长江流域南部各省。夏季采收。生用。

性能 甘、淡,寒。归心、胃、小肠经。

功效 清热除烦,利尿。

应用

1)热病烦渴。本品甘寒,能清心除烦止渴。治热病津伤,心烦、口渴之证。

2)热淋尿血。本品甘寒而淡,清上利下,能清心导热,渗湿利尿。用治心火上炎,口舌生疮以及心移热小肠,热淋涩痛者。

用量用法 10~15克。

栀 子
《本经》

来源　为茜草科常绿灌木植物山栀的成熟果实。产于我国长江以南各省。秋、冬采收。生用、炒焦或炒炭用。

性能　苦,寒。归心、肝、肺、胃、三焦经。

功效　泻火除烦,清热利湿,凉血解毒,消肿止痛。

应用

1) 热病烦躁不眠。本品苦寒清降,能清泄三焦气血之郁热,既清肺胃气分之实热,又泄心肝血分之郁热,尤善清心除烦。用治火毒炽盛,气血两燔,弥漫三焦之高热、烦躁、谵语、神昏者。

2) 湿热黄疸。本品苦泄寒清,能清利肝胆湿热而退黄疸。用治湿热郁结肝胆所致的黄疸、发热、小便短赤,及湿热淋证。

3) 血热出血。本品既能清热凉血,又能止血。用于血热妄行的吐血、衄血、尿血等症。

4) 疮疡肿毒,跌打损伤。本品有凉血解毒,消肿止痛之效。用治热毒疮痈肿痛,外伤肿痛。

用量用法　3~10克。生用走气分而泻火;炒黑入血分而止血。外用适量调敷。

使用注意　本品苦寒伤胃,脾胃虚寒者不宜用。

夏 枯 草
《本经》

来源　为唇形科多年生草本植物夏枯草的果穗。我国各地均产。主产于江苏、浙江、安徽、河南等地。夏季当果穗在半枯时采收。生用。

夏枯草,夏至后即枯,故有此名。古人谓其禀纯阳之气,得阴气则枯,遂有养阴补血之效。

性能　苦、辛,寒。归肝、胆经。

功效　清肝火,散郁结。

应用

1) 目赤肿痛,头痛眩晕。本品苦能降泄,辛散宣郁,寒能泻火,既能清降肝火,又能疏泄肝郁。火降郁解,则阴血自复,故于清肝解郁之中,兼有补阴养血,柔肝缓急,明目止痛之效。用治肝火上炎,目赤肿痛,肝郁化火,头痛眩晕者;肝阴不足,血不养目之目珠疼痛,至夜尤甚者。

2) 瘰疬瘿瘤。本品辛散郁结,苦泄内热,主入肝经,有良好的清肝泄热,解郁散结之效。用治肝郁化火,痰火郁结所致之瘰疬。气郁痰阻之瘿瘤。

此外,本品有降血压的作用。现代用于治疗高血压病属肝火上炎或肝阳上亢者。

用量用法　10~15克。或熬膏服。

决 明 子
《本经》

来源　为豆科一年生草本植物决明或小决明的成熟种子。主产于安徽、广西、四川、浙江、广东等省,南北各地均有栽培。秋季采收。生用或炒用。

性能　苦、甘、咸,微寒。归肝、肾、大肠经。

功效　清肝明目,润肠通便。

应用

1)目赤目暗。本品苦寒泄热,甘咸益阴,能清泄肝火,兼补肝肾阴血,以固本治标,肝开窍于目,瞳子神光属肾,故为明目佳品。虚实目疾,均可应用。用治肝经实火,目赤肿痛,羞明多泪;肝肾阴虚,目暗不明。

2)肠燥便秘。本品甘寒质润,又有清热润肠通便之效。用治内热肠燥,大便秘结。

此外,本品能降低血清胆固醇,并有降压、利尿作用。现代用于治疗高血压,并对于预防血管粥样硬化有一定作用。

用量用法　10～15克。用于通便不宜久煎。或研末吞服。

使用注意　气虚便溏者不宜用。

青　葙　子
《本经》

来源　为苋科一年生草本植物青葙和鸡冠花的成熟种子。产于我国中部及南部各省。秋季种子成熟时采集。生用。

性能　苦,微寒。归肝经。

功效　清泄肝火,明目退翳。

应用　目赤翳障。本品苦泄寒清,功擅清泄肝经实火,而明止退翳。用治肝火上炎,目赤肿痛,目生翳膜,视物昏花。

此外,现代用于治疗高血压病属肝火上炎者,有一定疗效。

用量用法　3～15克。

使用注意　本品有扩散瞳孔的作用,故青光眼患者忌用。

密　蒙　花
《开宝本草》

来源　为马钱科落叶灌木密蒙花树的花蕾。主产于湖北、四川、陕西、河南、广东、广西、云南等省。春季采摘。生用。

性能　甘,微寒。归肝经。

功效　清肝润燥,明目退翳。

应用　目赤翳膜。本品甘寒,专入肝经,既能清肝泻火,又能养肝润燥而明目退翳。用治肝火上炎、目赤肿痛、羞明多泪等症。

用量用法　6～10克。

谷　精　草
《开宝本草》

来源　为谷精草科一年生草本植物谷精草的干燥带花茎的头状花序。主产于浙江、江苏、安徽、江西、湖南、广东、广西等省。秋季采收。生用。

性能　甘,平。归肝、胃经。

功效　疏散风热,明目退翳。

应用　目赤翳障。本品轻清上浮,善于疏散肝经风热,清利头目,有明目退翳之效。用治风热上扰、目赤肿痛、羞明多泪、目生翳膜。

用量用法　6~15克。

使用注意　阴虚血亏目疾者慎用。

10.2　清热燥湿药

清热燥湿药性味苦寒,苦能燥湿,寒能清热,以清热燥湿为其主要作用。主要适用于湿热证。

湿热证由湿热内蕴所致,以发热、胸脘痞闷、舌黄而腻,小便短赤为主要症状。但由于湿热侵犯部位不同,表现各有特点。如湿热侵犯上焦而致湿温或暑温夹湿,可见身热不扬、胸膈痞闷、知饥不食等症;湿热蕴结中焦,脾胃湿热则为脘痞呕吐,胃肠湿热则为泻痢痔瘘;湿热流于下焦,如肝胆湿热则为黄疸、胁痛,膀胱湿热则为小便淋沥涩痛,湿热下注则为带下黄稠,流于关节则为热痹肿痛;湿热浸淫肌肤则为湿疹、湿疮、耳痛流脓。以上诸证,均可适用。

本类药物多兼泻火,解毒之效,尚可用治火热证、热毒证。

本类药多苦寒伐胃,燥伤阴津,用量一般不宜太大。凡脾胃虚寒,阴亏津伤者慎用。必须用时,可与健胃及养阴药同用。

黄　芩
《本经》

来源　为唇形科多年生草本植物黄芩及其同属多种植物的根,主产于河北、山西、内蒙古、河南、陕西等地。以山西产量最大,河北承德所产者质量最好。春、秋两季采挖。生用、酒炙或炒炭用。

性能　苦,寒。归肺、胃、胆、大肠经。

功效　清热燥湿,泻火解毒,凉血止血,安胎。

应用

1) 湿热诸证。本品苦寒,清上泄下,走表达里,能清泄一身湿热,尤善清中上两焦之湿热。用治湿温、暑湿证,湿热邪阻之身热不扬、胸闷、苔腻者;湿热中阻,脘腹痞满、呕吐;胃肠湿热,泄泻、痢疾;治湿热黄疸湿热淋证,小便涩痛。

2) 热病壮热,寒热往来。本品苦寒,能清热泻火,并有良好的退热作用。用治温热病,壮热烦渴、面赤唇焦、便秘尿赤、苔黄、脉数;少阳证之寒热往来。

3) 肺热咳嗽。本品长于清泄肺热。用治肺热咳嗽,痰黄黏稠者。

4) 疮痈肿毒。本品有清热解毒之效。用治热毒炽盛的疮痈疔毒,咽喉肿痛等。

5) 血热出血。本品既能清血分之热,又有止血之效,可治热邪迫血妄行诸证。

6) 胎热不安。本品有清热安胎之效。用治怀胎蕴热,热扰胎元之胎动不安。

黄芩得酒上行,得猪胆汁除肝胆热,得柴胡退寒热,得芍药治下痢,得桑白皮泻肺火,得白术安胎,得黄连治疮痈。

用量用法　3~10克。清热多生用,清上焦热多酒炒用,安胎多清炒用,止血则炒炭用。

使用注意　本品苦寒伐生气,虚寒者慎用。

黄　连

《本经》

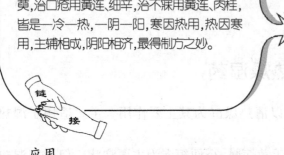

治痢用黄连、木香,治肝火用黄连、吴茱萸,治口疮用黄连、细辛,治不寐用黄连、肉桂,皆是一冷一热,一阴一阳,寒因热用,热因寒用,主辅相成,阴阳相济,最得制方之妙。

来源　为毛茛科多年生草本植物黄连、三角叶黄连或云连等的根茎。黄连多系栽培,主产于四川、湖北、云南等地。秋季采挖。生用或清炒、姜炙、酒炙用。

性能　苦,寒。归心、肝、胃、大肠经。

功效　清热燥湿,泻火解毒。

应用

1)湿热泻痢。本品大苦大寒,有较强的清热燥湿作用,力胜黄芩,尤善清中焦湿热而为止泻止痢之要药。用治胃肠湿热壅滞之泻痢。

2)热盛烦躁。本品苦寒,能清热泻火,兼能解毒,尤善清心经实火。用治热病火炽,三焦俱热而高热、烦躁、不眠、谵语;热盛伤阴,水火失济而心烦、失眠;内热壅盛,心胃俱热之心烦、心乱、胸热、脘痞。

3)胃火炽盛。本品苦寒降泄,善清胃火,兼泻肝火。用治胃热壅盛之呕吐;肝郁化火,肝火犯胃之呕吐,吞酸;胃火上炎之牙龈肿痛;胃火炽盛,口渴、消谷善饥的中消证。

4)疮痈疔毒,耳目肿痛。本品燥湿,解毒之力颇强,而尤善解疔毒。用治痈肿疔毒,湿疮,耳道疼痛、流脓,目赤肿痛。

用量用法　2~10克。研末吞服每次1~1.5克,日三次。外用适量。炒用可降低寒性,姜炙用清胃止呕,酒炙清上焦火。

使用注意　本品大苦大寒,过量或久服,易伤脾胃,脾胃虚寒者忌用;苦燥伤阴,阴虚津伤者慎用。

栀子、黄芩、黄连、黄柏四药类同,栀子、黄芩入肺,黄连入心,黄柏入肾,燥湿所归,各从其类。

黄　柏

《本经》

来源　为芸香科落叶乔木植物黄檗(关黄柏)和黄皮树(川黄柏)除去栓皮的树皮。关黄柏主产于辽宁、吉林、河北等地。川黄柏主产于四川、贵州、湖北、云南等地。清明前后,剥取树皮。生用或盐水炙、酒炙、炒炭用。

性能　苦,寒。归肾、膀胱、大肠经。

功效　清热燥湿,泻火解毒,清退虚热。

应用

1)下焦湿热诸证。本品苦寒沉降,清热燥湿,长于清泄下焦湿热。用治肝胆湿热之黄疸,膀胱湿热之热淋;湿热下注,带下黄稠;湿热泻痢,湿热流注,足膝红肿热痛,或痿躄。

2) 疮痈肿毒,湿疹瘙痒。本品能清热解毒,燥湿止痒。用治疮疡肿毒,内服外用均可。

3) 阴虚发热,盗汗遗精。本品长于制相火而坚肾阴,退虚热以除骨蒸。用治肾阴亏损、相火妄动之骨蒸潮热、盗汗、梦遗滑精。

用量用法 5~10克。或入丸散剂。外用适量。生用清实火,盐炙降虚火,酒炙除上炎之火,炒炭多用于止血。

使用注意 本品苦寒,易伤脾胃,虚寒者忌用。

龙 胆 草
《本经》

来源 为龙胆科多年生草本植物龙胆、三花龙胆、条叶龙胆的根。各地均有分布,以东北产量最大,故习称"关龙胆"。秋季采挖。生用。

性能 苦,寒。归肝、胆、胃、膀胱经。

功效 清热燥湿,泻肝胆火。

应用

1) 下焦湿热证。本品大苦大寒,能清热燥湿,尤善清下焦湿热。用治湿热下注,女子阴肿阴痒,带下黄稠,男子阴囊肿痛,湿疹瘙痒,黄疸等。

2) 肝胆实热证。本品苦寒沉降,能泻肝胆实火,兼能燥湿。用治肝经实热或湿热所致的头痛、眩晕、目赤、耳聋、胁痛、口苦。

3) 高热惊痫。本品善清泄肝胆实火而止惊痫。用治肝经热盛,热极生风所致的高热、惊厥、手足抽搐、口噤。

用量用法 3~9克。外用适量。

使用注意 脾胃虚寒及无湿热实火者忌服。

秦 皮
《本经》

来源 为木樨科落叶乔木植物苦枥白蜡树或小叶白蜡树,秦岭白蜡树的茎皮。主产于陕西、河北、山西、河南、辽宁、吉林等地。春、秋两季剥取干皮。生用。

性能 苦、涩,寒。归肝、胆、大肠经。

功效 清热燥湿,止痢止带,清肝明目。

应用

1) 泻痢,带下。本品苦寒而涩,既能清热燥湿,又能收敛以止痢止带。用治湿热泻痢,也可治慢性泻痢,治湿热下注之带下。

2) 目赤翳膜。本品能清肝泻火,明目退翳。用治肝经郁火,目赤流泪,目生翳膜。

用量用法 3~12克。外用适量。

苦 参
《本经》

来源 为豆科多年生落叶亚灌木植物苦参的根。我国各地均产,以山西、河北、河南、湖北产量较大。春、秋两季采挖。生用。

性能　苦,寒。归心、肝、胃、大肠、膀胱经。

功效　清热燥湿,杀虫止痒,利尿。

应用

1)湿热泻痢,黄疸带下。本品能清热燥湿,且力量较强。用治湿热泻痢,湿热黄疸,湿热带下。

2)湿疹风疹、疥癣阴痒。本品既能清热燥湿,又能祛风杀虫止痒。用治湿疹、湿痒及阴痒,风疹瘙痒,疥癣,也可用治瘰疬。

3)热淋涩痛。本品苦寒降泄,有清热利尿通淋之效。用治湿热蕴结膀胱,小便不利,灼热涩痛。

用量用法　3~10克。外用适量。

使用注意　苦寒之品,脾胃虚寒及阴虚津伤者忌用或慎用。反藜芦。

白　鲜　皮
《本经》

来源　为芸香科多年生草本植物白鲜的根皮。主产于辽宁、河北、江苏、浙江、四川等地。春、秋采挖。生用。

性能　苦,寒。归脾、胃经。

功效　清热燥湿,祛风止痒。

应用

1)湿热疮毒,湿疹疥癣。本品苦寒,彻上彻下,走表达里,既能清热燥湿,又能祛风止痒。善治湿疹、疥癣、风疹等。

2)黄疸,热痹。本品既能清热燥湿以泄下,又能通行经络而除痹。用治湿热黄疸,湿热痹痛,热淋涩痛。

用量用法　6~10克。外用适量。

使用注意　虚寒证忌服。

10.3　清热凉血药

清热凉血药性寒,味多苦甘咸。寒能清热,苦泄壅滞,甘补营阴,咸入血分。心主血,肝藏血,故多归心,肝经。以清解营分,血分热邪为主要作用。主要适用于温热病热入营血所致的营分,血分实热证。如邪入营分,热灼营阴,邪扰心神,则见身热夜甚、心烦不寐、舌绛苔少、脉细数,甚则神昏谵语、斑疹隐隐;如卫分不解,邪气逆传,热陷心包,则见神昏谵语、舌謇肢厥、舌质红绛;如热入血分,迫血妄行,则见舌色深绛、吐血衄血、尿血便血、斑疹紫暗、躁扰不安,甚则昏迷;若肝经热盛,热极生风,则为手足抽搐、发为痉厥。本类药物亦可应用于其他出血性疾病的血热证。

热邪入营,往往劫伤阴液,部分药物如生地、玄参、兼能养阴,以标本兼顾;迫血妄行,离经之血,则为瘀血,部分药物如丹皮、赤芍,兼能化瘀,以凉血散血。清热凉血药一般适用于热在营血的病证,如气血两燔者,可配伍清热泻火药,以气血两清;血热则毒盛,也常与清热解毒药配伍。

生 地 黄
《本经》

来源 为玄参科多年生草本植物地黄的根。主产于河南、浙江、江苏、河北、山西、内蒙古及东北等地。全国大部分地区有栽培,以河南产者最为著名,称怀地黄。秋季采挖。鲜用或干品生用。

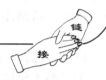

鲜地黄性大寒,长于清热凉血止血,实热证宜用之;生地黄寒性略减,滋阴之力较强,虚热证宜用之;熟地黄性微温,滋阴之力最强,故阴精血亏者宜用之,为纯补之品。

性能 甘、苦、寒。归心、肝、肺、肾经。

功效 清热凉血,养阴生津。

应用

1) 热入营血,高热神昏,口干舌绛。本品甘寒质润以养阴,苦寒降泄而清热,入心肝经,善于清营凉血,养阴生津。用治温热病热入营血,高热、神昏、烦渴、口干、舌绛。温热病后期,余热未尽,阴液已伤而夜热早凉,或低热不退、舌红脉数者,也常用。

2) 阴虚发热,血虚发热。本品甘补寒清,入肝肾经,能滋阴养血,降火退热。用治阴虚火旺,劳热骨蒸或血虚发热者。

3) 血热出血。本品既能凉血止血以塞其流,又能补益阴血以复其虚,善治血热妄行出血诸证。

4) 热病口渴,内热消渴。本品甘寒,有清热养阴,生津止渴之效。用治热病伤津口渴、口干;内热消渴。若热邪伤阴,肠燥便秘,而不宜攻下者,本品能清热养阴润燥。

用量用法 10~30克。鲜品用量加倍,或以鲜品捣汁入药。

使用注意 本品性寒而滞,脾虚湿滞,腹胀便溏者,不宜使用。

玄 参
《本经》

来源 为玄参科多年生草本植物玄参的根。产于我国长江流域及陕西、福建等省,野生或栽培,以浙江产量较大。立冬前后采挖。生用。

性能 苦、甘、咸、寒。归肺、胃、肾经。

功效 清热凉血,解毒散结,滋阴降火。

应用

1) 热入营血,高热神昏,斑疹紫黑。本品苦寒降泄,甘寒质润,咸入血分,有清热凉血,养阴生津之效,而解毒之力尤佳。用治温热病热入营分,身热夜甚、心烦口渴、舌绛脉数;温病热陷心包,高热、神昏、谵语;温热病气血两燔,斑疹紫黑。

2) 咽喉肿痛,痈肿疮毒,瘰疬结核。本品苦泄咸软寒清,有清热解毒,利咽散结之效。

3) 劳嗽咳血,劳热骨蒸。本品上清肺金之火,下滋肾水之阴,有清上澈下,滋阴降火之功。用治肺肾阴虚,虚火上炎之咳嗽、痰中带血、咽干、盗汗骨蒸。也可治阴虚内热之消渴,肠燥便秘者。

用量用法 10~15克。

使用注意 本品性寒而滞,脾胃虚寒,食少便溏者不宜用。反藜芦。

丹 皮
《本经》

来源　为毛茛科多年生落叶小灌木植物牡丹的根皮。主产于安徽、山东、四川等地。栽培者多在秋季采挖。生用或炒用。

性能　苦、辛,寒。归心、肝、肾经。

功效　清热凉血,活血散瘀。

应用

1) 热入血分,斑疹吐衄。本品苦泄辛散寒清,主入血分,既清血分之热而凉血止血,又行血分之滞而不留瘀。用治温热病热入血分,迫血妄行的发斑、吐衄、便血等。

2) 阴虚发热。本品辛寒,善清透阴分伏热而退热除蒸,尤善治无汗骨蒸。用治热病后期,邪伏阴分之夜热早凉,或低热不退;阴虚火旺之骨蒸潮热、手足心热、早泄遗精。

3) 经闭痛经,癥瘕积聚,跌打伤痛。本品辛散苦泄,清香行散,有活血散瘀之效。用治血滞经闭、痛经、癥瘕、跌打损伤、瘀肿疼痛等。

4) 痈肿疮毒。本品既能清热凉血,又能活血散瘀,即能消痈。

用量用法　6~12 克。凉血退热生用,活血酒炒用,止血炒炭用。

使用注意　血虚有寒,月经过多及孕妇不宜用。

> 赤芍、白芍主治略同,但白则有敛阴益营之力,主补无泻;赤则有散邪行血之意,能凉血逐瘀。
>
> 链接

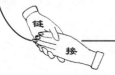

赤 芍
《本经》

来源　为毛茛科多年生草本植物芍药,川赤芍或草芍药的根。全国大部分地区均产,主产于内蒙古、四川及东北各地。秋季采挖。生用或炒用。

性能　苦,微寒。归肝、脾经。

功效　清热凉血,散瘀止痛。

应用

1) 热入血分,斑疹吐衄。本品苦泄寒清,主入肝经,善走血分,能清肝凉血,止血消斑。用治温热病热入血分,发斑、吐血、便血等。

2) 经闭痛经,癥瘕积聚,跌打伤痛。本品苦泄破散,宣行通利,入血分,能活血通经,散瘀消癥,而尤长于止痛。用治血热瘀滞,经闭、痛经、癥瘕、损伤瘀肿疼痛等。

3) 痈肿疮毒。本品能凉血活血,有消痈散肿止痛之效。

4) 目赤头痛。本品善于清泄肝火。用治肝火上炎之目赤胀痛,头痛。

此外,本品凉血散瘀止痛之效,也多用于血痢腹痛及血淋、热淋涩痛等证。

用量用法　6~15 克。

使用注意　血寒经闭痛经者不宜用。反藜芦。

紫　草
《本经》

来源　为紫草科多年生草本植物紫草,新疆紫草或滇紫草的根。主产于东北、新疆、湖南、湖北、云南等地。春、秋两季采挖。生用。

性能　苦、甘,寒。归心、肝经。

功效　凉血活血,解毒透疹。

应用

1)斑疹紫黑,麻疹不透。本品苦泄寒清,味甘平和,色紫入血,善清血分之热,兼行血滞,性滑且能轻泻通便,为解毒透疹之要药。用治温热病血热毒盛,斑疹紫黑,及麻疹不畅,疹色紫黑。

2)吐衄血淋。本品凉血活血,可治血热出血兼有瘀血者。

3)疮疡烫伤,湿疹阴痒,疥癣瘙痒。本品可凉血解毒。用治诸证,以植物油浸泡,滤取油液,制成紫草油浸膏,外涂患处。

此外,现代用本品可治过敏性紫癜和血小板减少性紫癜,配伍相应药物,有一定疗效。

用量用法　3~10克。或作散剂。外用可油浸或熬膏。

使用注意　本品性寒而滑,有轻泻作用,脾虚便溏者忌服。

水　牛　角
《别录》

来源　为牛科动物水牛的角。主产于华南、华东地区。劈开,用热水浸泡后,镑片,晒干用。

性能　咸,寒。归心、肝、胃经。

功效　清热,凉血,解毒。

应用

1)热入营血,高热神昏。本品咸入血分,寒能清热,能清心肝胃之火,有凉血解毒之功。用治温热病热入营血,高热烦躁,神昏谵语,舌绛脉数。

2)血热妄行,斑疹吐衄。本品具凉血之效。

用量用法　6~15克。锉碎先煎。亦可锉末冲服。

使用注意　脾胃虚寒者不宜用。

10.4　清热解毒药

毒的含义甚广。本节所谓毒,主要指火热壅盛于血分者,即热毒或火毒。

清热解毒药,以清解热毒或火毒为主要作用。于清热泻火之中尤长于解毒,即善于清泄壅遏于血分之火热。主要适用于热壅血滞、火毒炽盛之热毒证,如温毒斑疹、疮痈疔毒、丹毒、痄腮、咽喉肿痛、热毒血痢、水火烫伤等。部分药物亦用于虫蛇咬伤及癌症等。

使用本类药物,应根据热毒病证的不同表现,结合具体药物的特点,针对性地选择相应的药物,并作适宜的配伍。本类药一般常与清热凉血药和清热泻火药配伍;夹有湿邪者,应配伍燥湿、利湿、化湿之品;体虚者,需配伍补益药,以扶正祛邪。

本类药物药性寒凉,中病即止,不可久服。

银花、连翘常相须为用,以治疗热毒诸证及温热病卫、气、营、血各期,能增强清热解毒及退热之效。

金银花
《别录》

来源 为忍冬科多年生半常绿缠绕性木质藤本植物忍冬的花蕾。我国大部分地区均产,以山东产量最大,河南产者质量较佳。夏初当花含苞未放时采摘。阴干生用或制为露剂。

性能 甘,寒。归肺、心、胃、大肠经。

功效 清热解毒,疏散风热,凉血止痢。

应用

1) 痈疽疔疮。本品甘寒,有较强的清热解毒作用,为治痈疽疔疮,热毒炽盛者之要药。用治疮痈、红肿热痛、疔疮、肠痈腹痛、肺痈咳吐脓血、乳痈肿痛、脱疽、梅毒。

2) 风热感冒,温病发热。本品甘寒质轻,芳香疏散。入肺胃经,既能疏散肺经风热,又能清泄肺胃气实分实热,入心经尚能透营凉血。用治风热感冒,或温病,壮热烦渴。

3) 热毒血痢。本品甘寒,有解毒、凉血、止痢之效。用治热毒血痢,便脓血者。

此外,金银花加水蒸馏可制成金银花露,有清热解暑作用,可用于暑热烦渴,咽喉肿痛,以及小儿热疮,痱子等。

用量用法 10～15克。

附药

忍冬藤 为忍冬的茎叶,又名银花藤。秋冬割取带叶的嫩枝,晒干,生用。性味功效与金银花相似,可作金银花的代用品,而多用于痈肿疮毒。本品又善通经络,可清经络中的风湿热邪而止痛,故又常用于风湿热痹,关节红肿热痛、屈伸不利之证。用量15～20克,煎服或浸酒服用。

连翘
《本经》

来源 为木樨科落叶灌木植物连翘的果实。主产于山西、河南、河北、山东、辽宁,湖北、四川、甘肃亦产。野生或栽培。白露前采初熟果实,色尚青绿,称青翘。寒露前采熟透果实则为黄翘。青翘采得后即蒸熟晒干,筛取其籽实,则为连翘心。以青翘为佳。生用。

性能 苦,微寒。归肺、心、胆、小肠经。

功效 清热解毒,消痈散结,疏散风热。

应用

1) 痈肿疮毒,瘰疬痰核。本品苦泄寒清,入心胆经,能清心火而解毒消痈,泄胆热而解郁散结,素称为"疮家圣药"。用治疮痈肿毒,乳痈、乳核火郁结之瘰疬痰核。

2）风热感冒，温病发热。本品苦寒清泄，芳香轻扬，入心肺经，既能清心泻火，又能疏散风热。用治风热感冒，或温病，壮热烦渴。

此外，本品兼有利尿通淋之效，可用治热淋涩痛。

用量用法　5~15克。

使用注意　脾胃虚寒及气虚脓清者不宜用。

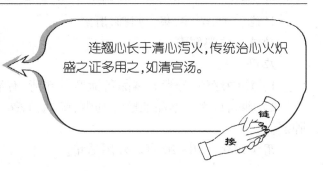

连翘心长于清心泻火，传统治心火炽盛之证多用之，如清宫汤。

蒲 公 英
《新修本草》

来源　为菊科多年生草本植物蒲公英及其同属多种植物的带根全草。全国各地均有分布。夏、秋两季采收。鲜用或生用。

性能　苦、甘，寒。归肝、胃经。

功效　清热解毒，消痈散结，利湿通淋。

应用

1）疮痈疔毒。本品苦以泄降，甘以解毒，寒能清热，为清热解毒、消痈散结之佳品，主入肝胃二经，尤善清泻肝胃之火，兼以通乳，为治乳痈之要药。用治肝胃热盛之乳痈，疔毒痈肿，肠痈腹痛、咽喉肿痛、瘰疬结核。鲜品外敷，也可治毒蛇咬伤。

2）热淋黄疸。本品苦寒清降，有清热利湿，利尿通淋之效。用治热淋涩痛，湿热黄疸。

3）目赤肿痛。本品能清肝明目。用治肝火上炎所致的目赤肿痛。

此外，现代用本品治疗慢性胃炎、胃溃疡，有一定疗效。

用量用法　10~30克。外用适用。

使用注意　用量过大，可致缓泻。

紫 花 地 丁
《本草纲目》

来源　为堇菜科多年生草本植物紫花地丁的带根全草。产于我国长江下游至南部各省。夏季果实成熟时采收。鲜用或生用。

性能　苦、辛，寒。归心、肝经。

功效　清热解毒，消痈散结。

应用

1）疔疮痈疽。本品苦泄辛散寒清，入心肝血分，故能清热解毒，消痈散结，尤以解疔毒为其所长。用治疔疮、痈肿、丹毒等。

2）毒蛇咬伤。本品兼解蛇毒。可用鲜品取汁内服，其渣加雄黄少许外敷。

用量用法　15~30克。外用适量。

使用注意　体质虚寒者忌服。

野 菊 花
《本草正义》

来源　为菊科多年生草本植物野菊的头状花序。全国各地均产。秋季花开时采收。生用。

性能　苦、辛,微寒。归肺、肝经。

功效　清热解毒。

应用

1) 痈肿疔疖,丹毒。本品苦泄辛散寒清,有清热解毒之效。

2) 咽痛目赤。本品能解毒利咽,疏风清热。用治风热上攻之咽喉肿痛,风火相煽之目赤肿痛。

用量用法　10~20克。外用适量。

蚤 休
《本经》

来源　为百合科多年生草本植物蚤休及同属多种植物的根。南北均有分布,主产于长江流域及南方各省。秋末冬初采挖。生用。

性能　苦,微寒。有小毒。归肝经。

功效　清热解毒,凉肝定惊,消肿止痛。

应用

1) 痈肿疔疮,毒蛇咬伤。本品苦以降泄,寒能清热,能解毒消肿,并有止痛之效,为治痈肿、蛇毒之要药。用治痈肿疔毒、痄腮、喉痹、瘰疬痰核、乳痈、乳核、乳汁不通、毒蛇咬伤,可单用煎服或研末调敷。

2) 高热惊痫。本品苦寒,入肝经,能清肝泻火,定惊止痉。用治小儿惊风或温热病,高热、神昏、抽搐。

此外,本品尚用于跌打肿痛,外伤出血。有清热消肿,化瘀止痛之效。

用量用法　5~10克。外用适量。

使用注意　体虚,无实火热毒,阴证外疡及孕妇均忌服。

穿 心 莲
《岭南采药录》

来源　为爵床科一年生草本植物穿心莲的全草。华南、华东、西南地区均有栽培。秋初刚开花时采收,质量较好。生用或鲜用。

性能　苦,寒。归肺、胃、大肠、小肠经。

功效　清热解毒,燥湿。

应用

1) 热病发热,肺热喘咳。本品苦寒降泄,能清热泻火以退热,尤善清肺火。治风热感冒,或温病初起,肺热喘咳等。

2) 疮痈肿毒,毒蛇咬伤。本品有清热解毒,消肿止痛之效。用治热毒蕴肺之肺痈吐脓、咽喉肿痛,一般痈疮肿毒,毒蛇咬伤。

3) 湿热泻痢,热淋,湿疹。本品苦燥寒清,有清热燥湿之效。用治湿热泻痢,热淋涩痛、湿疹瘙痒。

用量用法　6~15克。多作丸、散、片剂,外用适量。

使用注意　煎服易致呕吐,脾胃虚寒者不宜服。

大 青 叶
《别录》

来源 为十字花科二年生草本植物菘蓝的叶或枝叶。主产于安徽、江苏、浙江、河南、河北等地。夏、秋采收。鲜用或生用。

性能 苦、咸,大寒。归心、肝、胆、肺、胃经。

功效 清热解毒,凉血消斑。

应用

1) 热病壮热,斑疹吐衄。本品苦而大寒,泻肝胆之实火,清心胃之热毒,咸入血分,又能凉血消斑,用治温热病诸证之火热毒盛者,实为要药。

2) 咽痛口疮、丹毒痈肿。本品既泻气分之火,又清血分之热,有良好的解毒消肿之效。用治瘟毒上攻、心胃火盛的发热头痛、痄腮、喉痹颐肿咽痛、口舌生疮、丹毒痈肿、风疹等。

用量用法 10~15克;鲜品30~60克。外用适量。

使用注意 脾胃虚寒者忌服。

板 蓝 根
《新修本草》

来源 为十字花科植物菘蓝、草大青及爵床科植物马蓝的根。秋季采挖。生用。

性能 苦,寒。心、肺、胃经。

功效 清热解毒,凉血利咽。

应用 主要用于热病发热、头痛、咽痛,或温毒发斑、痄腮、大头瘟疫、痈肿疮毒、丹毒等多种热毒炽盛之证。本品有与大青叶相似的清热解毒凉血作用,而更以利咽散结之力见长。

用量用法 10~15克。或入散剂。

使用注意 脾胃虚寒者忌服。

青 黛
《药性论》

来源 为菘蓝、草大青、马蓝、蓼蓝及豆科植物木蓝的叶制取的色素。晒干研细,或水飞用。

性能 咸,寒。归肝、肺、胃经。

功效 清热解毒,凉血止血,清肝定惊。

应用

1) 温毒发斑,吐衄咯血。本品寒能清热,咸入血分,有凉血解毒,止血消斑之效。

2) 痄腮喉痹,痈肿疮疖。本品能清肺胃之火热,有解毒消肿之效。用治时疫瘟毒、痄腮喉痹、痈肿疮疖。

3) 高热惊痫。本品咸寒,善清肝经实火,而定惊止痉。用治小儿惊风,高热抽搐。

4) 痰热咳喘。本品既清肝火,又泻肺热,且能凉血止血。用治肝火刑金,痰热咳喘、胸痛、痰中带血者。

用量用法 1.5~3克,本品难溶于水,一般不入煎剂,可作丸散剂服用。外用适量。

使用注意 胃寒者慎用。

贯 众

《本经》

来源 为鳞毛蕨科多年生草本植物粗茎鳞毛蕨、蹄盖蕨科多年生草本植物蛾眉蕨、球子蕨科多年生草本植物荚果蕨、乌毛蕨科多年生草本植物乌毛蕨、苏铁蕨、狗脊蕨及紫萁科多年生草本植物紫萁等的带叶柄基部的根茎。粗茎鳞毛蕨主产于东北;蛾眉蕨主产于河北、河南、陕西、甘肃;荚果蕨主产于东北、华北及陕西、四川;苏铁蕨主产于广东、广西;狗脊蕨主产于华东、华中、西南地区;紫萁主产于华中、华东地区。均于秋季采挖。生用或炒炭用。

性能 苦,微寒。有小毒。归肝、脾经。

功效 清热解毒,凉血止血,杀虫。

应用

1) 风热感冒,温毒发斑,及痄腮等证。本品苦寒,能透泄热邪、而清气血分之热毒。

2) 吐衄、便血、崩漏等出血证。本品苦寒,炒炭有凉血止血之效,尤善治妇女崩漏下血,血热者为宜。

3) 多种肠道寄生虫病。

此外,本品水煎服,能预防流感、麻疹。现代多用治流脑、乙脑等。

用量用法 10~15克。清热解毒及杀虫宜生用;止血宜炒炭用。

使用注意 脾胃虚寒者慎用。

鱼 腥 草

《别录》

来源 为三白草科多年生草本植物蕺菜的全草。分布于长江流域以南各省。夏秋间采集。生用。

性能 辛,微寒。归肺经。

功效 清热解毒,消痈排脓,利尿通淋。

应用

1) 肺痈吐脓,肺热咳嗽。本品辛散壅滞,寒能清降,善清肺热而解毒,有消痈排脓之效,为治肺痈之要药。也可用治肺热咳嗽。

2) 热淋涩痛。本品上清肺热,下利尿道,有清热除湿、利水通淋之效。

用量用法 15~30克。外用适量。

使用注意 本品有效成分易挥发,不宜久煎。

射 干

《本经》

来源 为鸢尾科多年生草本植物射干的根茎。主产于湖北、河南、江苏、安徽等地。全年均可采挖,以秋季采收为佳。生用。

性能 苦,寒。归肺、肝经。

功效 清热解毒,祛痰利咽,消肿散结。

应用

1) 咽喉肿痛。本品苦寒降泄,入肺经,能清肺降火以解毒,祛痰利咽而消肿。

2) 痰盛喘咳。本品又长于清肺化痰,以肃降肺气。用治肺热喘咳痰多;其祛痰作用,亦可用于寒痰壅盛,喘咳痰鸣者。

　　用量用法　6~10克。

　　使用注意　孕妇忌用。

山 豆 根
《开宝本草》

　　来源　为豆科蔓生性矮小灌木植物柔枝槐(广豆根)的根茎。主产于广西、广东、江西、贵州等省也产。全年可采,以秋季采者为佳。生用。

　　性能　苦,寒。归肺、胃、大肠经。

　　功效　清热解毒,利咽消肿。

　　应用

　　1)咽喉肿痛。本品大苦大寒,入肺经,善于清降肺火而解毒,有良好的利咽消肿之效,为治咽喉肿痛的要药。可用治肺热咳嗽。

　　2)牙龈肿痛。本品入胃经,又能清泻胃火。用治胃火上炎所致的牙龈肿痛、口舌生疮者。亦可用治痔肿及一般的痈肿疮毒。

　　此外,本品尚可用于湿热黄疸。现代则用于钩端螺旋体病、慢性迁延性肝炎及早期肺癌、喉癌、膀胱癌,有一定疗效。

　　用量用法　3~10克。或磨汁服。外用适量,含漱或研末涂敷。

　　使用注意　本品大苦大寒,过量服用易致呕吐、腹泻、胸闷、心悸等不良反应,故用量不宜过大。脾胃虚寒泄泻者慎用。

马 勃
《别录》

　　来源　为马勃科植物大颓马勃、紫颓马勃和脱皮马勃的干燥子实体。主产于内蒙古、甘肃、吉林、辽宁等省。秋季采收。除去外层硬皮,切成方块。生用或研粉用。

　　性能　辛,平。归肺经。

　　功效　清宣肺热,解毒利咽,止血。

　　应用

　　1)咽喉肿痛,咳嗽音哑。本品味辛质轻,入肺经。既能宣散肺经风热,又能清泻肺经实火,故有解毒利咽之效,为治疗喉证之良药。用治咽喉肿痛、咳嗽音哑、声音不出。

　　2)吐血衄血,外伤出血。本品有止血作用。

　　用量用法　3~6克。外用适量。

白 头 翁
《本经》

　　来源　为毛茛科多年生草本植物白头翁的根。分布于我国东北、内蒙古及华北等地区。春、秋两季采挖。除去叶、花茎和须根,保留根头白绒毛,生用。

　　性能　苦,寒,归大肠经。

　　功效　清热解毒,凉血止痢。

应用　热毒血痢。本品苦泄导滞,寒能清降,入大肠经,能散大肠之郁火、凉血分之热毒,为治热毒血痢之要药。用治热痢后重,便脓血。近年来,用治细菌性痢疾及阿米巴痢疾,均有良效。

用量用法　6~15克。外用适量。

鸦 胆 子
《本草纲目拾遗》

来源　为苦木科常绿灌木或小乔木鸦胆子的成熟种子。主产于广西、广东等省。秋季果实成熟时采收,晒干,去壳取仁。

性能　苦,寒。有小毒。归大肠、肝经。

功效　清热解毒,治痢截疟,腐蚀赘疣。

应用

1)热毒血痢,冷积久痢。本品苦寒,其性峻烈,入大肠经,善清大肠之热,凉血分之毒,兼有燥湿杀虫之效,故为治痢之要药。用治热性赤痢,休息痢之下痢赤白、时轻时重、时愈时发者;亦可用本品治疗噤口痢而不食者。根据前人用本品治疗冷积久痢的经验,近代临床用于治疗阿米巴痢疾,采用口服与灌肠并用的方法。

2)各型疟疾。本品苦寒,入肝经,能清肝胆湿热而杀虫截疟。适用于各种类型的疟疾,尤以间日疟及三日疟效果较好,对恶性疟疾也有效。

3)鸡眼赘疣。本品外用有腐蚀赘疣作用。用邪胆子仁捣烂涂敷患处,或用鸦胆子油及90%的鸦胆子油膏局部外敷。外用注意保护周围正常皮肤,以免对正常皮肤的刺激。

用量用法　10~15粒(治疟疾)或10~30粒(治痢疾),不宜入煎剂,以龙眼肉或胶囊包裹吞服。亦可压去油制成丸剂、片剂服。外用适量。

使用注意　本品对胃肠道及肝肾均有损害,不宜多用久服。胃肠出血及肝肾病患者,忌用或慎用;脾胃虚弱者慎用。

红 藤
《本草图经》

来源　为大血藤科落叶木质藤本植物大血藤的藤茎。主产江西、湖北、湖南、江苏、浙江、安徽、河南、四川等地。夏、秋季采收。生用。

性能　苦,平。归大肠、肝经。

功效　清热解毒,活血通络,祛风止痛。

应用

1)肠痈腹痛。本品苦能清泄,入大肠经,既能清热解毒,又能活血散瘀,有消痈止痛之效,为治肠痈之要药。也可用于治疗热毒疮疡。

2)经闭痛经,风湿痹痛,跌打伤痛。本品苦泄壅滞,有活血通经、活络消肿、祛风止痛之效。

用量用法　15~30克。或浸酒服。

败 酱 草
《本经》

来源　为败酱草多年生草本植物黄花败酱、白花败酱的带根全草。产于长江流域中下游各省。秋季采收。生用。

性能　苦、辛,微寒。归胃、大肠、肝经。

功效　清热解毒,消痈排脓,祛瘀止痛。

应用

1) 内外诸痈。本品辛散苦泄寒清,既能清热解毒以消肿,又能破血祛瘀而排脓,善治内痈,尤为肠痈所多用。

2) 产后腹痛,恶露不尽。本品辛散行滞,破血散瘀而止痛,为妇科产后瘀滞诸痛之常用药。

此外,其解毒活血止痛之效,也可用于下痢腹痛、目赤肿痛、毒蛇咬伤等。

用量用法　6~15克。外用适量。

使用注意　脾胃虚弱、泄泻不食及虚寒下脱之证忌用。

土 茯 苓
《本草纲目》

来源　为百合科多年生常绿藤本植物光叶菝葜的块茎。长江流域以南各省均有分布。全年可采,以秋末冬初采收较好。生用。

性能　甘、淡,平。归肝、胃经。

功效　解毒除湿,通利关节。

应用

1) 杨梅疮毒,肢体拘挛。本品甘缓解毒,淡渗利湿,既能去湿热之蕴毒,又能解汞毒,还可通利关节、缓解拘挛,为治梅毒之要药。用治梅毒或因梅毒服用汞剂而致肢体拘挛者,功效尤佳。

2) 淋浊,带下,疮癣。本品渗利下导,能除湿热,解蕴毒。也可用治瘰疬溃烂。

此外,近年用于预防和治疗钩端螺旋体病,均有良好的效果。

用量用法　15~16克。

半 边 莲
《本草纲目》

来源　为桔梗科多年生蔓生草本植物半边莲的全草。各地均有分布,主产于湖北、湖南、江西、安徽、江苏、四川、广东等地。夏季采收。鲜用或生用。

性能　甘、淡,寒。归心、小肠、肺经。

功效　清热解毒,利水消肿。

应用

1) 疔疮痈肿,毒蛇咬伤,蜂蝎刺蜇。本品甘寒,有清热解毒之效。

2) 水肿腹水,黄疸尿少。本品甘淡利湿,有利水消肿之功。

使用注意　虚证水肿忌服。

白花蛇舌草
《广西中药志》

来源　为茜草科一年生草本植物白花蛇舌草的全草。产于我国长江以南各省。夏、秋季采收。生用。

性能　微苦、甘,寒。归胃、大肠、小肠经。

功效　清热解毒,利湿通淋。

应用

1) 痈疮肿毒,咽喉肿痛,毒蛇咬伤等证。本品苦寒,有较强的清热解毒功效。

2) 热淋涩痛。本品苦泄寒清,有清热利湿通淋之效。

用量用法　15~60克。外用适量。

使用注意　阴疽及脾胃虚寒者忌用。

白　蔹
《本经》

来源　为葡萄科攀缘性草质藤本植物白蔹的块根。产于华东、华北及中南。春、秋二季采挖。生用。

性能　甘、辛,微寒。归肝、胃经。

功效　清热解毒,消痈散结,敛疮生肌。

应用　疮痈肿毒,水火烫伤。本品苦寒清泄,辛散通滞,有清热解毒,消痈散结之效。若疮痈已化脓者,内服可促使其溃破。如疮痈溃后不敛者,有敛疮生肌之效。

用量用法　3~10克。外用适量。

使用注意　反乌头

漏　芦
《本经》

来源　为菊科多年生草本植物祁州漏芦或蓝刺头(禹州漏芦)的根。祁州漏芦主产于东北、华北、西北;蓝刺头主产于河南、安徽、湖北、江苏等地。秋季采挖。生用。

性能　苦,寒。归胃经。

功效　清热解毒,消痈散结。通经下乳。

应用

1) 疮痈肿毒,乳痈瘰疬。本品苦寒清泄,有清热解毒,消痈散结之效。入胃经,尤为治乳痈之良药。

2) 乳房胀痛,乳汁不下。本品苦泄滑利,宣壅利窍,有通经下乳之效。用治乳络壅滞、乳汁不下、乳房胀痛者。

用量用法　3~12克。

使用注意　气虚、疮疡平塌及孕妇忌服。

山 慈 姑
《本草拾遗》

来源　为兰科植物杜鹃兰、独蒜兰或云南独蒜兰的假球茎。前者习称"毛慈姑",后两者习称"冰球子"。夏、秋二季采挖。生用。

性能　甘、微辛,寒。有小毒。归肝、胃经。

功效　清热解毒,消痈散结。

应用　痈疽发背,疔疮恶肿,瘰疬痰核。本品味辛能散,寒能清热,有清热解毒,消痈散结之效。

此外,取其解毒散结之效,近年来广泛应用于治疗癥瘕痞块和多种肿瘤。

用量用法　3~6克。入丸、散剂减半。外用适量。

使用注意　正虚体弱者慎用。

10.5　清虚热药

凡以清退虚热,消除骨蒸为主要功效的药物,称为清虚热药。主要适用于肾阴亏损,虚火内扰所致的骨蒸潮热、五心烦热、虚烦不寐、面红颧赤、盗汗遗精、舌红少苔、脉细数等症。亦可用于温热病后期,邪热未尽,劫伤阴液,而致夜热早凉、热退无汗或低热不退者。使用本类药物,常与养阴药及清热凉血药同用,以标本兼顾。

青 蒿
《本经》

来源　为菊科一年生草本植物青蒿和黄花蒿的全草。广布于全国各地,而以黄花蒿最为普遍。夏、秋两季采收。鲜用或阴干入药。

性能　苦、辛,寒。归肝、胆、肾经。

功效　清热除蒸,解暑,截疟。

应用

1) 热病伤阴,夜热早凉。本品苦寒清热,辛香透散,长于清透阴分伏热,而有退热之效。用治温热病后期,余热未尽,阴液已伤之夜热早凉、热退无汗或低热不退。

2) 阴虚发热。本品于清透之中而不伤阴血,有良好的退虚热,除骨蒸之效。用治劳热骨蒸、潮热、盗汗之属阴虚发热者,最为适宜。

3) 暑热烦渴。本品辛香透散,善清解暑热。用治外感暑邪,而致发热、头痛、口渴、脉洪数。

4) 疟疾寒热。本品善清肝胆血分伏热,并有较强的截疟作用。用治疟疾,可单用较大剂量鲜品捣汁服。

用量用法　3~10克,不宜久煎;或用鲜品绞汁服。

使用注意　脾胃虚寒,肠滑泄泻者忌服。

白　薇
《本经》

来源　为萝藦科多年生草本植物白薇和蔓生白薇的根及根茎。我国南北各省均有分布。秋季采挖。生用。

性能　苦、咸,寒。归肺、胃、肝经。

功效　凉血退热,利尿通淋,解毒疗疮。

应用

1) 热病发热。本品苦泄寒清,咸入血分,有清热凉血之效,而无伤阴耗液之弊,长于益阴除热。用治热入营血,高热烦渴、神昏舌绛。

2) 阴虚发热,血虚发热。本品既能清实热,又能退虚热,以清退虚热为其所长。用治阴虚发热、骨蒸、盗汗等。

3) 热淋血淋。本品清热凉血,又能利尿通淋。用治膀胱湿热之淋漓涩痛。

4) 疮痈肿毒,咽喉肿痛,毒蛇咬伤。本品有解毒疗疮之效。

用量用法　3~12克。

使用注意　脾胃虚寒,食少便溏者不宜服用。

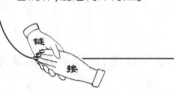
地骨皮、丹皮同为治骨蒸之剂,但丹皮味辛而散,能治无汗骨蒸,地骨皮属味甘而补,能治有汗骨蒸。

地　骨　皮
《本经》

来源　为茄科落叶灌木植物枸杞的根皮。分布于我国南北各地。初春或秋后采挖。生用。

性能　甘、淡,寒。归肺、肾经。

功效　凉血退蒸,清泄肺热。

应用

1) 阴虚发热。本品甘寒清润,寒而不峻,润而不滞,入肾经,泻肾火而退虚热,益肾阴以除骨蒸,尤以阴虚发热,有汗骨蒸者为宜。用治肾阴不足,虚火内生之潮热、骨蒸、盗汗等症。

2) 肺热喘咳。本品甘寒降泄,入肺经,能清泄肺热,泻肺中伏火,热退火清,则肃降自行。

3) 血热出血。本品又能清血分之热而凉血止血。用治血分有热,迫血妄行之吐血、衄血、尿血诸症。

用量用法　6~15克。

使用注意　脾胃虚寒者不宜用。

银　柴　胡
《本草纲目拾遗》

来源　为石竹科多年生草本植物银柴胡的根。产于我国西北部及内蒙古等地。秋后采挖。生用。

性能　甘,微寒。归肝、胃经。

功效　清虚热,除疳热。

应用

1）阴虚发热。本品甘寒,于退热之中有益阴之效,退热而不苦泄辛散,理阴而不升腾外泄,与柴胡迥异,与地骨皮相似,为退热除蒸之佳品。

2）疳积发热。本品能清疳热。可用治小儿食积或虫积所致的疳积发热、口渴、消瘦、毛发枯焦、皮肤甲错、腹部膨大等。

用量用法　3~10克。或入丸、散剂。

使用注意　外感风寒,血虚无热者忌用。

胡 黄 连
《新修本草》

来源　为玄参科多年生草本植物胡黄连的根茎。主产于云南、西藏等地。秋季采挖。生用。

性能　苦,寒。归心、肝、胃、大肠经。

功效　退虚热,除疳热,清湿热。

应用

1）阴虚发热。本品苦寒清泄,归心肝经而入血分,能凉血益阴,有较强的清虚热,除骨蒸之效。

2）疳积发热。本品又能清热消疳。

3）湿热泻痢,痔疮肿痛。本品苦寒降泄,功同黄连,尤善清胃肠及下焦湿热。

用量用法　3~10克。

使用注意　脾胃虚寒者慎用。

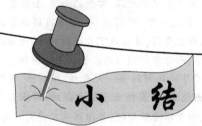

小 结

　　清热药均有清泄里热的作用。适用于表邪入里,内有郁滞、或阴虚阳盛的里热证。分为清热泻火药、清热燥湿药、清热凉血药、清热解毒药和清虚热药五类。

　　清热泻火药以清泄脏腑和气分实热为主要作用,主要适用于脏腑实热证和温热病气分实热证。

　　石膏清热泻火之力最强,与知母均善清肺胃及气分实热,两者常相须为用,以火热炽盛者为宜,然煅石膏外用收湿敛疮,而知母偏于清润,能滋阴降火,为虚实两清之品。芦根、天花粉、竹叶、淡竹叶,清热之力较弱,而于清泄之中有生津止渴之效,以热病伤津者为宜,芦根长于清胃热而止呕,天花粉也属清润之剂而长于消肿排脓,竹叶善清心火,淡竹叶功偏利尿。栀子善清三焦郁火,以清肺胃心火见长,兼能凉血解毒,为气血两清之品,并有利湿退黄之效。夏枯草、决明子、青葙子、密蒙花、谷精草,均能清泻肝火而明目,而夏枯草清泄之力较强,决明子为明目要药。

清热燥湿药均属苦寒之品,以清热燥湿为主要作用,主要适用于湿热诸证,多兼有清热泻火,解毒之效。

黄芩、黄连、黄柏均为清热燥湿之要药,而黄芩善清中上二焦之湿热,长于泻肺胆之火;黄连尤善清中焦湿热,为治痢之要药,长于清心胃之火;黄柏善清下焦湿热,并能清虚热,为虚实两清之品。龙胆草善清下焦肝胆湿热,与秦皮并用能泻肝胆之实火,龙胆草为治肝胆实热诸证之要药,秦皮清泄之中有收涩之效,为治热痢所常用。苦参、白鲜皮均为常用的清热燥湿之品。

清热凉血药以清营分、血分实热为主要作用,主要适用于温热病营分、血分实热证。部分药兼有养阴、活血功效。

生地黄、玄参均属甘寒之品,于清泄血热之中有补养营阴之效,均能滋阴降火,而生地黄长于凉血,玄参则长于清营,并有良好的解毒散结之力。丹皮、赤芍均入血分,既能清血分之热而凉血,又能行血分之滞而活血,但丹皮长于退虚热而除骨蒸,善治无汗骨蒸,赤芍长于泻肝火而止疼痛,善治肝火上炎诸证。紫草凉血活血,长于消斑透疹。水牛角专入血分,为治温热病热入营血之专品。

清热解毒药以清解热毒为主要作用,主要适用于热毒壅盛诸证。清热解毒药中部分药兼有泻火凉血解热作用,多用治温热病之发热;部分药长于消散痈肿,多用治内外诸痈;部分药长于利咽消肿,多用治咽喉肿痛;部分药长于解毒止痢,用治热毒痢疾;部分药善解蛇毒,用治毒蛇咬伤。

清热药中银花、连翘、蚤休、大青叶、板蓝根、青黛、贯众等长于治疗温热病。银花、连翘既能清热解毒,为疮家要药,又能疏散风热,清热泻火,为表里双解之品,常相须为用,但银花又能凉血热以止痢,而连翘长于清心火而散结。蒲公英、紫花地丁、野菊花、蚤休清热解毒之力相似,均善治疮痈疔毒。而蒲公英尤善消乳痈,为治乳痈之要药;紫花地丁长于解疔毒,为治疔毒之要药。野菊花与紫花地丁相似,而有疏风清热之效,两者常相须为用。蚤休兼能清肝定惊止痉,与紫花地丁、穿心莲、败酱草、半边莲、白花蛇舌草等同能解蛇毒。大青叶、板蓝根、青黛三药来源相同,均能清热解毒,凉血,而大青叶长于凉血消斑,板蓝根长于解毒消肿,青黛长于凉血止血,并有清肝泻肺之效。鱼腥草善治内外诸痈,而兼以清肺排脓,为治肺痈之要药。射干、山豆根、马勃均能利咽消肿,而以山豆根最强,射干次之而兼能祛痰,马勃较弱而能止血。白头翁、鸦胆子均能解毒止痢,而白头翁为治痢上品,可用治各种痢疾,鸦胆子长于治休息痢,红藤、败酱草均能解毒活血消痈,为治疗肠痈之要药。土茯苓长于解梅毒和汞毒,为治杨梅毒疮之要药。白蔹可用于疮痈各期。山慈菇长于消痈散结。

清虚热药以清退虚热,消除骨蒸为主要作用,主要适用于阴虚发热及温病后期,夜热早凉或低热不退等症。

青蒿、白薇、地骨皮、银柴胡、胡黄连均能清虚热而除骨蒸。青蒿、白薇、地骨皮尚能清实热,为虚实两清之品。青蒿清热除蒸之中有透散之力,能解暑、截疟;而白薇兼能利尿通淋,解毒疗疮;地骨皮则能清泄肺热,凉血止血;银柴胡、胡黄连兼能清疳热,而胡黄连功同黄连,善清胃肠及下焦湿热。

◆ 目标检测 ◆

1. 试述清热药的作用、分类和适应证。

2. 知母分别与石膏、黄柏配伍,可用治何种病证,取其何种配伍意义?

3. 栀子的清热作用有何特点? 结合病证论述之。

4. 夏枯草治疗瘰疬瘿瘤的作用机理何在? 用于治疗目病与决明子、青葙子、密蒙花、谷精草有何不同?

5. 比较黄芩、黄连、黄柏三药功用之异同。

6. 试述龙胆草的性能特点。

7. 生地与玄参;丹皮与赤芍功用有何不同?

8. 为什么说丹皮善治无汗骨蒸,地骨皮善治有汗骨蒸?

9. 银花、连翘常相须为用,功用有何不同?

10 蒲公英、紫花地丁、鱼腥草、败酱草治疗疮痈,有何不同?

11. 大青叶、板蓝根、青黛来源相同,其区别应用如何?

12. 秦皮、白头翁、鸦胆子治疗痢疾的特点分别是什么?

13. 清虚热药各有何作用特点?

11 温里药

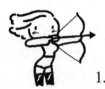

学习目标

1. 说出温里药的概念、作用、适应证及使用注意
2. 简述温里药的性能特点和适用范围;理解各药性能与功效的关系;明确回阳救逆、补火助阳、温里散寒等概念
3. 叙述附子、干姜、肉桂、吴茱萸、细辛、丁香、小茴香的功效、主治

凡能温散里寒、治疗里寒证的药物,称为温里药。

温里药药性温热,其味多辛,偏入脏腑经络而走里。辛散走窜,温热祛寒,故以温里散寒,温经止痛为其主要作用。然而依其归经不同,各药又有不同的具体功效。主入脾胃经者,能温中散寒而止痛;主入肺经者,能温肺散寒而化饮;主入肝经者,能暖肝散寒而止痛;主入肾经者,能温肾散寒而补火助阳;主入心肾两经者,则能助阳通脉,回阳救逆。

温里药主要用治里寒证,包括虚、实两类病证。实寒证多由寒邪内侵所致。脾胃受寒,升降失常,则症见脘腹冷痛、喜温拒按、呕吐泄泻;寒邪袭肺,宣降失调,则症见咳喘胸闷、痰白清稀;寒滞肝脉、气机不畅,可致少腹冷痛、寒疝腹痛或厥阴头痛。虚寒证多由于阳气不足、阴寒内盛所致。脾阳不足者,可致脘腹冷痛、喜温喜按、得食则减、呕吐久泻;肾阳不足者,则症见畏寒肢冷、面色苍白、腰膝冷痛、阳痿宫冷、小便清长、尿频遗尿、舌淡苔白、脉象沉细;心阳不振者,可致胸痹胸痛、心悸怔忡。若大出血、大汗、大吐、大泻及重症、急病所致心肾阳衰、元阳暴脱者,则为亡阳证,症见四肢厥冷、冷汗淋漓、脉微欲绝。以上诸证均可选用相应的温里药治疗。

使用本类药物,除应根据不同证候,选择适宜药物以外,还应作适当配伍。寒邪内侵、表证未解者,需配辛温解表药;寒凝气滞血瘀者,需配行气活血药;寒湿内阻者,宜配芳香化湿药或利湿、燥湿之品;脾肾阳虚者,宜配温补脾肾药;亡阳气脱者,应配大补元气药等。

本类药辛温燥烈,易耗血伤阴,凡热证、阴亏、血少及孕妇均应慎用或忌用。暑热、秋燥之季,用量宜少。部分药物有毒,尤应注意配伍、用法及用量。

附　子
《本经》

来源　为毛茛科多年生草本植物乌头的子根加工品。主产于四川，湖南、湖北、江西等省亦有栽培。6月下旬至8月上旬采挖。加工成盐附子、黑顺片、白附片、淡附片、炮附片等应用。

性能　辛，大热。有大毒。归心、肾、脾经。

功效　回阳救逆，补火助阳，散寒止痛。

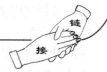

附子治亡阳证，常与干姜相须为用，古有"附子无姜不热"之说，谓附子助阳，走而不守，干姜助阳，守而不走，两者配伍，回阳立效。附子配伍白术，除寒湿而止痹痛；配伍肉桂，能益火之源而治肾阳虚。

应用

1）亡阳证。本品大辛大热，为纯阳燥烈之品，其性善走。能上助心阳以通脉，下补肾阳以益火，可挽救散失之元阳，为回阳救逆之第一要药。用治阳气衰微、阴寒内盛，大汗、大吐、大下及其他原因所致的四肢厥逆、脉微欲绝、冷汗自出之亡阳证。

2）阳虚诸证。本品辛热，通行十二经脉，能温一身之阳气，善于补火助阳。凡肾、脾、心诸脏阳气衰弱者，均可选用。

3）风寒湿痹。本品辛热行散，走而不守，为温通十二经脉之要药，可散寒除湿、温经止痛。用治风寒湿痹，而尤善治寒湿偏盛，周身骨节剧痛者。

用量用法　3~15克，应先煎30~60分钟，至口尝无麻辣感为度。

使用注意　本品辛热燥烈，有毒，非阴盛阳衰之证不宜服用。阴虚患者及孕妇忌服。反半夏、瓜蒌、贝母、白蔹、白及。

干　姜
《本经》

来源　为姜科多年生草本植物姜的干燥根茎。主产于四川、广东、广西、湖北、福建、贵州等地。均系栽培。冬季采挖。生用。

性能　辛，热。归脾、胃、心、肺经。

功效　温中散寒，回阳通脉，温肺化饮。

应用

1）脾胃寒证。干姜辛热，主入脾胃，长于温中散寒，健运脾阳。凡脾胃寒证，无论是外寒内侵的实证，还是阳气不足的虚证，均可选用。

2）亡阳证。干姜辛温，入心经，可通心助阳，祛除里寒。

3）寒饮喘咳。本品辛温，入肺经，可温肺散寒化饮。

用量用法　3~10克

使用注意　阴虚有热者及孕妇慎用。

肉　桂
《本经》

来源　为樟科常绿乔木植物肉桂的干皮或粗枝皮。主产于广西、广东、云南等地。8~10

月间剥取,刮去栓皮、阴干。切片或研末,生用。

性能 辛、甘,热。归脾、肾、心、肝经。

功效 补火助阳,散寒止痛,温通经脉。

应用

1) 肾阳不足、命门火衰证。本品辛甘而热,为纯阳之品,能温补命门之火,益阳消阴,并引火归元,为治下元虚冷的要药。下元虚冷,虚阳上浮所致上热下寒,症见面赤咽痛、虚喘汗多、心悸失眠者,本品可以引火归元。

2) 寒凝气滞血瘀诸证。用治寒邪凝滞,脘腹疼痛,胸痹胸痛,寒疝腹痛,寒痹腰痛,寒凝血滞,经闭、痛经。

3) 阴疽,疮痈,属气血虚寒,血运不畅者。本品可温阳散寒,通畅气血。

此外,对于久病气衰血少之证,在补养气血方剂中,加入少量肉桂,可鼓舞气血生长。

用量用法 2~5克,宜后下。研末冲服每次1~2克。

使用注意 阴虚火旺,内有实热,血热妄行及孕妇忌用。畏赤石脂。

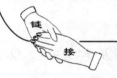

黄连为主,配伍少量吴茱萸,治肝火犯胃、口苦吞酸,以黄连之苦寒清泄肝胃之火,以吴茱萸之辛热行气散郁,此乃寒热并用,辛开苦降之法。

吴 茱 萸
《本经》

来源 为芸香科落叶灌木或小乔木植物吴茱萸、石虎、或疏毛吴茱萸的将近成熟果实。主产于广西、贵州、四川、浙江、湖南、陕西等地。8~11月果实未开裂时采收。烘干。生用,或甘草汤制过用。

性能 辛、苦,热。有小毒。归肝、脾、胃、肾经。

功效 散寒止痛,疏肝下气,燥湿。

应用

1) 寒滞肝脉诸痛证。本品辛散苦泄,大热燥烈,既温散肝经之寒邪,又解肝气之郁滞,有良好的止痛作用。治肝胃虚寒,浊阴上逆所致的厥阴头痛证,症见巅顶头痛、呕吐涎沫;寒疝腹痛;冲任虚寒,经少腹痛。

2) 中寒腹痛,胃寒呕吐及虚寒泄泻。本品有温中止痛、降逆止呕、散寒止泻之功。用治脾胃受寒、脘腹冷痛、呕吐吞酸;脾肾虚寒之久泻、五更泻。

此外,本品研末醋调外敷足心,能引火下行,可治口疮。现代也可用以治疗高血压病。

用量用法 1.5~6克。外用适量。

使用注意 本品辛热燥烈,不宜久服、多服。阴虚有热者忌用。

花 椒
《本经》

来源 为芸香科灌木或小乔木植物花椒或青椒的干燥成熟果皮。全国大部分地区均产,以四川所产者为佳。秋季果实开裂时采收,晒干,去种仁。生用或炒用。

性能 辛,热。归脾、胃、肾经。

功效 温中止痛,杀虫止痒。

应用

1）脾胃受寒，腹痛呕吐及寒湿泄泻。本品辛散温燥，主入脾胃，可散寒止痛、和胃止呕、燥湿止泻。

2）虫积腹痛。本品既可驱杀蛔虫，又可止痛。用治虫积腹痛、烦闷吐蛔。小儿蛲虫症，可单用或配伍其他药物煎汤，做保留灌肠。

3）湿疹瘙痒，妇人阴痒。本品有杀虫、燥湿止痒之功。可单味煎汤外洗。

用量用法　3~6克。外用适量。

丁　香
《雷公炮炙论》

来源　为桃金娘科常绿乔木植物丁香的花蕾。主产于马来西亚、印度尼西亚及坦桑尼亚，我国广东亦有栽培。常于9月至次年3月间花蕾由青转鲜红时采收。生用。

性能　辛，温。归脾、胃、肾经。

功效　温中降逆，温肾助阳。

应用

1）胃寒呕吐、呃逆、食少、泄泻等证。本品辛温，能温中散寒、降逆止呕止呃，为治疗胃寒呃逆、呕吐要药。

2）肾虚阳痿宫冷。本品可温肾助阳。

用量用法　2~5克。

使用注意　本品温燥，热证忌服；畏郁金。

高　良　姜
《别录》

来源　为姜科多年生草本植物高良姜的根茎。产于广东、广西及台湾等地。夏末秋初采挖生长4~6年的根茎。生用。

性能　辛，热。归脾、胃经。

功效　散寒止痛，温胃止呕。

应用

1）胃寒脘腹冷痛。本品辛散温通，能散寒止痛。用治脘腹冷痛，作用颇为显著。

2）胃寒呕吐。高良姜能暖胃散寒，和胃止呕。用治胃寒之噫气、呕吐者，每有良效。

用量用法　3~10克。

小　茴　香
《新修本草》

来源　为伞形科多年生草本植物茴香的干燥成熟果实。全国各地均有栽培。夏末秋初割取全株，晒干打下果实。生用或盐水炒用。

性能　辛，温。归肝、肾、脾、胃经。

功效　散寒止痛，理气和胃。

应用

1）寒疝腹痛、睾丸偏坠、少腹冷痛、痛经等证。本品既温肾暖肝、散寒止痛，又疏肝理气。善治肝肾阴寒、少腹冷痛、疝痛。

2）胃脘胀痛，呕吐食少。本品可温中散寒，理气和胃，开胃进食。用治寒凝气滞，脘腹胀痛。胃寒呕吐、食少。

用量用法　3~6克。外用适量。

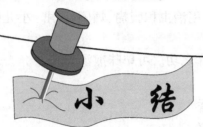

小　结

温里药多属辛热或辛温之品，偏走脏腑经络，均有温里散寒止痛之效，主要适用于脏腑经络诸寒证。部分药物有补火助阳，回阳救逆之效，可用于阳虚证及亡阳证。

温里药中，附子、干姜、肉桂三者作用最强，既能温里散寒以祛邪，又能补助阳气以扶正。但附子辛热燥烈而有毒，性猛力峻，走而不守，可补一身之阳气以扶正，散一身之沉寒而止痛，阳虚寒凝诸证均可用之；干姜辛热，善补心脾之阳，散脾肺之寒，尤为温中散寒之要药，与附子同能通心复脉，回阳救逆，常相须为用以治亡阳证；肉桂辛甘而热，纯阳之品，善补脾肾之阳而引火归元，祛脏腑诸寒而通经止痛，凡脾肾阳虚及寒凝诸痛均可用之，与附子同为补火助阳之要药，常相须为用而治肾阳虚衰之证。

附子与川乌来源相同，母根为乌，子根为附，两者同能散寒止痛。但川乌长于祛风湿，尤为止痛之要药；附子善于补诸阳，为回阳救逆之要药。前人有"乌头祛风，附子散寒"之说以示区别。

肉桂与桂枝，同源而异用，两者均能助阳散寒，通经止痛。但桂枝辛温，偏于走表而发散风寒，为发汗解表之要药，并能助心脾之阳，温运水饮；肉桂辛甘热，为纯阳之品，善补脾肾之阳，尤为补肾助阳之要药，偏于走里而散脏腑诸寒，温化气血。

生姜、干姜、炮姜本源一物，因炮制方法不同，性能同中有异。三者均温中散寒。但生姜辛微温，长于发散风寒，又温中止呕、温肺止咳；干姜辛热燥烈之性较强，而长于温中回阳，兼可温肺化饮；炮姜性变苦温，辛散之性大减，善温中止泻兼能止血。前人有"生姜走而不守，干姜能守能走，炮姜守而不走"之说。

吴茱萸、花椒、丁香、小茴香、高良姜，均能温中散寒止痛，可用以治疗脾胃寒证。但吴茱萸、小茴香长于暖肝散寒；吴茱萸又善于降逆止呕。丁香温中降逆，为止呃止呕要药。

目标检测

1. 试述温里药的概念、功效、主治病证，并指出温心阳、温脾阳、温肾阳的药物有哪些？

2. 试述附子性能、功用、用法用量及使用注意。为什么说附子是回阳救逆之要药，配伍干姜有何意义？

3. 试比较附子、肉桂、干姜三药的性能、功用之异同。

4. 小茴香、吴茱萸均可用治寒疝腹痛，两药有何区别？

12 芳香化湿药

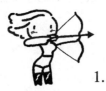

学习目标

1. 简述芳香化湿药的概念、作用、适应证及使用注意
2. 说出芳香化湿药的性能特点及适用范围;理解各味药物的性能与功效的关系;明确芳香化湿、醒脾、运脾、避秽、解暑等概念
3. 叙述藿香、佩兰、苍术、厚朴、砂仁、白豆蔻的功效、应用

凡气味芳香、具有化湿运脾作用的药物,称为芳香化湿药。

脾喜燥而恶湿,湿浊为病,最易阻遏中焦气机,影响脾胃运化水谷的功能。芳香化湿药辛香善走,宣畅气机,主入脾胃二经,可化湿醒脾、和中开胃,温燥之性较强者尚可燥湿健脾。部分药物还具有避秽解暑、解表、行气之功。

芳香化湿药主要用治湿阻中焦、运化失常所致的脘腹痞满、呕吐泛酸、食少体倦、口甘多涎、大便溏薄、舌苔白腻之证。暑湿、湿温等病证,亦可选用。

应用芳香化湿药,应根据湿邪所挟病邪的不同,进行适当配伍。寒湿中阻者,配温里药;湿邪化热者,配清热燥湿药;湿阻气机、脘腹胀甚者,配行气药;脾虚则生湿,脾胃虚弱者,可配补脾健胃药。

本类药物多偏于温燥,易耗气伤阴,阴虚津亏血燥及气虚者宜慎用。因其芳香,多含挥发油性有效成分,入煎剂宜后下,不可久煎,以免降低药效。

藿 香
《别录》

来源 为唇形科多年生草本植物广藿香或藿香的地上部分。广藿香主产于广东;藿香又名土藿香,全国各地均产。夏秋季枝叶茂盛时采割。趁鲜切段用,或阴干生用。

> 凡芳香行气、醒脾胜湿诸芳草,皆有同情,不仅藿香、木香一类为然也。
>
> 链接

性能 辛,微温。归脾、胃、肺经。

功效 芳香化湿,发表解暑,和中止呕。

应用

1)湿阻中焦证。藿香辛香而不烈,微温而不燥,能醒脾,开胃,化湿,避秽,为芳香化湿要药。

2)暑湿证及湿温证初起。本品辛香透达,入肺脾二经,可发表解暑、避秽化浊。用治暑月外感风寒、内伤生冷所致恶寒发热、头痛脘闷、呕恶吐泻者,多治湿温初起、身热不渴、胸闷口腻者。

3)呕吐证。藿香既化湿去浊,又和中止呕,用治湿浊中阻所致之呕吐,最为适宜。

用量用法 5~10克;鲜品加倍。解暑宜鲜品,或以沸水冲浸代茶。入煎剂宜后下。

使用注意 阴虚血燥者忌用。

佩　兰
《本经》

来源 为菊科多年生草本植物兰草的地上部分。主产于江苏、浙江、河北、山东等地。夏、秋二季分两次采割。切段。鲜用,或晒干生用。

性能 辛,平。归脾、胃、肺经。

功效 芳香化湿,发表解暑。

应用

1)湿阻中焦证。本品气味芳香,其化湿醒脾和中之功似藿香,于湿阻中焦之证,常相须为用。以其性平,长于去陈腐、避秽浊,亦可用治脾经湿热所致口中甜腻、多涎、口臭之脾瘅证。

2)外感暑湿或湿温初起。佩兰能解暑化湿避秽。

用量用法 5~10克;鲜品加倍。入煎剂宜后下。

使用注意 阴虚血燥者慎用;久服伤阴,中病即止。

苍　术
《本经》

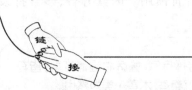

苍术燥湿发汗之力胜于白术,补中除湿之力不及白术。大抵脾虚湿胜者用白术,湿邪有余者用苍术。

来源 为菊科多年生草本植物茅苍术(茅术、南苍术)或北苍术的根茎。前者主产于江苏、湖北、河南等地,尤以江苏茅山一带产者为良,故名茅苍术;后者主产于内蒙古、河北、山西、辽宁等地。春、秋采挖,以秋季采者为好。去残茎、泥土,晒干。水或米泔水润透切片,炒微黄用。

性能 辛、苦,温。归脾、胃经。

功效 燥湿健脾,祛风胜湿,解表明目。

应用

1)湿阻中焦证。本品辛香苦温燥烈,主入脾胃经,为燥湿健脾要药。对湿阻中焦、脾失健运所致的脘腹胀闷、食少呕恶、吐泻乏力、舌苔浊腻者,最为适宜;对痰饮、水肿等脾虚湿盛者,也可选用本品。

2）风湿痹痛。苍术辛散苦燥,温以散寒,有除痹之效。为治疗风寒湿痹的常用药,尤以湿邪偏盛之着痹为宜。

3）风寒挟湿表证。苍术可外散在表的风、寒、湿,具有发汗解表胜湿之功。用治风寒夹湿表证之恶寒、发热、头身疼痛、无汗者。

4）夜盲症。本品能明目。用治夜盲及眼目昏涩。

用量用法　5~10克。

使用注意　本品苦温燥烈,阴虚内热及气虚多汗者忌服。

厚　朴
《本经》

来源　为木兰科落叶乔木植物厚朴或凹叶厚朴的干皮、根皮及枝皮。主产于四川、湖北、浙江、贵州、安徽等地。4~6月剥取。姜汁制用。

性能　苦、辛,温。归脾、胃、肺、大肠经。

功效　燥湿行气,消积除满,下气平喘。

应用

1）湿阻中焦、食积便秘,脘腹胀痛等证。厚朴苦燥降泄,辛以行散,可燥湿行气,消积导滞,为除满消胀之要药,既下有形实满,又除无形湿满,凡湿阻、食积、便秘等阻滞气机,脘腹胀满者均可选用,尤以实胀为佳。

2）咳喘痰多。本品能燥湿消痰,下气平喘。

用量用法　3~10克。

使用注意　体虚者及孕妇慎用。

砂　仁
《药性论》

来源　为姜科多年生草本植物阳春砂或海南砂、缩砂的干燥成熟果实。阳春砂主产于广西、广东;海南砂主产于海南省及广东湛江地区;缩砂主产于越南、泰国、印度尼西亚等地。以阳春砂质优。夏秋果实成熟时采收。用时打碎生用。

性能　辛,温。归脾、胃经。

功效　化湿行气,温脾止泻,止呕安胎。

应用

1）湿阻气滞,脾胃不和证。砂仁辛温芳香,主入脾胃经,有化湿行气、散寒和中、消胀止痛、止呕止泻之效,为醒脾和胃良药。适用于湿阻中焦、脾胃气滞证。

2）脾胃气滞,妊娠恶阻,胎动不安。砂仁可行气和中、止呕安胎。

用量用法　3~6克,后下。或入丸散剂。

使用注意　本品辛散温燥,阴虚火旺者慎用。

白豆蔻
《开宝本草》

来源　为姜科多年生草本植物白豆蔻的干燥成熟果实。主产于泰国、越南、缅甸及我国广东、广西、云南等地。10~12 月果实成熟未开裂时采收。生用,用时打碎。

性能　辛,温。归脾、胃、肺经。

功效　化湿行气,温中止呕。

应用

1）湿阻中焦及脾肺气滞证。本品辛散温通,芳化湿浊,善行脾肺气滞,有化湿行气、温中开胃之功。可用于寒湿阻滞,脾肺气滞所致的脘腹胀满、胸闷不畅等症。本药还可用于湿温初起,胸闷不饥、舌苔浊腻等症。

2）呕吐证。本品能温中散寒、化湿行气、开胃止呕。用治寒湿气滞所致的呕吐最为适宜。

此外,本品尚有解酒之功,用于醉酒伤中、头晕呕吐等症。

用量用法　3~6 克,宜后下。入散剂为好。

草 豆 蔻
《别录》

来源　为姜科多年生草本植物草豆蔻的近成熟种子。主产于广东、广西等地。夏秋季果实略变黄时采收。打碎生用。

性能　辛,温。归脾、胃经。

功效　燥湿行气,温中止呕,止痛止泻。

应用　寒湿中阻,脾胃气滞证。本品芳香温燥,长于燥湿化浊、温中散寒。对脾胃寒湿偏盛者,用之为宜。

用量用法　3~6 克,宜后下。

使用注意　本品温燥,津伤血少或无寒湿者慎用。

草 果
《饮膳正要》

来源　为姜科多年生草本植物草果的干燥成熟果实。主产于云南、广西、贵州等地。秋季采收,晒干或低温干燥。将原药炒至焦黄色并微鼓起,捣碎取仁用;或取净草果仁姜汁微炒用。

性能　辛,温。归脾、胃经。

功效　燥湿温中,截疟避秽。

应用

1）寒湿中阻所致脘腹胀痛、呕吐泄泻、舌苔浊腻者。本品温燥之性较强。

2）疟疾。本品辛香浓烈,可燥湿避秽、除痰截疟。

用量用法　3~6 克。

使用注意　本品温燥,性浓烈,津伤血少、无寒湿者慎用。

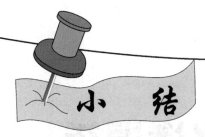

芳香化湿药均为气味芳香之品,具有化湿和中、运脾开胃作用,主要用治湿阻中焦证。

藿香、佩兰均为芳香化湿、发表解暑之品,同可用治湿阻中焦、暑湿及湿温初起等证。然藿香善于和中止呕,用治呕吐证;佩兰性平,长于去陈腐、避秽浊,为治脾疸口甘口臭之良药。

苍术、厚朴均属苦燥之品,可燥湿除满,同可用治湿浊中阻、脘腹胀满之证。然苍术辛香燥烈,外可祛风湿而解表,内能燥湿浊而健脾,凡湿邪为病,不论表里上下,均可选用;厚朴功善下气除满,既下有形实满,又除无形湿满,凡食积、便秘、湿阻之气滞胀满者,均可使用。

砂仁、白豆蔻均能化湿、行气、温中,均可用治寒湿中阻、脾胃气滞所致脘腹胀满、呕呕纳呆之证,为醒脾和胃良药。然砂仁香浓气浊,温燥之性略强,偏行中、下二焦,主理脾胃气滞,故可温脾止泻、理气安胎,用治脾寒泄泻、妊娠恶阻、胎动不安等证;白豆蔻芳香气清,温燥之性略弱,偏行中、上二焦,善理脾肺气滞,故可用治湿温初起,胃寒呕吐等证。

草豆蔻、草果均为温燥之品,可燥湿温中,用治寒湿中阻、脘腹胀痛等症。然草豆蔻长于行气、温中止呕,故寒湿气滞所致腹痛呕吐泻用之为宜;草果温燥之性胜于草豆蔻,而无行气之功,用治寒湿偏盛者更宜。

目标检测

1. 试述芳香化湿药的概念、作用、适应证及使用注意。
2. 比较藿香与佩兰、砂仁与白豆蔻的功效与主治异同。
3. 试分析草豆蔻、白豆蔻、肉豆蔻的性能与功效异同。
4. 试述苍术的性能、功效、主治范围。　　肃

利水渗湿药

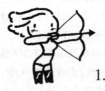

学习目标

1. 简述利水渗湿药的概念、作用、适应证及使用注意
2. 说出利水消肿药、利尿通淋药、利湿退黄药的异同点和应用范围;理解各味药物性能与功效的关系;说出利水渗湿、利水消肿、利尿通淋、利湿退黄等概念
3. 叙述茯苓、薏苡仁、猪苓、泽泻、车前子、木通、滑石、石韦、海金沙、草薢、茵陈、虎杖、金钱草的功效、应用

凡以通利水道,渗泄水湿为主要作用的药物,称利水渗湿药。

利水渗湿药味多甘淡,性平或微寒,淡能渗湿,寒能清热,服后能使水湿或湿热之邪从小便排泄,具有利水消肿,利尿通淋、利湿退黄等功效。适用于小便不利、水肿、痰饮、泄泻、带下、淋证、黄疸、湿疮、湿温、湿痹等水湿或湿热所致的各种病证。

应用利水渗湿药,须视不同病证,选用有关药物,作适当配伍。如水肿骤起有表证者,配宣肺发汗药;水肿日久,脾肾阳虚者,配温补脾肾药;湿热合邪者,配清热药;寒湿相并者,配祛寒药;热伤血络而尿血者,配凉血止血药;泄泻、痰饮、湿温、黄疸等应分别与健脾、芳香化湿或清热燥湿药配伍。此外,气行则水行,气滞则水停,故利水渗湿药还常与行气药配伍,以提高疗效。

利水渗湿药,易耗伤津液,应中病即止。对阴亏津少、肾虚遗精、遗尿,宜慎用或忌用。

根据药物作用特点不同,本章药物可分为利水消肿药、利尿通淋药和利湿退黄药三类。

13.1 利水消肿药

本节药物性味甘淡平或微寒,主入肾和膀胱经。淡能渗泄,偏于渗利水湿之邪,服药后能使小便通畅,尿量增多,故具有利水消肿作用。用于水湿内停之水肿、小便不利以及泄泻、痰饮等证。

茯　苓
《本经》

来源　为多孔菌科真菌茯苓的菌核。多寄生于松科植物赤松或马尾松等树根上。野生或栽培。主产于云南、湖北、四川等地。7~9月采挖,除去泥沙,堆置"发汗",后摊开晾干,再行"发汗",晾干。如此反复3~4次,最后晾至全干。或将鲜茯苓切制阴干。生用。

性能　甘、淡,平。归心、脾、肾经。

功效　利水渗湿,健脾,安神。

应用

1) 水湿停滞的水肿、小便不利等症。本品甘补淡渗,性平作用和缓,又无寒热之偏,既能利水渗湿,又能健脾补中,为利水渗湿要药。可用治寒热虚实各种水肿,而以脾虚饮停者最宜。

2) 脾虚诸证。本品能健脾补中。可用治脾胃虚弱、食少纳呆、倦怠乏力等。

3) 心悸,失眠。本品益心脾而宁心安神。用治心脾两虚,气血不足之心神不宁。

用量用法　10~15克。

附药

茯苓皮　为茯苓菌核的黑色外皮。性味同茯苓,功专行皮肤水湿。多用于皮肤水肿,常与大腹皮、生姜皮、五加皮、陈皮等同用,如五皮饮。用量15~30克。

茯神　为茯苓菌核生长中天然抱有松根者,亦称抱木神。性味同茯苓。有宁心安神之功,专用于心神不安、惊悸、健忘等。用量同茯苓。

薏苡仁
《本经》

来源　为禾本科多年生草本植物薏苡仁的成熟种仁。我国大部分地区均产,主产于福建、河北、辽宁等地。秋季果实成熟时采割植株,晒干,打下果实,再晒干,除去外壳及种皮。生用或炒用。

性能　甘、淡,微寒。归脾、胃、肺经。

功效　利水渗湿,健脾,除痹,清热排脓。

应用

> 治脾虚水湿内停诸证,不仅要利水渗湿,也需健脾补气,茯苓、薏苡仁、白术、黄芪均为适用,四药皆能补脾利水,茯苓平和,薏苡仁力缓,黄芪、白术较强。
>
> 链接

1) 水肿,脚气及脾虚泄泻等。本品甘补淡渗,既能利湿,又能健脾,功似茯苓。凡脾虚湿滞者尤为适用。本品其性偏凉,能清利湿热,亦可用于湿热淋证。

2) 湿痹,筋脉拘挛。本品能渗水湿,又能舒筋脉,有缓急除痹之效。

3) 肺痈,肠痈。本品能清肺和大肠之热,有消痈排脓之效。

用量用法　10~30克。清利湿热宜生用,健脾止泻宜炒用。本品力缓,用量宜大。除入汤剂、丸散外,亦可作粥食用,为食疗佳品。

猪　苓
《本经》

来源　为多孔菌科真菌猪苓的菌核。寄生于桦树、枫树、柞树等的腐朽根上。主产于陕西、河北、云南等地。春秋二季采挖,去泥沙,晒干。切片入药,生用。

性能　甘、淡,平。归肾、膀胱经。

功效　利水渗湿。

应用　水肿,小便不利,泄泻,淋浊等。本品甘淡渗泄,利水作用较茯苓强,凡是水湿滞留者均可选用。

用量用法　5~10克。

使用注意　无水湿者忌用。

泽　泻
《本经》

来源　为泽泻科多年生沼泽植物泽泻的块茎。主产于福建、四川、江西等地。冬季茎叶开始枯萎时采挖,洗净,用微火烘干,撞去须根及粗皮,以水润透切片,晒干。麸炒或盐水炒用。

性能　甘、淡,寒。归肾、膀胱经。

功效　利水渗湿,泄热。

应用　水肿,小便不利,泄泻,淋浊,带下,痰饮等。本品甘淡渗湿,其利水作用较茯苓强,且性寒能泄肾与膀胱之热,下焦湿热者尤为适宜。

用量用法　5~10克。

13.2　利尿通淋药

本节药物性味多苦寒,或甘淡而寒性较著。主入膀胱、肾经。苦能降泄,寒能清热,入下焦,尤能清利下焦湿热,长于利尿通淋。多用治小便短赤、热淋、血淋、石淋及膏淋等证。

车　前　子
《本经》

来源　为车前科多年生草本植物车前或平车前的成熟种子。前者分布全国各地,后者分布北方各省。主产于黑龙江、辽宁、河北等地。夏秋二季种子成熟时采收果穗,晒干,搓出种子,除去杂质。生用或盐水炒用。

性能　甘,寒。归肾、肝、肺经。

功效　利尿通淋,渗湿止泻,清肝明目,清肺化痰。

应用

1)水肿,淋证。本品甘而滑利,寒凉清热,能利膀胱湿热,有利尿通淋之功。对湿热下注于膀胱而致小便淋漓涩痛者尤为适宜。

2)暑湿泄泻。本品能利水湿,分清浊而止泻,即利小便以实大便。故用治湿盛于大肠而小便不利之水泻。

3)目赤涩痛。本品善清肝热而能明目。

4)痰热咳嗽。本品入肺经,能清肺化痰止咳。

用量用法　6~12克,大剂量可用至30克。宜包煎。外用可研末撒或煎水洗。

滑　石
《本经》

来源　为硅酸盐类矿物滑石族滑石的矿石,主含含水硅酸镁。主产于山东、江西、山西、辽宁等地。全年可采。研粉或水飞用。

性能　甘、淡、寒。归胃、膀胱经。

功效　利尿通淋,清解暑热,收湿敛疮。

应用

1) 小便不利,淋沥涩痛。本品淡能渗湿,寒能清热,滑能利窍,有通利小便,利尿通淋之效,是治湿热淋证常用药。

2) 暑湿,湿温。本品甘寒,既能利湿,又能清解暑热,是治暑湿证之常用药。

3) 湿疮,湿疹。本品外用有清热收湿敛疮作用。

用量用法　10~15克,宜包煎。外用适量。

使用注意　脾虚,热病伤津及孕妇忌用。

> 湿胜则泄泻,治法颇多。祛湿以止泻,可以燥湿,也可化湿。然渗湿以止泻,即利小便以实大便,实止泻之大法也。凡渗利之品如车前子、滑石、茯苓、猪苓、泽泻、白术、薏苡仁均为常用之品,所谓"治湿不利小便,非其治也。"

关　木　通
《本经》

来源　为马兜铃科藤本植物东北马兜铃的藤茎。主产于吉林、辽宁、黑龙江等省。秋季采收。晒干,切片,生用。

性能　苦,寒。归心、小肠、膀胱经。

功效　利尿通淋,通经下乳。

应用

1) 热淋涩痛,心烦尿赤。本品苦降寒清,能上清心火,下利湿热,使湿热之邪下行从小便排出。用治心火上炎,口舌生疮,或心火下移下肠而致的心烦尿赤等症。

2) 经闭乳少,湿热痹痛。本品通经下乳,并能利血脉通关节。用治乳汁短少或不通,血瘀经闭,湿热痹痛。

用量用法　3~9克。

使用注意　据报道,关木通60克水煎服,有致急性肾衰竭者,故用量不宜大。

> 历代本草所载木通均无毒,惟《本草新编》记述其"不可多用,多用则泄人元气"。现代研究证明,关木通及马兜铃科药材如马兜铃、青木香、天仙藤等均有毒,可导致中毒性肾病。

通　草
《本草拾遗》

来源　为五加科灌木植物通脱木的茎髓。主产于贵州、四川、云南等地。秋季采收,晒干。切片生用。

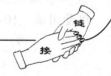

性能　甘、淡,微寒。归肺、胃经。

功效　清热利湿,通经下乳。

应用

1) 湿热之小便不利,淋沥涩痛等。本品淡渗清降,能通利水道,引热下行,为滑利通导之品,但平和力缓,湿热不甚者宜之。

2) 产后乳汁不下或不畅。本品能通行经络而下乳汁。

用量用法　5～10克。

瞿　麦
《本经》

来源　为石竹科多年生草本植物瞿麦和石竹的带花全草。全国大部分地区有分布,主产于河北、河南、辽宁、江苏等地。夏秋季花果期采割,干燥。生用。

性能　苦,寒。归心、小肠、膀胱经。

功效　利尿通淋,活血通经。

应用

1) 湿热淋证。本品苦寒泄降,能清心与小肠火,导热下行,而有利尿通淋之功,为治淋要药。尤以热淋、血淋最为适宜。

2) 血热瘀阻之经闭或月经不调。本品能活血通经。

用量用法　10～15克。

使用注意　孕妇忌服。

萹　蓄
《本经》

来源　为蓼科一年生草本植物萹蓄的全草。全国各地均产。夏季茎叶生长茂盛时采收。割取地上部分,晒干。生用。

性能　苦,微寒。归膀胱经。

功效　利尿通淋,杀虫止痒。

应用

1) 湿热淋证。能清下焦湿热,利尿通淋。故对于小便短赤、淋沥涩痛之证,单用有效。

2) 虫积腹痛,湿疹阴痒。本品善杀虫,止痒。

用量用法　10～30克。鲜品加倍。外用适量。

地　肤　子
《本经》

来源　为藜科一年生草本植物地肤的成熟果实。全国大部分地区有产。秋季果实成熟时割取全株,晒干,打下果实,除去杂质。生用。

性能　苦,寒。归膀胱经。

功效　清热利湿,止痒。

应用

1）淋证。本品苦寒降泄,能清利下焦湿热。用治膀胱湿热、小便不利、淋沥涩痛之症。

2）风疹,湿疮,周身瘙痒等证。本品有清热利湿、止痒作用。

用量用法 10~15克。外用适量。

海 金 沙
《嘉 本草》

来源 为海金沙科多年生攀缘蕨类植物海金沙的成熟孢子。主产于广东、浙江等地。秋季采收。晒干。生用。

性能 甘,寒。归膀胱、小肠经。

功效 利尿通淋。

应用

1）各种淋症。本品性寒降泄,善清小肠、膀胱湿热,功专利尿通淋,尤善止尿道疼痛,为治诸淋涩痛之要药。

2）小便不利,水肿。本品又能利水消肿,尤以湿热肿满为宜。

用量用法 6~12克,宜包煎。

石 韦
《本经》

来源 为水龙骨科多年生常绿草本植物庐山石韦和石韦或有柄石韦的叶片。各地普遍野生。主产于浙江、湖北、河北等地。四季均可采收。除去根茎及根,晒干。切碎生用。

性能 苦、甘,微寒。归肺、膀胱经。

功效 利水通淋,清肺止咳。

应用

1）湿热淋证。为清热利尿通淋常用药。又有凉血止血之功,故用治血淋涩痛尤宜。

2）肺热咳嗽气喘证。本品能清肺热,止咳平喘。

此外,本品寒凉,入血分又能凉血止血。故亦可用于血热出血证。

用量用法 5~10克。大剂量30~60克。

冬 葵 子
《本经》

来源 为锦葵科一年生草本植物冬葵的成熟种子。全国各地均有分布。夏秋季种子成熟时采收。生用或捣碎用。

性能 甘,寒。归大肠、小肠、膀胱经。

功效 利水通淋,下乳润肠。

应用

1）水肿,淋证。本品甘寒滑利通窍,有利尿通淋之功。

2）乳汁不行,乳房胀痛。本品有下乳之功。

此外,本品能润肠通便,可治肠燥便秘。

用量用法　　10~15 克。

使用注意　　孕妇慎用。

灯 心 草
《开宝本草》

来源　　为灯心草科多年生草本植物灯心草的茎髓。全国各地均产。主产于江苏、四川、云南等地。夏、秋采收。晒干。生用。

性能　　甘、淡,微寒。归心、肺、小肠经。

功效　　利尿通淋,清心除烦。

应用

1) 小便不利,淋沥涩痛。能清热利尿通淋。

2) 心烦不眠,小儿夜啼,惊痫。取其清心除烦之效。

此外,本品煅存性研末,吹喉,可治喉痹。

用量用法　　1.5~2.5 克。或入丸散。

萆　薢
《本经》

来源　　为薯蓣科多年生蔓生草本植物绵萆薢和粉背薯蓣的根茎。主产于浙江、湖北、广西等地。春、秋季采挖。切片,晒干。生用。

性能　　苦,微寒。归肝、胃经。

功效　　利湿去浊,祛风除湿。

应用

1) 膏淋,白浊证。本品能利湿而分清去浊,为治小便混浊或如米泔之膏淋要药。亦可用治妇女白带而属湿盛者。

2) 风湿痹证。本品能祛风除湿,通络止痛,并能强筋骨。善治腰膝痹痛,筋脉屈伸不利。

用量用法　　10~15 克。

使用注意　　肾阴亏虚,遗精滑泄者慎用。

13.3　利湿退黄药

本节药物多苦寒,主入脾胃肝胆经。苦泄湿浊,寒能清热,有清热利湿退黄之效。主要用于湿热黄疸证。若热盛火旺者,可配清热泻火、清热解毒药;湿重者,可与燥湿或化湿药同用。若阴黄寒湿偏重者,则须与温里药配用。

茵 陈 蒿
《本经》

来源　　为菊科多年生草本植物茵陈蒿或滨蒿等的全草。我国大部分地区有分布,主产于陕西、山西、安徽等地。春季幼苗高约 10 厘米时采收。除去根及杂质,晒干。生用。

性能　　苦,微寒。归脾、胃、肝、胆经。

功效 清利湿热,利胆退黄。

应用

1)黄疸。本品苦泄除湿,寒能清热,善清利脾胃肝胆湿热,使之从小便出,有良好的利湿退黄之效,故为治黄疸要药。

2)湿温,湿疹,湿疮。本品有清热利湿之功。可用于湿疹、湿疮、风疹瘙痒等症。

用量用法 10~30克。外用适量。

使用注意 蓄血发黄及血虚萎黄者忌用。

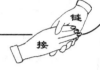

黄疸,中医通常分为阳黄和阴黄二种。治阳黄,常用茵陈蒿与栀子、大黄、配伍,以清泄湿热退黄;治阴黄,常用茵陈蒿与附子、干姜配伍,以散寒除湿退黄。

金钱草

《纲目拾遗》

来源 为报春花科多年生草本植物过路黄(神仙对坐草)的全草,习称大金钱草。江南各省均有分布。夏秋二季采收。晒干切段。生用。

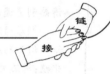

金钱草治石淋,可单用大剂量煎汤代茶饮,也常与海金沙、鸡内金、滑石等配伍以加强排石作用。

性能 甘、淡,微寒。归肝、胆、肾、膀胱经。

功效 除湿退黄,利尿通淋,解毒消肿。

应用

1)湿热黄疸。本品能清肝胆而利湿热,有清热利湿退黄之效。

2)石淋热淋。本品能利尿通淋,排除结石,为治石淋之要药。

3)恶疮肿毒,毒蛇咬伤。本品有解毒消肿作用。

用量用法 30~60克。鲜品加倍。外用适量。

虎 杖

《别录》

来源 为蓼科多年生草本植物虎杖的根茎和根,茎叶亦可入药。我国大部分地区均产。主产于江苏、江西、山东、四川等地。春秋二季采挖,除去须根,洗净,趁新鲜切片,晒干。生用或鲜用。

性能 苦,寒。归肝、胆、肺经。

功效 利胆退黄,清热解毒,活血祛瘀,祛痰止咳。

应用

1)湿热黄疸,淋浊带下。本品苦寒,善清泄肝胆及下焦湿热,既能利胆退黄,又能利湿通淋。

2)烧烫伤,痈肿疮毒,毒蛇咬伤等。本品有清热解毒作用。若水烫火伤而致肤腠灼痛或溃后流黄水者,单用研末,香油调敷。若湿毒蕴结肌肤所致痈肿疮毒,以虎杖根烧灰贴,或用煎汤洗患处。若治毒蛇咬伤,可取鲜品捣烂敷患处,亦可煎浓汤内服。

3)血瘀经闭,跌打损伤。有活血祛瘀止痛之功。

4)肺热咳嗽。本品既能降泄肺热,又能化痰止咳。

此外,还有泻下通便作用,用于热结便秘。

用量用法 10~30克。外用适量。

使用注意 孕妇忌服。

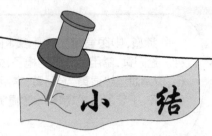

利水渗湿药,功能渗利水湿,能利小便。主要适用于水湿停留,小便不利之证。本类药物分为利水消肿、利尿通淋、利湿退黄药三类。

利水消肿药多属甘淡之品,主入肾和膀胱经,能渗泄水湿,使小便通畅,尿量增多,有淡渗利水消肿之效。主要适用于水肿、尿少及痰饮、泄泻、带下等证。

利水消肿药中,茯苓、薏苡仁、猪苓、泽泻均有利水渗湿,消除水肿之功。然茯苓、薏苡仁甘补力缓,有健脾止泻之效,以脾虚湿盛者为宜;薏苡仁微寒,则能清热排脓,利湿除痹;猪苓利水作用较强;泽泻兼泄肾及膀胱邪热,以下焦有湿热者为宜。

利尿通淋药多属甘寒或苦寒之品,主入膀胱和肾经,能清利下焦膀胱湿热,使尿道通畅,有清热利尿通淋之效。主要适用于湿热诸淋及其他湿热为患,如暑湿、湿温等。

利尿通淋药中,车前子、滑石、木通、通草、瞿麦、萹蓄、地肤子、海金沙、石韦、冬葵子、灯心草、萆薢均为利尿通淋常用之品。然车前子能分清浊而止泻,长于治暑湿水泻,并能清肝明目,清肺化痰;滑石质重性滑,善利下窍,以清解暑热见长,外用尚能收湿敛疮;木通、通草均能通经下乳,而木通苦寒味重,清心火而通血脉,湿热盛者为宜,通草性缓力弱,轻证有虚者为宜;瞿麦兼能活血通经,诸淋皆宜;石韦又能凉血止血,为治血淋之佳品,并有清肺止咳之效;海金沙善止尿道疼痛,为治诸淋涩痛之要药;萹蓄、地肤子均能止痒。而萹蓄力强,地肤子力弱;冬葵子质润性滑,润肠下乳;萆薢分清别浊,利湿而善治膏淋,并能祛风湿,强筋骨;灯心草则长于清心除烦。

利湿退黄药多属苦寒之品,主入肝、胆经,能清利肝胆湿热,有清热利湿退黄之效。主要适用于肝胆湿热之黄疸。

利湿退黄药中,茵陈蒿善清脾胃肝胆湿热,为退黄之要药,各种黄疸均宜;金钱草利湿退黄之外,并善利尿通淋,尤于石淋、砂淋为要药,并能解毒消肿;虎杖既能清利湿热以退黄,并能利尿通淋,诸淋均宜,且有活血祛瘀、清热解毒、祛痰止咳之效。

目标检测

1. 何谓利水渗湿药? 分几类? 各有何特点?
2. 试述猪苓与茯苓功效的不同点。
3. 为什么说薏苡仁是一味清补利湿之品?
4. 试述泽泻、车前子、滑石功用的异同点。
5. 木通与通草的性能、功效有何不同。
6. 金钱草功效应用的特点是什么?

14 泻 下 药

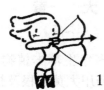

学习目标

1. 简述泻下药的概念、作用、适应证及使用注意
2. 说出攻下药,润下药,峻下逐水药的性能特点及适用范围
3. 理解各味药物的性能与功效的关系及泻下攻积、润肠通便、峻下逐水的概念
4. 叙述大黄、芒硝、甘遂、牵牛子的功效、应用

凡能引起腹泻、滑利大肠、促进排便的药物,称为泻下药。

泻下药药性沉降,主入大肠经,能通利大便,并排除宿食、湿浊水饮、瘀血、虫积等胃肠积滞及有毒物质,因而,具有泻下通便、消积导滞之效。部分药还可使实热下泄,有导热下行、清热泻火等功效。

泻下药主要用于大便秘结,胃肠积滞、实热内结及水肿停饮等里实证,以及瘀血证、热毒疮疡、虫积、喉痹等症。

根据本类药物作用的特点及适用范围的不同,泻下药分为攻下药、润下药和峻下逐水药三类。

使用泻下药时应:里实兼有表证者,当先解表而后攻里,或表里双解,以免表邪内陷;里实而正虚者,应与补益药同用,攻补兼施,扶正以祛邪;药性峻烈者易伤正气,久病体弱及妇女胎前产后、经期,均应慎用或忌用;泻下作用较强的药物易伤脾胃,应中病即止,慎勿过剂,脾胃虚弱者,更应慎用,并应注意顾护胃气,配伍健脾养胃药。

14.1 攻 下 药

攻下药性味大多苦寒,主入胃、大肠经,具有较强的泻下通便作用,并能清热泻火。主要适用于实热积滞,大便秘结之证以及温热病高热神昏、谵语发狂和火热上炎所致的头痛、目赤、咽痛、牙龈肿痛、吐血、衄血等症。对于以上实热证,无论有无便秘,均可取其苦寒泄降之性,用以清除实热,导热下行,起"釜底抽薪"之效。此外,对湿热泻痢,后重不爽者及饮食积滞,泻而不畅之证,也可配合本类药物以消导积滞;对于肠道寄生虫病,配合本类药物,可以促进虫体排出。

目前,根据中医学"六腑以通为用","通则不痛"的理论,临床上以攻下药为主,配合清热解毒药,活血祛瘀药,治疗胆石症、胆道蛔虫症、胆囊炎、急性胰腺炎、肠梗阻等急腹症,取得了良好效果。

攻下药在使用中,多配伍行气导滞药,以加强泻下作用,并消胀除满;对于冷积便秘者,需配伍温里药;对于急症、重症便秘者,应加大剂量并注意使用方法;病缓者,只须缓下,宜少量或以丸剂内服。

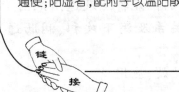

大黄治热结便秘,常与芒硝相须为用以增强泄热通便之效。若气滞者,可配伍厚朴、枳实以行气导滞;若气虚者,配人参以扶正攻里;血虚者,配当归以养血润肠通便;阳虚者,配附子以温阳散寒通便。

大　黄
《本经》

来源　为多年生草本植物掌叶大黄、唐古特大黄或药用大黄的根及根茎。掌叶大黄和唐古特大黄称北大黄,主产于青海、甘肃等地;药用大黄称南大黄,主产于四川。秋末茎叶枯萎或次春发芽前采挖。生用,或酒炒,炒炭,或蒸熟用。

性能　苦,寒。归脾、胃、大肠、心、肝经。

功效　泻下攻积,清热泻火,凉血解毒,止血,活血祛瘀。

应用

1）大便秘结、胃肠积滞。大黄苦寒沉降,峻下实热,荡涤肠胃,走而不守,有将军之勇,为治疗积滞便秘的要药,尤以热结便秘最为适宜。热谵语、大便燥结、痞满胀痛者本品通腑泄热。

2）火邪上炎,咽喉肿痛,目赤肿痛及牙龈肿痛等证。本品苦寒沉降,可清泄上炎之火,导热下行,具有清热泻火之功。

3）血热妄行之吐血、衄血。大黄不仅可泻胃肠实热,还可泻血分实热,有凉血止血之功。

4）热毒疮疡,水火烫伤。本品有清热泻火解毒之功,并借泻下通便作用,使热毒下泄。

5）瘀血证。大黄具有良好的活血祛瘀作用,为治疗瘀血证的常用药。

此外,大黄苦寒泄降,能清泄湿热,可用治湿热黄疸和淋证。

用量用法　5~10克。外用适量。生大黄泻下力较强,欲攻下者宜生用,入汤剂应后下,研末冲服或开水泡服,久煎则泻下力减弱;酒制大黄泻下力减,而活血力增,适用于瘀血证。大黄炭多用于出血证。

使用注意　本品攻下破瘀,药性峻烈,易伤正气,非实证不宜用,妊娠期、月经期及哺乳期妇女慎用或忌用。

芒　硝
《本经》

来源　为含硫酸钠的天然矿物,经精制而成的结晶体。产于河北、河南、山东、江苏、安徽省的碱土地区。将天然产品用热水溶解后过滤,冷却后析出的结晶,称朴硝或皮硝。皮硝与萝卜片加水共煮,取上层液,冷却,析出的结晶,称芒硝。芒硝风化失去结晶水即成白色粉末状的玄明粉,亦称元明粉。

性能 咸、苦,寒。归胃、大肠经。

功效 泻下通便,润燥软坚,清热泻火。

应用

1) 实热积滞,大便燥结。本品苦寒泄降,咸以软坚,寒以清热,故有泻热通便,润燥软坚之功,可荡涤胃肠实热积滞,善除燥屎。

2) 咽痛、目赤、口疮及痈肿疮疡。本品外用以清热泻火,消肿软坚。

用量用法 10~15克,冲入药汁内服或以开水溶化后服。外用适量。

使用注意 孕妇忌用。

番 泻 叶
《饮片新参》

来源 为豆科草本状小灌木植物狭叶番泻与尖叶番泻的叶。前者主产于印度、埃及、苏丹;后者主产于埃及的尼罗河上游地区。我国广东、广西、云南亦有栽培。九月采收,晒干。生用。

性能 甘、苦,寒。归大肠经。

功效 泻下导滞。

应用 便秘。本品苦寒,质黏润滑,主入大肠,可通便泻热,消积导滞,治疗热结便秘尤为适宜,也可用于习惯性便秘及老年性便秘。

此外,本品泻下以行水,治疗腹水胀满实证。

用量用法 缓下,1.5~3克;攻下,5~10克。入煎剂后下,或开水泡服。

使用注意 妇女妊娠期、月经期及哺乳期忌用。剂量过大可致恶心、呕吐、腹痛等症。

芦 荟
《药性论》

来源 为百合科多年生常绿植物库拉索芦荟及好望角芦荟的叶汁经浓缩而成的干燥物。主产于非洲、美洲,我国广东、广西、福建等地亦有栽培。全年可采,割开叶片,收集流出的汁液,熬成稠膏,冷却凝固后即得。

性能 苦,寒。归大肠、肝经。

功效 泻下通便,清肝除烦,杀虫疗疳。

应用

1) 热结便秘。本品大苦大寒,药性沉降,既可泻下通便以导滞,又能清肝泻火以除烦。善治热结便秘,而兼见肝经实热者。

2) 小儿疳积。本品有驱杀蛔虫、清热疗疳之功。单用研末外敷也可用治龋齿,均取其杀虫之效。

近来,用芦荟治疗雀斑、痤疮及皮肤粗糙等,发现其有美容护肤功能,并可作为保健品,预防感冒及扁桃体炎。

用量用法 1~2克,入丸散剂。外用适量。

使用注意　本品气味秽恶,苦寒伤胃。脾胃虚寒,食少便溏者及孕妇忌用。

14.2　润　下　药

润下药大多为植物种子或种仁,富含油脂,味甘质润,主入脾、大肠经,能润燥滑肠,使大便软化,易于排出。其泻下力缓,部分药物兼有滋补之功。适用于年老体弱,产后久病,热病伤津或失血后所致津枯、阴虚、血虚便秘。使用时应根据不同病情,配伍其他药物。若热病伤津所致便秘,当配伍养阴清热药;若血虚便秘,应配补血药;若兼气滞,则配行气药。

除本节收载的药物外,具有润下功能的药物还有瓜蒌仁、柏子仁、杏仁、桃仁、决明子、苏子、蜂蜜、当归、何首乌、肉苁蓉、锁阳、黑芝麻、胡桃仁、桑椹等药。

火　麻　仁
《本经》

来源　为桑科一草生草本植物大麻的成熟种仁。全国各地均有栽培。秋季果实成熟时采收。打碎,生用。

性能　甘,平。归脾、大肠经。

功效　润肠通便。

应用　肠燥便秘。本品甘平,质润多脂,有润燥滑肠之功,兼能补虚。凡老人、产妇及体弱而津枯血少便秘者,均可使用。

用量用法　10~30克。

郁　李　仁
《本经》

来源　为蔷薇科落叶灌木欧李或郁李的成熟种子。全国各地均产,主产于河北、辽宁、内蒙古等地,多系野生。秋季果实成熟时采收,取仁晒干,去皮,捣碎生用。

性能　辛、苦、甘,平。归大肠、小肠经。

功效　润肠通便,利水消肿。

应用

1)肠燥便秘。本品质润,而味辛苦,既能润肠通便,又能下气导滞,故用治肠燥便秘兼气滞之证。

2)水肿腹满、脚气浮肿。本品可利水消肿。

用量用法　5~12克。

使用注意　孕妇慎用。

14.3　峻下逐水药

本类药物大多有毒,主入大肠经,泻下作用峻猛,服后可引起剧烈腹泻,使水液从大便排出。部分药物兼有利尿作用。适用于水肿、鼓胀及悬饮等邪实而正未虚者。

本类药物力峻有毒,易伤正气,应"中病即止"不可久服,体虚者慎用,孕妇忌用。若正虚邪实者,应配伍补虚药,可采用先攻后补、先补后攻或攻补兼施的方法,以顾护正气。并应注意药物炮制、配伍、剂量、用法及禁忌证,以确保用药安全有效。

甘　遂
《本经》

　　来源　为大戟科多年生草本植物甘遂的根块。主产于陕西、河南、甘肃、山西等地。春初开花前或秋末叶茎枯萎后采挖。醋制过用。

　　性能　苦,寒。有毒。归肺、肾、大肠经。

　　功效　泻水逐饮,消肿散结。

　　应用

　　1) 水肿,鼓胀,悬饮等证。本品苦寒泄降,泻下之力峻猛,药后可致连续腹泻,使水饮排出体外,有攻逐水饮之效,尤善行经遂之水湿。

　　2) 风痰癫痫。本品有涤饮逐痰之功。

　　3) 痈肿疮毒。本品苦寒,外用可消肿散结。

　　用量用法　0.5~1克,入丸散剂,不入煎剂。内服醋制,可减低毒性。生品外用适量。

　　使用注意　孕妇及体弱者忌用。反甘草。

大　戟
《本经》

　　来源　为大戟科多年生草本植物大戟或茜草科多年生草本植物红芽大戟的根。前者又称京大戟,主产于江苏、四川、江西等地;后者称红大戟,主产于广东、广西、云南、贵州等地。于春季未发芽前或秋末茎叶枯萎时采挖。醋制过用。

　　性能　苦、辛,寒。有毒。归肺、肾、大肠经。

　　功效　泻水逐饮,消肿散结。

　　应用

　　1) 水肿,鼓胀,悬饮等证。本品泻水逐饮,功似甘遂而略逊,善泄脏腑之水湿,并有利尿消肿之效。

　　2) 痈肿疮毒,痰核瘰疬。本品性寒味辛,可攻毒消肿散结。

　　用量用法　1.5~3克。入丸散剂,每服1克。内服醋制可减低毒性。生品外用适量。

　　使用注意　孕妇及体虚者忌用。反甘草。

芫　花
《本经》

　　来源　为瑞香科落叶灌木植物芫花的花蕾。主产于安徽、江苏、浙江、四川、山东等地。春季花未开前采摘。醋制过用。

　　性能　辛、苦。温。有毒。归肺、肾、大肠经。

　　功效　泻水逐饮,祛痰止咳,杀虫疗疮。

　　应用

　　1) 水肿,鼓胀,悬饮及痰饮喘咳之证。芫花功似甘遂、大戟而力逊,善泻胸胁之水饮,兼可利尿消肿,并能祛痰止咳。

2)头疮,顽癣,白秃。本品外用有杀虫疗疮之功。

用量用法　1.5~3克。入散剂每次0.6克。外用适量。内服醋制,可减低毒性。生品外用适量。

使用注意　孕妇及体虚者忌用。反甘草。

巴　豆
《本经》

来源　为大戟科乔木植物巴豆的成熟种子。四川、广西、云南、贵州等地均有栽培。秋季果实成熟尚未开裂时采收,晒干,破壳取种子。用仁或制霜用。巴豆仁,用米汤或面汤浸伴巴豆后,曝晒或烘裂,去皮,取净仁,炒焦黑用;巴豆霜,将净仁碾碎,用多层吸油纸包裹,加热微烘,压榨去油后碾细,过筛用。

性能　辛,热。有大毒。归胃、大肠、肺经。

功效　峻下冷积,逐水退肿,祛痰利咽,蚀疮。

应用

1)冷积便秘之急重证。巴豆大辛大热,生用既可荡涤胃肠,开通闭塞,又可祛沉寒痼冷,古人喻其能"斩关夺门",故有峻下寒积之效。适用于寒、食积滞所致腹满胀痛,大便不通,甚则气急口噤暴厥者。

巴豆霜,药力略缓,可温通去积,消食祛痰,用治小儿乳食停积,痰壅惊悸者。

2)腹水鼓胀,水肿实证。本品有强烈的峻下逐水退肿作用。近代常配伍绛矾、神曲为丸,如含巴绛矾丸,用治晚期血吸虫性肝硬化腹水。

3)痰阻喉痹及寒实结胸证。本品可祛痰利咽以畅呼吸。近代用治白喉、喉炎所致急性喉梗阻,用巴豆霜吹喉,引起呕吐,可以解除梗阻。

4)痈肿脓成不溃及疥癣恶疮。本品外用可蚀疮排脓去腐。

用量用法　0.1~0.3克,入丸散剂。内服多制霜用,以减低毒性。外用适量。

使用注意　孕妇及体弱者忌用。畏牵牛。服巴豆时,不宜同时食热粥,热水等,以免加剧泻下;若药后泻下不止,用黄连、黄柏煎汤冷服,或食冷粥以缓解峻下之力。

牵 牛 子
《别录》

来源　为旋花科一年生攀缘性草本植物裂叶牵牛或圆叶牵牛的成熟种子。表面灰黑色者为黑丑;淡黄色者为白丑,同等入药。全国大部分地区均产。秋季果实成熟时采收。生用或炒用。

性能　苦,寒。有毒。归肺、肾、大肠经。

功效　泻下逐水,消痰涤饮,杀虫消积。

应用

1）水肿鼓胀。本品苦寒峻下，能通利二便，下气行水。其泻下之力虽不及甘遂、大戟、芫花，但仍为峻下之品，以水饮停蓄，正气未衰者为宜。

2）痰饮喘咳。本品苦寒沉降，入肺经，可泻肺平喘，消痰涤饮。

3）积滞便秘。本品少用可通利大便，清泻胃肠湿热积滞。

4）蛔虫腹痛。本品既能杀虫，又能泻下以排出虫体。

用量用法　3~10 克，打碎煎服。入丸散剂，每次 1.5~3 克。炒后药性减缓。

使用注意　孕妇及体虚者忌用。反巴豆。

商　陆
《本经》

来源　为商陆科多年生草本植物商陆的根。我国大部分地区均有产，以河南、安徽、湖北为主。秋季至次春采挖，切块或片，晒干或阴干。内服宜醋制用。

性能　苦、辛，寒。有毒。归肺、肾、大肠经。

功效　泻下利水，消肿散结。

应用

1）水肿，鼓胀。本品苦寒，沉降下行，可通利二便，以降水湿、消肿胀。适用于鼓胀、水肿伴大便秘结、小便不利的水湿肿满实证，疗效颇速。

2）痈肿疮毒。本品外用有消肿散结之功。

用量用法　5~10 克。外用过量。

使用注意　脾虚水肿及孕妇忌用。

千　金　子
《开宝本草》

来源　为大戟科二年生草本植物续随子的成熟种子。主产于河北、陕西、浙江、四川等地。秋季采收，晒干，同时去壳，打碎，蒸透后，用吸油纸包压去油取霜用。

性能　辛，温。有毒。归肝、肾、大肠、膀胱经。

功效　泻下逐水，破血消癥，攻毒杀虫。

应用

1）水肿，鼓胀。本品能峻下逐水，利尿消肿。

2）癥瘕，经闭。本品破瘀血，消癥瘕，通经脉。

用量用法　1~3 克，制霜入丸散剂，外用适量。

使用注意　体虚便溏及孕妇忌用。外用适量。

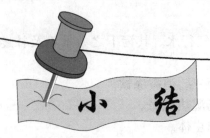

小　结

泻下药均属沉降之品,主入大肠经,具有通利大便,排除胃肠积滞及其他有毒物质的作用,主要适用于大便秘结,肠道积滞,实热内结及水肿停饮等里实证。分为攻下药、润下药和峻下逐水药三类。

攻下药性味苦寒,泻下之力较强,并能清热泻火,主治实热积滞,大便秘结。大黄、芒硝均有峻下热结,清热泻火功效,对于肠道实热积滞,大便秘结,痈肿疮毒等症,常相须为用。然大黄泻火解毒之力较强,既可除胃肠实热,也可清血分实热,还能清泄湿热,并有活血祛瘀、凉血止血之效,可用治血热吐衄、瘀血经闭、目赤肿痛、湿热淋症、黄疸等证。芒硝味咸,长于软坚润燥,善治燥屎坚结之证,又可外用治疗口疮、咽痛、目赤肿痛。芦荟泻下,清肝,杀虫,善治便秘兼肝经实火者及小儿疳积。番泻叶少用缓下,多用峻下,可用于多种便秘证。

润下药多为植物种仁,富含油脂,泻下之力较缓,可润燥滑肠,适用于各种原因所致津枯、阴伤、血少的肠燥便秘。火麻仁甘平质润,兼可补虚,适用于体虚肠燥便秘;郁李仁兼可下气利尿,适用于气滞肠燥便秘及水肿胀满等证。

峻下逐水药多具毒性,归大肠、肺、肾三经,泻下作用峻猛,能引起剧烈腹泻,使体内潴留的水液从大便排出,有泻水逐饮之效,部分药兼有利尿之功,主要适用于水肿,胸腹积水及痰饮喘满等邪实而正未虚之证。其中,甘遂、大戟、芫花均为泻水逐饮常用之品,多协同为用。然泻下之力以甘遂最强,大戟、芫花次之。甘遂善行经隧之水湿,大戟善泻脏腑之水湿,芫花善泄胸胁之水湿。三药毒性以芫花最烈,甘遂、大戟次之,内服均应醋制以减低毒性,并均反甘草。巴豆辛热,毒性最烈,为峻下冷积,逐水退肿之峻药,可治冷积便秘,心腹冷痛等急危重证。牵牛子泻下之力较其他峻下之品为缓,少则通便,多则下水。商陆苦寒,千金子辛温,均有毒,而能泻水利尿。

目标检测

1. 试述泻下药的概念、分类、功效、适应证及使用注意。
2. 试述大黄的功效、适应证、使用方法及注意事项。其泻下攻积之功,可用于哪些病症,临床如何配伍应用?
3. 试分析大黄与芒硝功效、主治之异同。
4. 试分析甘遂、大戟、芫花主治、功用之异同,其用法及使用时应注意什么?
5. 巴豆的用法、用量有何特点? 其使用注意有哪些?

15 消食药

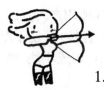

学习目标

1. 简述消食药的概念、作用、适应证及使用注意
2. 说出消食药的药性特点及适用范围;理解每味药的性能与功效的关系,明确消食化积的概念
3. 叙述山楂、神曲、麦芽、莱菔子、鸡内金的功效、应用

凡以消导积滞、促进消化、增进食欲为主要作用的药物,称为消食药,又叫消导药。

消食药大多味甘性平,主归脾胃二经,功能消食化积、运脾和中、开胃进食。适用于饮食积滞,脘腹胀满、嗳腐吞酸、恶心呕吐、不思饮食、大便失常及脾胃虚弱、消化不良之证。

使用本类药物,应根据食积的性质及其兼症,选择并配伍相应的药物。若宿食停积、脾胃气滞者,当配理气药以行气导滞。若脾胃气虚、运化无力者,须配健脾益胃药以标本兼顾、消补并用。若素体脾胃虚寒者,宜配温里药以温运脾阳、散寒消食。若兼湿浊中阻者,宜配芳香化湿药以化湿醒脾、消食开胃。若食积化热,可配伍清热药,或配苦寒轻下之品以泄热导滞。

山 楂
《本草经集注》

来源 为蔷薇科落叶灌木或小乔木植物山里红、山楂或野山楂的成熟果实。前二种习称"北山楂",后一种习称"南山楂"。全国大部分地区有产。秋季果实成熟时采收。北山楂切片、干燥,南山楂直接干燥。生用或炒用。

性能 酸、甘,微温。归脾、胃、肝经。

功效 消食化积,活血散瘀。

应用

1) 肉食积滞证。本品味酸而甘,微温不热,功擅健脾和中,消积化滞,为消化油腻肉食积

> 山楂、神曲、麦芽并用,谓之三仙,可治各类食积,以山楂善消肉食积滞,神曲善消酒食及水果积滞,麦芽善消米面积滞也。

滞之要药。凡肉食积滞之脘腹胀满、嗳气吞酸、腹痛便溏者,单用煎服即有效。

2)泻痢腹痛,疝气疼痛。本品能消积化滞以止痛,其核并能散结。现在常用于治疗急性细菌性痢疾。

3)瘀阻胸腹痛、痛经。本品性温,通行化滞,有活血祛瘀止痛之功。治产后瘀阻腹痛、恶露不尽,或瘀阻痛经。

此外,近年临床常用本品制剂治疗高血压、冠心病及高血脂症等。

用量用法　10~15克,大剂量30克。生山楂用于消食散瘀,焦山楂用于止泻止痢。

神　曲
《药性论》

来源　为面粉和其他药物混合后经发酵而成的加工品。全国各地均产。其制法是以面粉或麸皮与杏仁泥、赤小豆粉,以及鲜青蒿、鲜苍耳、鲜辣蓼自然汁,混合拌匀,使干湿适宜,做成小块,放入筐内,复以麻叶或楮叶,保温发酵一周,长出黄菌丝时取出,切成小块,晒干即成。生用或炒至略具焦香气用。

性能　甘、辛,温。归脾、胃经。

功效　消食和胃。

应用　饮食积滞证。本品辛不烈,甘不壅,温不燥,有消食健胃、和中止泻之功。常用治食滞脘腹胀满、食少纳呆、口苦无味、肠鸣腹泻者。

此外,凡丸剂中有金石、贝壳类药物者,可用本品糊丸以助消化,如磁朱丸。本品亦有回乳之效,用神曲炒为末冲服可断乳。

用量用法　6~15克,大剂量可用至30克。可入丸散剂。

附药

建曲　又名泉州神曲、范志曲、老范志神曲。为麦粒、麸皮、紫苏、荆芥、防风、羌活、厚朴、白术、木香、枳实、青皮等数十种药物经发酵专制而成,主产于福建泉州。性味苦微温。消食化积功效与神曲相似,并能理气化湿、健脾和中,还善用治暑湿泄泻、呕吐不食。用量用法与神曲同。

麦　芽
《药性论》

来源　为禾本科一年生草本植物大麦的成熟果实经发芽干燥而成。全国各地均产。将麦粒用水浸泡后,保持适宜温、湿度,待幼芽长至约0.5cm时,晒干。生用或炒黄用。

性能　甘,平。归脾、胃、肝经。

功效　消食健胃,回乳消胀。

应用

1)米面薯芋食滞证。本品气味俱薄,味甘性温,善健运脾气,为利中有补之品,能促进淀粉类食物的消化。

2)回乳。本品消食导滞,又可宽中下气。气下血降,则乳汁不生,用之回乳有良效。

此外,本品兼能疏肝解郁,用于肝气郁滞或肝胃不和之胁痛、脘腹痛等,作为辅助药可与其他疏肝理气药同用。

用量用法　10~15克,大剂量 30~120 克。生麦芽功偏消食健胃,炒用多用于回乳消胀。
使用注意　授乳期妇女不宜使用。

莱 菔 子
《日华子本草》

来源　为十字花科一年生或二年生草本植物萝卜的种子。全国各地均产。初夏采收成熟种子,晒干。生用或炒用。用时捣碎。

性能　辛、甘,平。归脾、胃、肺经。

功效　消食除胀,降气化痰。

应用

1) 食积气滞证。本品味辛能行散,善下气消壅,消食化积之中,尤善行气消胀。故多用治食积气滞所致脘腹胀满、嗳气吞酸、腹痛等。

2) 咳喘痰多、胸闷食少。本品能开能降,通上行下,有消食开胃、化痰止咳、降气平喘之功。

用量用法　6~10克。生用涌吐风痰,炒用消食下气化痰。用时宜打碎。

使用注意　本品辛散耗气,故气虚及无食积、痰滞者慎用。又不宜与人参同用。

鸡 内 金
《本经》

来源　为雉科动物家鸡的砂囊角质内壁。全国各地均产。杀鸡后,取出鸡肫,立即取下内壁,洗净,晒干。生用或炒用。

性能　甘、涩,平。归脾、胃、小肠、膀胱经。

功效　健脾消食,涩精止遗,化石通淋。

应用

1) 饮食积滞,小儿疳积。本品味甘、性平,有较强的消食化积作用,并能健运脾胃,广泛用于米面薯芋肉食等各种食滞证。

2) 肾虚遗精、遗尿。本品味甘而涩,能益脾胃之气,济生化之源,补州都,缩尿止遗。

3) 砂石淋证。本品能消积磨坚、通淋化石。

用量用法　3~10克;研末服,每次1.5~3克。研末用效果比煎剂好。

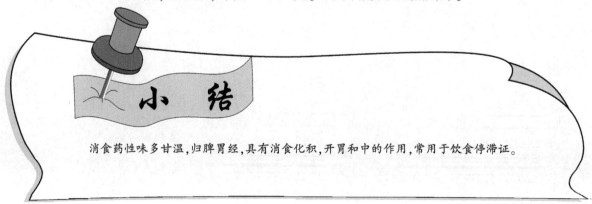

小 结

消食药性味多甘温,归脾胃经,具有消食化积,开胃和中的作用,常用于饮食停滞证。

本章药物均为消食化积之品,同治食积不消之证。然山楂擅长消除油腻肉食积滞,兼有活血散瘀之效,尚可治产后瘀阻、疝气疼痛;神曲可促进金石类药物的消化吸收,兼有健脾和胃及透表之效,尤适宜于脾虚食积或兼表证者;麦芽善消面食积滞,兼有回乳之效,还可用治断乳后乳汁郁滞,乳房胀痛;莱菔子善治面食积滞,长于行气除胀,又有降气化痰之效,多用于兼脘腹胀满者,还可用治痰壅喘咳。鸡内金消食化积作用最强,适用于一切食积停滞之证,兼能固精止遗、化石通淋,可用治遗尿、遗精、砂淋、石淋等证。

目标检测

1. 山楂、神曲、麦芽、莱菔子、鸡内金均有消积导滞之功,各有何不同?
2. 鸡内金为何可以化石?
3. 麦芽因何而能回乳?

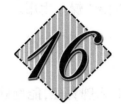

16 理 气 药

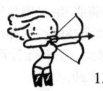

学习目标

1. 简述理气药的概念、作用、适应证及使用注意
2. 说出理气药的共性和药物的药性特点及适用范围；理解各药物的性能与功效的关系；明确理气和中、疏肝解郁、行气宽胸、破气散结等概念
3. 叙述橘皮、青皮、枳实、木香、香附、川楝子、乌药、薤白、大腹皮的功效、应用

凡能疏理气机，使气行通畅，以治疗气滞或气逆证为主要作用的药物，称理气药，又称行气药。其中作用强的药物称破气药。

理气药大多气香性温，味辛而苦。辛能行散，苦泄壅滞，芳香走窜，性温通行。主入脾、胃、肝、肺经。分别具有行气止痛、理气和中、疏肝解郁、行气宽中、破气散结等不同的功效。有些药物有降逆止呕、降气平喘、下气导滞的作用。理气和中类药物，主要用治脾胃气滞所致脘腹胀痛、嗳气吞酸、恶心呕吐、腹泻或便秘等。疏肝解郁类，主要用治肝气郁滞所致胁肋胀痛、抑郁不乐、疝气疼痛、乳房胀痛、月经不调等。理气宽胸类，主要用治肺气壅滞所致胸闷胸痛、咳嗽气喘等。

脏腑之间有着密切的联系，肝失疏泄每易导致脾胃气滞，而脾失健运，聚湿生痰也会影响肺气的宣降，故临床应用时既要选择适当的药物，更需注意药物间的相互配合，针对病证处方用药。若脾胃气滞因于饮食积滞者，宜配消导药用；因于脾胃气虚者，配补中益气药用；因于湿热阻滞者，配清热除湿药用；因于寒湿困脾者，配苦温燥湿药用。若肝气郁滞因于肝血不足者，配养血柔肝药用；因于肝经受寒者，配温肝散寒药用；因于瘀血阻滞者，配活血祛瘀药用；肝郁化火者，配清肝泻火药。若肺气壅滞因于外邪客肺者，配宣肺解表药用；因于痰饮阻肺者，配祛痰化饮药等。

本类药物性多辛温香燥，易耗气伤阴，故气阴不足者慎用。

橘　皮
《本经》

来源　为芸香科常绿小乔木植物橘及其栽培变种的成熟果皮。主产于广东、福建、四川、浙江、江西等地。秋末冬初果实成熟时采收果皮,晒干或低温干燥。生用。

性能　辛、苦、温。归脾、肺经。

功效　理气健脾,燥湿化痰。

应用

1) 脾胃气滞证。本品味辛行气,苦能燥湿,温能散寒,入脾胃经,能健脾开胃,行气止痛。对脾胃气滞之脘腹胀痛、嗳气、恶心呕吐、泄泻,用之尤为适宜。

2) 湿阻中焦证。本品有燥湿运脾之效。用治湿浊中阻之脘闷腹胀,纳呆倦怠等。

3) 湿痰、寒痰咳嗽。本品既能燥湿化痰,又能温化寒痰,且辛行苦泄能宣肺止咳,故为治痰之要药。

用量用法　3~10克。

>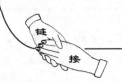
> 橘皮、青皮,枳实、枳壳,皆一体二用,未熟者性较酷烈,已熟者性较和平;酷烈者消坚破滞,和平者渐消缓散;已熟者浮而升以治高,未熟者沉而降以治下。

青　皮
《本草图经》

来源　为橘及其栽培变种的幼果或未成熟果实的果皮。产地同橘皮。5~6月间收集自落的幼果,晒干,称为"个青皮";7~8月间采收未成熟的果实,在果皮上纵剖成四瓣至基部,晒干,习称"四花青皮"。生用或醋炙用。

性能　苦、辛,温。归肝、胆、胃经。

功效　疏肝破气,散结消滞。

应用

1) 肝气郁滞诸证。本品辛散温通,苦泄下行,入肝胆气分,性锐沉降,有疏肝破气之效。治肝郁胸胁胀痛,乳房胀痛或结块,乳痈肿痛,寒疝疼痛,经行不畅等。

2) 食积气滞腹痛。本品辛行苦降温通,有消积化滞、行气止痛之功。

此外,取本品破气散结之功,可用于气滞血瘀之癥瘕积聚、久疟癖块等。

用量用法　3~10克。醋炙疏肝止痛力强。

枳　实
《本经》

来源　为芸香科常绿小乔木植物酸橙及其栽培变种,或香橼和枸橘的幼果。主产于四川、江西、福建、浙江、湖南、江苏等地。7~8月间采集果实,自中部横切为两半,晒干或低温干燥。用时洗净、闷透,切薄片,干燥。生用或麸炒用。

性能　苦、辛,微寒。归脾、胃、大肠经。

功效　破气除痞,化痰消积。

应用

1）食积、便秘、痢疾等胃肠气滞证。本品气香味厚,辛开苦降,走而不守,善破气除痞而除胀满,消积导滞而开坚结。

2）痰滞胸脘痞满,胸痹结胸。本品能行气化痰以消痞,破气除满而止痛。治胸阳不振、痰阻胸痹,痰热结胸,心下痞满,食欲不振。

此外,本品尚可用于胃扩张、胃下垂、脱肛等脏器下垂的病证,可与补气、升阳药同用,以增强疗效。

用量用法 3~10 克,大量可用至 15 克。炒后性较平和。

使用注意 脾胃虚弱及孕妇慎用。

附药

枳壳 为芸香科小乔木植物酸橙及其栽培变种的接近成熟的果实(去瓤),生用或麸炒用。性味、归经、功用与枳实同,但作用较缓和,长于行气宽中除胀。用量用法同枳实。

木 香
《本经》

来源 为菊科多年生草本植物木香的根。木香产于云南、广西者,称为云木香。川木香主产于四川、西藏等地。产于印度、缅甸者,称为广木香。秋、冬季采挖,晒干。生用或煨用。

性能 辛、苦,温。归脾、胃、大肠、胆经。

功效 行气,调中,止痛。

应用

1）脾胃气滞证。本品辛行苦泄温通,善开壅导滞,升降诸气,能通行脾胃之滞气,为行气止痛之要药。治脾胃气滞,脘腹胀痛,食少便溏。

2）泻痢里急后重。本品辛行苦降,归大肠经,善行大肠之滞气,为治湿热泻痢里急后重之要药。

3）胁痛、黄疸。本品能行气运脾,开郁止痛。故可用治脾失运化、肝失疏泄而致湿热郁蒸、气机阻滞之脘腹胀痛、胁痛、黄疸。

用量用法 3~10 克。生用行气力强,煨用行气力缓而多用于止泻。

沉 香
《别录》

来源 为瑞香科常绿乔木植物沉香及白木香含有黑色树赚的木材。白木香主产于海南、广东、云南、台湾等地;沉香主产于东南亚、印度等地。全年均可采收,割取含树脂的木材,除去不含树脂的部分,阴干。锉末。生用。

性能 辛、苦,温。归脾、胃、肾经。

功效 行气止痛,温中止呕,纳气墙喘。

应用

1）寒凝气滞之胸腹胀痛。本品气香味辛而性温,善散胸腹阴寒、行气止痛。

2）胃寒呕吐、呃逆。本品辛温散寒,味苦降泄,善温胃散寒、降逆止呕。

3）虚喘证。本品归肾经,既能温肾纳气,又能降逆平喘。用治下元虚冷、肾不纳气之虚喘证。

用量用法 1~3 克,宜后下。或磨汁冲服;或入丸散剂,每次 0.5~1 克。

檀 香
《别录》

来源 为檀香科常绿小乔木檀香的干燥木质心材。产于我国海南、广东、云南、台湾及印度、印度尼西亚等。以夏季采收为佳。水洗后镑片或劈碎后入药。生用。

性能 辛,温。归脾、胃、肺经。

功效 行气止痛,散寒调中。

应用 寒凝气滞所致胸腹冷痛、胃脘寒痛、呕吐食少。本品辛散温通,芳香醒脾,有利膈宽胸、散寒调中、行气止痛之功。

用量用法 1~3克,宜后下。或入丸散剂。

李时珍云:"香附得参、术则补气,得归、地则补血,得木香则流滞和中,得檀香则理气醒脾,得沉香则升降诸气,得川芎、苍术则总解诸郁,得栀子、黄连则能降火热,得茯神则交济心神,得茴香、破故纸则引气归元,得厚朴、半夏则决壅消胀,……得三棱、莪术则消磨积块,得艾叶则治血气、暖子宫。乃气病之总司,女科之主帅也。"

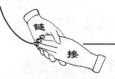

香 附
《别录》

来源 为莎草科多年生草本植物莎草的根茎。全国大部分地区均产,主产于广东、河南、四川、浙江、山东等地。秋季采挖,燎去毛须,晒干。生用,或醋炙用。

性能 辛、微苦、微甘,平。归肝、三焦经。

功效 疏肝理气,调经止痛。

应用

1) 肝气郁滞的胁痛,腹痛。本品辛能通行,苦能疏泄,微甘缓急,为疏肝解郁、行气止痛之要药,治肝气郁结之胁肋胀痛,寒凝气滞、肝气犯胃之胃脘疼痛、寒疝腹痛。

2) 肝郁月经不调,痛经,乳房胀痛。本品有疏肝解郁、行气散结、调经止痛之功。

用量用法 6~12克。醋炙止痛力增强。

川 楝 子
《本经》

来源 为楝科落叶乔木植物川楝的成熟果实。我国南方各地均产,以四川产者为佳。冬季果实成熟时采收。除去杂质,干燥。生用或炒用。用时打碎。

性能 苦,寒。有小毒。归肝、胃、小肠、膀胱经。

功效 行气止痛,杀虫疗癣。

应用

1) 肝胃不和所致诸痛证。本品苦寒降泄,能清肝火、泄郁热、行气止痛。多用治肝气郁滞或肝胃不和的胁肋作痛、脘腹疼痛及疝气疼痛。

2) 虫积腹痛。本品既能驱虫,又能止痛。

此外,以本品焙黄研末,制为软膏涂敷,可用治头癣。

用量用法 3~10克。外用适量。炒用寒性减弱。

使用注意 本品味苦性寒有毒,不宜过量或持续服用。

乌 药
《本草拾遗》

来源 为樟科灌木或小乔木植物乌药的根。主产于浙江、安徽、江西、陕西等地。全年均可采挖,除去细根,趁鲜切片,晒干。生用或麸炒用。

性能 辛,温。归肺、脾、肾、膀胱经。

功效 行气止痛,温肾散寒。

应用

1) 寒凝气滞所致胸腹诸痛证。本品辛散温通,能散寒行气以止痛。治胸胁闷痛,脘腹胀痛,寒疝腹痛,痛经。

2) 尿频,遗尿。本品有温肾散寒、缩尿止遗之功。治肾阳不足、膀胱虚冷之小便频数、小儿遗尿。

用量用法 3~10克。

佛 手
《滇南本草》

来源 为芸香科常绿小乔木或灌木植物佛手的果实。主产于广东、福建、云南、四川等地。于10~12月果实尚未变黄或刚变黄时采收,切成薄片晒干或低温干燥。生用。

性能 辛、苦,温。归肝、脾、胃、肺经。

功效 疏肝解郁,理气和中,燥湿化痰。

应用

1) 肝郁气滞,胸胁胀痛。本品辛行苦泄,性质温和,气香不烈,善疏肝解郁、行气止痛,行气除胀之力比止痛作用强。

2) 脾胃气滞证。本品既能疏肝解郁,又能行脾胃气滞,有行气导滞之效。治脾胃气滞之脘腹胀痛、呕恶食少。

3) 久咳痰多,胸闷胁痛。本品既可燥湿化痰,又能舒肝理气,一般不用于外感咳嗽初起,常用于咳嗽日久而痰多、胸膺作痛之证。

用量用法 3~10克。

香 橼
《本草拾遗》

来源 为芸香科常绿小乔木植物枸橼或香圆的成熟果实。主产于浙江、江苏、广东、广西等地。秋季果实成熟时采收。趁鲜切片,晒干。生用。

性能 辛、微苦、酸,温。归肝、脾、肺经。

功效 疏肝解郁,理气和中,燥湿化痰。

应用

1) 肝郁气滞,胸胁胀痛。功同佛手,但效力较逊。

2) 脾胃气滞证。本品辛行苦降,既能疏肝解郁,又能理气和中。用治脾胃气滞或肝胃不和证。

3）湿痰咳嗽痰多。本品有燥湿化痰止咳之功。

用量用法　3~10克。

薤　白
《本经》

来源　为百合科多年生草本植物小根蒜和薤的地下鳞茎。全国各地均有分布。主产于江苏、浙江等地。夏、秋二季采挖,洗净,除去须根,晒干。生用。

性能　辛、苦,温。归肺、胃、大肠经。

功效　通阳散结,行气导滞。

应用

1）胸痹证。本品辛散苦降,温通滑利,善散阴寒之凝滞,通胸中之阳气,开郁闭之痰结,为治胸痹之要药。

2）脘腹痞满胀痛,泻痢里急后重。本品性温滑利,上行下达,能宣壅导滞,利大肠,消胀止痛。治胃肠气滞,泻痢里急后重,胃寒气滞之脘腹痞满胀痛。

用量用法　5~10克。

大 腹 皮
《开宝本草》

来源　为棕榈科常绿乔木植物槟榔的果皮。主产于海南、福建、广西、云南等地。冬、春二季采收成熟果实,剥下果皮,打松,置水中浸泡,晒干,再打松,除去外果皮。生用。

性能　辛,微温。归脾、胃、大肠、小肠经。

功效　行气导滞,利水消肿。

应用

1）胃肠气滞证。本品能行气导滞,为宽中除胀之捷药。治气滞之脘腹痞胀、嗳气吞酸、大便秘结或泻而不爽。

2）水肿,脚气肿满。本品味辛,能直开肺气以利水消肿。

用量用法　5~10克。

柿　蒂
《本草拾遗》

来源　为柿树科落叶乔木植物柿的宿存花萼。主产于四川、广东、广西、福建、山东、河南等地。秋、冬二季果实成熟时采收或食用时收集,洗净、晒干。生用。

性能　苦、涩,平。归胃经。

功效　降气止呃。

应用　胃失和降所致呃逆证。本品味苦,善降胃气,为止呃要药。因其性平和,不寒不热,故凡胃气上逆所致呃逆,均可以本品为主。

用量用法　6~10克。

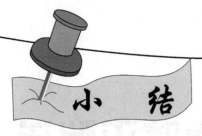

理气药多辛香走窜之品,多归肝、脾、胃、肺经,均有理气行滞、消胀止痛之效。主要适用于气滞和气逆证。

理气药中,橘皮、枳实、枳壳、木香、沉香、檀香、乌药、薤白、大腹皮等均长于理脾胃气滞而有行气和中之效,用治脾胃气滞证。香附、青皮、佛手、香橼、川楝子,既善疏肝解郁,又能理气和胃,有调和肝胃之效,用治肝郁气滞证或肝胃不和证。橘皮、佛手、香橼兼理肺气,有燥湿化痰之效,可治痰湿喘咳。橘皮与青皮、枳实与枳壳二组药物均来源相同。橘皮行气之力缓和,善理脾、肺之气滞,以理气和中、燥湿化痰为主;青皮行气之力峻猛,尤善理肝胆之气滞,以疏肝破气为主,并能消积导滞。枳实、枳壳均能行胃肠气滞,但枳实性猛力峻,能破气除痞,消积导滞,而枳壳作用缓和,长于宽中除胀。枳实、木香、薤白均能行气导滞,善治痢疾腹痛后重之症。枳实、薤白化痰散结除痞,善治胸痹脘痞。枳壳、大腹皮长于消除胀满,而大腹皮兼能利水。沉香、檀香、乌药兼能散寒止痛,用治寒凝气滞,胸腹胀痛为宜,而沉香能纳气平喘,乌药可固泉缩尿。香附理气调经,为妇科之要药。川楝子苦寒泄热,疼痛有热者最佳。沉香、檀香、柿蒂均善降逆止呕止呃,可治呕吐呃逆。

目标检测

1. 什么叫理气药? 理气药具有什么功能?
2. 橘皮、青皮来源相同,性能主治有何异同?
3. 枳实、枳壳功能主治有何异同?
4. 枳实、厚朴性能特点及临床应用有何异同?
5. 试述木香、香附、乌药性能主治的异同?
6. 试释"理气"、"行气"、"破气"、"降气"的含义。
7. 除本章药物外,还有哪些药有理气作用? 各有何功能?

17 化痰止咳平喘药

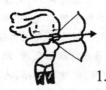

学习目标

1. 简述化痰止咳平喘药的概念、作用、适应证及使用注意
2. 说出温化寒痰药、清化热痰药、止咳平喘药的性能特点和适用范围;理解各味药的性能与其功效的关系;明确温化寒痰(温肺化痰)、清化热痰(清肺化痰)、止咳平喘等概念;理解化痰与止咳平喘、散结等功效的关系
3. 叙述半夏、天南星、白芥子、桔梗、旋复花、前胡、贝母、瓜蒌、竹茹、礞石、胖大海、海藻、昆布、杏仁、苏子、百部、紫菀、款冬花、枇杷叶、桑白皮、葶苈子、白果的功效应用

凡以祛痰或消痰为主要作用的药物,称化痰药;以减轻或制止咳嗽和喘息为主要作用的药物,称止咳平喘药。由于痰多每致咳喘,咳喘常多夹痰;而化痰药多兼止咳、平喘之效,止咳平喘药又多兼化痰作用,两者难以截然分开,故将化痰药与止咳平喘药合为一章,总称为化痰止咳平喘药。

化痰药主要适用于痰证;止咳平喘药主要适用于外感、内伤所致的各种咳嗽和喘息。痰,既是病理产物,又是致病因素,百病多由痰作祟,其致病极为广泛,而且复杂多端。根据痰致病的不同特点和不同表现,一般将其分为有形之痰和无形之痰。有形之痰多壅遏肺气,使肺的宣降失常,主要表现为痰多喘咳,而又有寒痰、热痰、湿痰、燥痰之分。无形之痰,其性状与痰相似,病机上与痰亦有密切关系。如内风夹痰,风痰上扰之眩晕头痛、或癫、惊厥;风痰阻络之口眼 斜,半身不遂,肢体麻木;痰火郁结之瘰疬;痰气郁阻之瘿瘤;寒痰凝滞肌肉、骨节之阴疽流注等,均可用化痰药治之。

使用本章药物,除根据病证的不同,针对性地选择相应的化痰药或止咳平喘药外,还须根据病因、兼证、证情的差异配伍适当的药物。痰、咳、喘三者互为因果、常相兼挟,故化痰、止咳、平喘药常配伍同用。如兼有表证者,当配伍解表药;兼有里热者,应配伍清热药;兼有里寒者,宜配伍温里药;虚劳喘咳者,须配伍补虚药;痰阻则气滞,还常与行气药配伍。此外,如癫、惊厥、眩晕等,则当配伍平肝息风药、开窍药、安神药;口眼 斜、半身不遂等,应配伍祛风通络之品;瘰疬、瘿瘤,配伍软坚散结药;阻疽流注,要配伍散寒通滞药。

凡燥烈而有刺激性的化痰药,不宜用于有咯血等出血倾向的患者,以免促使出血;对于麻疹初起而有咳嗽者,当以清宣肺气为主,一般不宜止咳,尤不宜用温性或具有收敛性质的止咳药,以免助热或敛邪不出,影响麻疹的透发。

7.1 化 痰 药

化痰药根据不同的性能可分为温化寒痰药和清化热痰药。温化寒痰药,性多温燥,有温肺祛痰、燥湿化痰之功,适用于咳喘痰多、色白,清稀或质黏的寒痰和湿痰证及寒痰、湿痰所致的眩晕、肢体麻木、阴疽流注等证,清化热痰药,性多寒凉,有清热化痰之效;部分药质润,兼能润燥;部分药味咸,兼能软坚散结,适用于咳喘、痰黄、质稠的热痰证和痰稠量少、难咯、或痰中带血的燥痰证及热痰引起癫、中风、惊厥、瘰疬、瘿瘤等证。

使用化痰药,应根据痰证的不同性质,选择相应的化痰药,并应视痰之成因,审因配伍适宜的药物。由于"脾为生痰之源",脾虚不运,湿聚成痰,故常配伍健脾燥湿药。又因痰阻则气滞,气滞则痰凝,而气行则痰消,故又多与行气药同用。

寒痰、湿痰证慎用寒凉的清热润燥化痰药;热痰、燥痰证慎用温燥的祛寒燥湿化痰药。

半 夏
《本经》

来源 为天南星科多年生草本植物半夏的块茎。我国大部分地区均有分布,主产于四川、湖北、安徽、江苏等地。夏、秋季茎叶茂盛时采挖。晒干者为生半夏,一般以姜汁、明矾制过用。

性能 辛,温。有毒。归脾、胃、肺经。

功效 燥湿化痰,降逆止呕,消痞散结。

应用

1) 湿痰、寒痰证。本品辛散温燥,入脾经则能运脾燥湿而化痰,入肺经兼能祛寒降逆以止咳,为治诸痰之要药,尤以湿痰为佳。

2) 恶心呕吐。本品辛散降泄,有良好的和胃降逆作用,为止呕之要药。凡呕吐诸证,均可用之。用治胃寒和寒饮呕吐,尤为适宜。

3) 胸脘痞闷,梅核气。本品辛开消痞,化痰散结。用治湿热阻滞,胃脘痞满;痰热结胸,胸膈痞闷,按之疼痛;气郁痰凝之梅核气。

4) 瘿瘤痰核,咽喉肿痛,痈疽肿毒及毒蛇咬伤。本品内服能消痰散结,外用能消肿止痛。

此外,本品能燥湿和胃,与和胃安神之秫米配伍,可用治胃不和而卧不安之证。现代以半夏生品研末外用,治子宫糜烂;生品与生天南星等研末为丸服,治冠心病心绞痛;生品研末吹鼻取嚏,治室上性心动过速。均有一定疗效。

用量用法 5~10克,制后用。外用适量。

使用注意 阴虚燥痰忌用,孕妇慎用。反乌头。

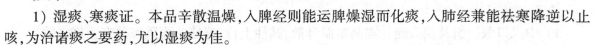

半夏治痰,多与陈皮相须为用。同苍术、茯苓治湿痰,同黄芩、瓜蒌治热痰,同天南星、天麻治风痰,同细辛、干姜治寒痰。半夏治痰概以有形之痰而论,无形之痰非其所能。燥痰也不宜用。

链接

天 南 星
《本经》

来源　为天南星科多年生草本植物、东北天南星或异叶天南星的块茎。天南星主产于河南、河北、四川等地;东北天南星主产于辽宁、吉林等地;异叶天南星主产于江苏、浙江等地。秋、冬二季采挖。晒干者即为生南星;用姜汁、白矾制过,即为制南星。

性能　苦、辛,温。有毒。归肺、肝、脾经。

功效　燥湿化痰,祛风止痉。

应用

1) 湿痰、寒痰之顽证。本品苦温燥湿,辛开结闭,烈而有毒,功似半夏而力胜之,善治痰涎壅闭,顽结不化之证。

2) 风痰眩晕,口眼　斜、中风痰壅,惊风癫　及破伤风。本品辛烈善行,专走经络,善祛风痰而止痉,为治风痰之要药。

此外,制南星内服,可用治风痰头痛、风湿痹痛。生南星外用有消肿散结止痛之效,可用治痈疽,痰核,毒蛇咬伤等。近年来,发现本品内服或外用有抗肿瘤作用,主要用于子宫颈癌。

用量用法　3~10克,制后用。外用适量。

使用注意　阴虚燥痰及孕妇忌用。

附药

胆南星　为天南星用牛胆汁拌制而成的加工品。性苦、微辛,凉。归肝、胆经。功能清热化痰,息风定惊。主治中风、癫　、惊风、头风眩晕、痰火喘咳等证。用量1.5~6克。

白 附 子
《中药志》

来源　为天南星科多年生草本植物独角莲的块茎。主产河南、陕西、甘肃、四川、湖北等地。秋季采挖。晒干者即为生白附子;用白矾、生姜制即为制白附子。

性能　辛、甘,温。有毒。归胃、肝经。

功效　燥湿化痰,祛风止痉,解毒散结。

应用

1) 中风口眼　斜及偏头痛。本品辛温升散,其性上行,善祛头面风痰并有止痛之效。

2) 风痰壅盛,惊风癫　及破伤风。本品既能燥湿化痰,又能祛风止痉。

3) 瘰疬痰核及毒蛇咬伤。本品有解毒散结之效。

用量用法　3~9克,研末服0.5~1克,制后用。外用适量。

使用注意　本品燥烈有毒,虚风内动,热极生风及孕妇忌用。生品一般不内服。

白 芥 子
《别录》

来源　为十字花科一年生或越年生草本植物白芥或芥菜的种子。前者习称白芥子,后者习称黄芥子,以白芥子较佳。全国各地均有栽培,主产于河南、安徽。夏末秋初果熟时采收。生用或炒用。

性能　辛,温。归肺、胃经。

功效　温肺化痰,利气散结,通络止痛。

应用

1) 寒痰喘咳及胸胁胀痛。本品辛散利气,温散肺寒,有宽胸利膈,温肺化痰之效。用治寒痰壅盛,喘咳、痰多、胸闷;痰饮阻于胸膈之悬饮,胸胁胀痛。近年用以治疗渗出性胸膜炎,有消除胸腔积液的作用。

2) 关节肿痛,肢体麻木及阴疽流注。本品辛散开泄,温通经络,善祛经络之痰及皮里膜外之痰,有消肿散结、通络止痛之效。用治湿痰阻滞经络之肩背肢体疼痛麻木,阴疽流注。

用量用法　3~10克。外用适量。研末调敷,或作发泡用。

使用注意　肺虚咳嗽,阴虚火旺者忌用。外敷能刺激皮肤、黏膜,有发泡作用,皮肤过敏者忌用。消化道溃疡、出血者忌服。用量不宜过大,过量可产生腹痛、腹泻。

皂　荚
《本经》

来源　为豆科落叶乔木植物皂荚的果实。形扁长者,称大皂荚;其植株受伤后所结的小型果实,弯曲成月牙形,称猪牙皂,又称小皂荚,均可入药。主产于四川、陕西、河南、河北等地。秋季采收成熟果实。生用或炒用。

性能　辛、咸,温。有小毒。归肺、大肠经。

功效　祛痰,开窍,杀虫止痒。

应用

1) 顽痰咳喘,痰多胸闷。本品辛能通利肺气,咸能软化痰结,有较强的祛痰作用。用治咳嗽气喘,痰稠难咯。

2) 痰盛关窍阻闭之证。本品味辛性窜,入鼻则嚏,入喉则吐,能开窍通闭。凡中风、痰厥、癫、喉痹等痰涎壅盛及头痛,口之风痰阻络者均可用之。

此外,本品以陈醋浸泡后研末调涂治疥癣瘙痒,有杀虫止痒之效。熬膏外敷治疮肿未溃者,有消肿散结之功。

用量用法　1.5~5克,研末服1~1.5克。外用适量。

使用注意　内服剂量过大,可引起呕吐及腹泻。本品辛散走窜,孕妇及有出血倾向者忌用。气虚阴亏者慎用。

附药

皂角刺　为皂荚树的棘刺,又名皂角针。性味辛温。功能消肿排脓,祛风杀虫。用于痈疽疮毒初起或脓成不溃及疥癣、麻风等证。用量3~10克。外用适量,醋煎涂患处。

桔　梗
《本经》

来源　为桔梗科多年生草本植物桔梗的根。全国大部分地区均有分布,主产于安徽、江苏、山东等地。春、秋二季采挖。生用。

性能　苦、辛,平。归肺经。

功效　宣肺利咽,祛痰排脓。

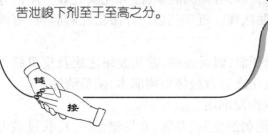

古称桔梗为"舟楫之剂"。其意有二：一则上归肺经，能开提肺气，宣发郁闭，凡肺气郁滞不宣者宜之；二则能载药上浮引苦泄峻下剂至于至高之分。

应用

1）咳嗽痰多及胸满胁痛。本品辛散苦泄，升宣肺气，有较强的祛痰之效，并能宽胸利膈。用治咳嗽痰多，不论寒热均可应用。

2）咽喉肿痛，声音嘶哑。本品能宣肺利咽，开音疗哑。

3）肺痈咳吐脓痰。本品辛散上行，苦能开泄，能宣利肺气，祛痰排脓。

用量用法 3~10克。

使用注意 用量过大易致恶心呕吐。阴虚久嗽，呛咳及咳血者忌用。

旋 复 花
《本经》

来源 为菊科多年生草本植物旋复花或欧亚旋复花的头状花序。主产于河南、河北、江苏、浙江、安徽等地。夏、秋二季花开时采收。生用或蜜炙用。

性能 苦、辛、咸，微温。归肺、胃经。
功效 降气化痰，降逆止呕。
应用

1）咳喘痰多及胸膈痞满。本品苦降辛开，咸以软坚，能降逆下气，消痰化饮，散结除痞。

2）噫气，呕吐。本品不仅能降肺气，也善降胃气而除噫止呕。用治痰饮内阻，胃气上逆的噫气呕吐，心下痞硬。

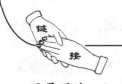

旋复花苦咸而辛。虽然质轻，本应上扬而升浮，然苦能降泄，咸能润下，性利以行痰水、降逆气，病主肺胃，终归为下行沉降之品，故有"诸花皆升，施复独降"之说。

用量用法 3~10克，宜包煎。
使用注意 阴虚劳嗽，燥咳者忌用。

白 前
《别录》

来源 为萝藦科多年生草本植物柳叶白前或芫花叶白前的根茎及根。主产于浙江、安徽、福建、湖北、江西、湖南等地。秋季采挖。生用或蜜炙用。
性能 辛、苦，微温。有毒。归肺经。
功效 降气化痰。
应用 肺实喘满，咳嗽痰多。本品辛散苦降，能泻肺降气，化痰止咳。肺气壅实而有痰者宜之，不论属寒属热，外感内伤均可。
用量用法 3~10克。

前　胡
《别录》

来源　为伞形科多年生草本植物白花前胡和紫花前胡的根。前者主产于浙江、湖南、四川;后者主产于江西、安徽等地。冬季至次春采挖。生用或蜜炙用。

性能　苦、辛,微寒。归肺经。

功效　降气化痰,宣散风热。

应用

1) 肺热咳喘,痰多色黄。本品苦能降泄,寒能清热,有清肺化痰,降气止咳之效。主要适用于痰热壅闭,肺气上逆之咳喘、痰多色黄、黏稠不利者;因本品寒性不著,亦可用于寒痰、湿痰证。

2) 外感风热诸证。本品辛散苦降,寒能清泄,外可发散风热以宣肺,内能降气化痰而止咳。对外感风热诸证,尤以风热郁肺而咳嗽痰多者,用之最佳。

用量用法　6~10克。

川　贝　母
《本经》

来源　为百合科多年生草本植物川贝母、暗紫贝母、甘肃贝母或棱砂贝母的鳞茎。前三种按性状不同习称"松贝"和"青贝";后者称"炉贝"。主产于四川、云南、甘肃等地。夏、秋二季采挖。生用。

性能　苦、甘,微寒。归肺、心经。

功效　清热化痰,润肺止咳,消肿散结。

应用

1) 肺热燥咳,虚劳咳嗽,肺虚久咳。本品苦泄消痰,甘润肺燥,寒清肺热,有清热化痰,润肺止咳之效。用治痰热久咳虚损者为宜。

2) 瘰疬疮肿及乳痈,肺痈。本品能解郁化痰,消肿散结。

此外,本品解郁之效,也可用治忧郁胸闷、脘膈胀满、食滞不消者。

用量用法　3~10克,研末服1~2克。

使用注意　反乌头。

贝母素以化痰散结为医家所知,所用也较广泛。但开郁之说,从来不彰,治郁也极为有限,虽然如此,历来用贝母治疗郁证却不乏其人,如《本草别说》云:"贝母治心中气不快多愁郁者有殊功。"可见贝母解郁舒愁,理应重视。

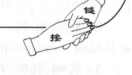

浙　贝　母
《本草正》

来源　为百合科多年生草本植物浙贝母的鳞茎。原产于浙江象山,现主产于浙江鄞县。此外,江苏、安徽、湖南、江西等地亦产。初夏植株枯萎时采挖。生用。

性能　苦,寒。归肺、心经。

功效　清热化痰,开郁散结。

应用

1）风热咳嗽，痰火咳嗽。本品苦泄寒清，功似川贝，但开泄降火之力较强。用治咳嗽而风火有痰者为宜。

2）瘰疬，瘿瘤及疮痈，乳痈，肺痈等。本品苦泄清热，寒能降火，开郁散结而力胜川贝。

用量用法　3～10克。

使用注意　同川贝母。

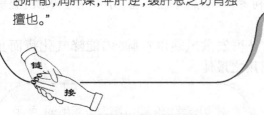

《重庆堂随笔》云："栝楼（瓜蒌）实，润燥开结，荡热涤痰，夫人知之；而不知其舒肝郁，润肝燥，平肝逆，缓肝急之功有独擅也。"

瓜　蒌
《本经》

来源　为葫芦科多年生草质藤本植物栝楼和双边栝楼的成熟果实。全国各地均有分布，主产于河北、河南、安徽、山东、江苏、浙江等地。秋季采收。将壳与种子分别干燥。其壳称瓜蒌皮，其种子称瓜蒌仁，皮、仁合用，称为全瓜蒌。生用或炒用。

性能　甘、微苦，寒。归肺、胃、大肠经。

功效　瓜蒌皮清热化痰，利气宽胸；瓜蒌仁润肺化痰，润肠通便。

应用

1）痰热咳嗽。全瓜蒌苦降寒清，甘滑润燥，能清热化痰，润肺止咳，开郁散结。而瓜蒌皮偏于利气宽胸，瓜蒌仁偏于润燥滑痰。用治肺热郁结或痰火壅肺之咳嗽痰稠、咳痰不爽、胸闷气急者，可用全瓜蒌；若燥热伤肺，或顽痰胶结之咳嗽痰黏、喉燥咽干、胸闷便秘者，可用瓜蒌仁；若咳嗽日久，语声不出或胸胁疼痛者，可用瓜蒌皮。

2）胸痹，结胸。本品能化痰散结，宽胸利膈，通痹除痞。用治痰浊内阻，胸阳不通之胸痹，痰热结胸。现代可用本品治疗冠心病。

3）肺痈，肠痈，乳痈。本品能清热消肿散结。

4）肠燥便秘。瓜蒌仁甘润质滑，有润肠通便之效。

用量用法　全瓜蒌10～20克，瓜蒌皮6～12克；瓜蒌仁10～15克，打碎入煎。

使用注意　本品甘寒而滑，脾虚便溏及湿痰、寒痰忌用。反乌头。

竹　茹
《别录》

来源　为禾本科多年生常绿乔木或灌木植物青秆竹、大头典竹或淡竹的茎的中间层，即去掉绿层后所刮下的纤维。产于长江流域和南部各省。四季可采，以冬季采者为佳。鲜用、生用或姜汁炒用。

性能　甘，寒。归肺、胆、胃经。

功效　清热化痰，除烦止呕。

应用

1）痰热咳嗽。本品甘寒性滑，寒能清热，滑能利痰，故有清肺化痰之效。用治肺热咳嗽，吐痰黄稠。

2）烦躁失眠。本品能清胆开郁,除烦宁神。用治胆火内郁,犯肺扰心之胸闷痰多,失眠,惊悸怔忡等症。

3）胃热呕吐。本品能清胃和中、降逆止呕。

此外,本品尚能凉血止血,可用于吐血、衄血、崩漏等。

用量用法 6~10克。清热化痰宜生用,止呕宜姜汁炙用。

竹 沥
《别录》

来源 同竹茹。系新鲜的淡竹和青秆竹等竹竿经火烤灼而流出的淡黄色澄清液汁。

性能 甘,寒。归心、肺、肝经。

功效 清热滑痰,定惊利窍。

应用

1）痰热咳喘。本品甘寒滑利,祛痰之力较强。用治痰热咳喘,痰稠难咯,顽痰胶结者最宜。

2）中风痰迷,惊癫狂。本品滑利通达,能透经络,有涤痰开窍、清热定惊之效。高热,昏迷、呕吐可用本品频饮。

用量用法 30~50克,冲服。

使用注意 本品性寒滑,对寒痰及便溏者忌用。

天 竹 黄
《蜀本草》

来源 为禾本科植物青皮竹或华思劳竹等秆内分泌液干燥后的块状物。主产于云南、广东、广西等地。秋冬二季采收。生用。

性能 甘,寒。归心、肝经。

功效 清热化痰,清心定惊。

应用 热病神昏,小儿惊风,中风,癫 。本品甘寒,其清热化痰之功与竹沥相似而无寒滑之弊,尤长于清心定惊,豁痰开窍。

用量用法 3~6克。研粉吞服,每次0.6~1克。

礞 石
《嘉 本草》

来源 为硅酸盐类矿物绿泥石片岩或云母片岩的石块或碎粒。前者药材称青礞石,主产于湖南、湖北、四川等地;后者药材称金礞石,主产于河南、河北等地。全年可采。煅用。

性能 咸,平。归肺、肝经。

功效 坠痰下气,平肝镇惊。

应用

1）顽痰、老痰胶结,气逆喘咳的实证。本品味咸以软坚消痰,质重而沉降坠痰,可使痰积从大便而出。善治顽痰、老痰,胶固不化之喘咳实证。近来用治小儿肺炎重症,肺闭喘咳,痰多黄稠者有效。

2）癫狂惊　。本品既能消痰攻积,又能平肝镇惊,为治惊　之要药。

用量用法　6~10克,打碎布包先煎。入丸散1.5~3克。

使用注意　本品重坠性猛,非痰热内结之实证慎用。脾胃虚弱及孕妇忌用。

胖 大 海
《本草纲目拾遗》

来源　为梧桐科落叶乔木植物胖大海的成熟种子。主产于泰国、柬埔寨、马来西亚、印度尼西亚、越南、印度等国。4~6月果实成熟时采收。生用。

性能　甘,寒。归肺、大肠经。

功效　清宣肺气,利咽开音,润肠通便。

应用

1）肺热咳嗽,咽痛音哑。本品甘寒质轻,能清宣肺气,利咽开音。

2）热结肠燥便秘或兼头痛目赤。本品能清泄火热,润肠通便。

用量用法　2~4枚,或开水泡服。

海 浮 石
《本草拾遗》

来源　为胞孔科动物脊突胎虫、瘤苔虫的骨骼,或火山喷出的岩浆形成的多孔状石块。前者主产于浙江、福建、广东沿海,夏秋季捞起;后者主产于辽宁、山东、福建、广东沿海,全年可采。洗净。捣碎或水飞用。

性能　咸,寒。归肺经。

功效　清肺化痰、软坚散结。

应用

1）肺热咳喘,痰稠黏腻。本品咸寒,能清肺降火,化痰止咳。

2）瘰疬,瘿瘤。本品咸寒,既能清泄痰火,又能软坚散结。

此外,本品尚能利尿通淋,可用治血淋、石淋等。

用量用法　10~15克。打碎先煎。

使用注意　虚寒咳嗽忌用。

海 蛤 壳
《本经》

来源　为帘蛤科动物文蛤和青蛤等多种海蛤的贝壳。产于沿海地区。夏、秋二季自海滩泥沙中淘取,去肉。生用或煅用,也可捣末或水飞成蛤粉用。

性能　咸,寒。归肺、胃经。

功效　清肺化痰,软坚散结。

应用

1）肺热痰稠,咳嗽气喘。本品咸寒,能清肺化痰,宣郁消痞。

2）瘿瘤痰核。本品味咸,能软坚散结。

此外,本品有利尿作用,可用于水肿,小便不利。煅用尚能制酸止痛,可用于胃痛泛酸之证。

用量用法 10~15克。蛤粉宜包煎。

海 藻
《本经》

来源 为马尾藻科植物海蒿子或羊栖菜的藻体。前者习称"大叶海藻",后者习称"小叶海藻"。主产于辽宁、山东、浙江、福建、广东等沿海地区。夏、秋二季采捞。生用。

性能 咸,寒。归肝、肾经。

功效 消痰软坚,利水消肿。

应用

1) 瘿瘤,瘰疬,睾丸肿痛等。本品味咸寒,能泄热消痰,软坚散结。

2) 脚气浮肿及水肿。本品咸能润下,有利水消肿之功。可与利尿药同用。

用量用法 10~15克。

使用注意 传统认为反甘草。但临床也每有同用者。

昆 布
《别录》

来源 为海带科植物海带或翅藻科植物昆布的叶状体。主产于山东、辽宁、浙江等地。夏、秋二季采捞。生用。

性能 咸,寒。归肺、胃经。

功效 消痰软坚,利水消肿。

应用 与海藻相同,两者常相须为用。

用量用法 6~12克。

黄 药 子
《开定本草》

来源 为薯蓣科多年生草质缠绕藤本植物黄独的块茎。主产于湖北、湖南、江苏等地。秋、冬两季采挖。生用。

性能 苦、寒,有毒。归肺、肝经。

功效 消瘿散结,清热解毒,凉血止血。

应用

1) 瘿瘤。本品能苦泄通经络,有消瘿散结之效。近代用治多种甲状腺肿。

2) 疮疡肿毒,咽喉肿痛及毒蛇咬伤等。本品苦寒,能清热解毒。近代用治甲状腺、食管、鼻咽、肺、肝、胃、直肠等多种肿瘤。

3) 血热吐衄,咯血。本品有凉血止血之效。

此外,本品兼有止咳平喘作用,可用治咳嗽、气喘、百日咳等症。

用量用法 5~15克;研末服1~2克。

使用注意 本品有毒,不宜过量。脾胃虚弱及肝功能损害者慎用。

瓦 楞 子
《别录》

来源 为软体动物蚶科毛蚶、泥蚶或魁蚶的贝壳。产于沿海地区。秋冬至春捕捞,去肉。生用或煅用。

性能 咸,平。归肺、胃、肝经。

功效 消痰化瘀,软坚散结。

应用

1) 瘰疬,瘿瘤。本品咸能软坚,消痰散结。

2) 癥瘕痞块。本品能化瘀消积,软坚散结。近代用以治疗肝脾肿大及消化道肿瘤。

此外,本品煅用可制酸止痛,用于肝胃不和,胃痛泛酸。近人用治胃、十二指肠溃疡,有一定疗效。

用量用法 10~15 克,宜打碎先煎;研末服,每次 1~3 克。软坚散结宜生用;制酸止痛宜煅用。

17.2 止咳平喘药

本类药物以止咳平喘为其主要作用,但有偏于宣肺、清肺、温肺、润肺、敛肺及降气、化痰之别。有些药物长于止咳,有些药物长于平喘,有些药物则兼而有之。

止咳平喘药主要适用于咳喘证。使用本类药物应根据外感内伤之别,寒热虚实之异,选择相应的药物,并作适宜的配伍。

苦 杏 仁
《本经》

来源 为蔷薇科落叶乔木植物山杏、西伯利亚杏、东北杏或杏的成熟种子。产于我国东北、华北、西北、内蒙古、新疆及长江流域各省。夏季采收成熟果实,除去果肉及核壳。生用。

性能 苦,微温。有小毒。归肺,大肠经。

功效 止咳平喘,润肠通便。

应用

1) 咳嗽气喘。本品苦温宣降,归肺经而入气分,既能宣肺以开闭塞,又能降气而止咳喘,为治咳喘之要药。凡咳喘诸证,均可应用。

2) 肠燥便秘。本品含油脂而质润,味苦降而通泄,有润肠通便之效。

用量用法 3~10 克,打碎入煎,后下。

使用注意 本品有小毒,用量不宜过大;婴儿慎用。

附药

甜杏仁 为蔷薇科植物杏或山杏的部分栽培种而其味甘甜的成熟种子。性味甘平。功能润肺止咳。主要用于虚劳咳嗽。用量 5~10 克。

苏　子
《别录》

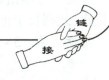

　　紫苏、苏梗、苏子来源相同,一用紫苏之叶,一用其茎,一用其果实。紫苏辛散之力较强,故为解表之剂;苏梗辛行之力较强,当为理气之品;苏之润降之力较胜,故为治咳嗽、便秘之药也。

　　来源　为唇形科一年生草本植物紫苏的成熟果实。南北各地均产。秋季采收。生用或微炒用。

　　性能　辛,温。归肺、大肠经。

　　功效　止咳平喘,润肠通便。

　　应用

　　1)痰壅气逆,咳嗽气喘。本品味辛疏泄,其性主降,既能下气消痰,又兼能宣肺宽胸,为止咳平喘之良剂。

　　2)肠燥便秘。本品含油脂,能润肠通便,兼能宽肠除胀。用治肠燥气滞之便秘腹胀者。

　　用量用法　5~10克。打碎入煎。

　　使用注意　阴虚喘咳及脾虚便溏者慎用。

百　部
《别录》

　　来源　为百部科多年生草本植物直立百部、蔓生百部或对叶百部的块根。主产于安徽、江苏、湖北、浙江、山东等地。春、秋二季采收。生用或蜜炙用。

　　性能　甘、苦,微温。归肺经。

　　功效　润肺止咳,杀虫灭虱。

　　应用

　　1)新久咳嗽,百日咳,肺痨咳嗽。本品甘润苦降,微温不燥,功擅润肺止咳,为治咳嗽之要药,凡咳嗽皆可用之,尤以寒咳、久咳为宜。

　　2)蛲虫病,阴痒,癣疥及头虱、体虱等。本品有杀虫灭虱之效。治蛲虫病,以本品浓煎,睡前保留灌肠;用治阴痒煎汤坐浴外洗;治疥癣及头虱、体虱等,可制成20%的乙醇液,或50%的水煎剂外搽。

　　用量用法　5~15克。久咳虚喘宜蜜炙用。外用适量。

紫　菀
《本经》

　　来源　为菊科多年生草本植物紫菀的根及根茎。主产于河北、安徽及东北、华北、西北等地。春、秋二季采挖。生用或蜜炙用。

　　性能　辛、甘、苦,温。归肺经。

　　功效　润肺化痰止咳。

　　应用　咳嗽痰多。本品甘润苦泄,温而不燥,辛开肺郁,能化痰下气,润肺止咳。凡咳嗽无论新久,寒热虚实,皆可用之。

　　用量用法　5~15克。外感暴咳生用,肺虚久咳蜜炙用。

款 冬 花
《本经》

来源 为菊科多年生草本植物款冬的花蕾。主产于河南、甘肃、陕西、四川等地。12月份或地冻前当花尚未出土时采挖。生用或蜜炙用。

性能 辛、微苦,温。归肺经。

功效 润肺化痰止咳。

应用 咳嗽诸证。本品辛苦温润,可散可降,能润肺止咳,下气化痰,与紫菀相似,彼则长于化痰,此则长于止咳,两者常相须为用。用治寒嗽最为适用。

用量用法 5~10克。外感暴咳宜生用,内伤久咳宜蜜炙用。

马 兜 铃
《药性论》

来源 为马兜铃科多年生缠绕或葡萄状细弱状草本植物北马兜铃或马兜铃的成熟果实。前者主产于黑龙江、吉林、辽宁、河北、山西等地;后者主产于江苏、安徽、浙江、江西等地。秋季果实由绿变黄时采收。生用或蜜炙用。

性能 苦、微辛。寒。归肺、大肠经。

功效 清肺化痰,止咳平喘。

应用 肺热咳喘。本品质轻辛散,苦降寒清,能疏降肺气,清热化痰,止咳平喘。用治肺热咳嗽者最为适宜。

此外,本品尚能清大肠之积热,可用治痔疮肿痛。现代发现本品有缓慢而持久的降压的作用,可用治高血压属肝阳上亢者。

用量用法 3~10克。一般生用,肺虚久咳蜜炙用。外用适量,煎汤熏洗。

使用注意 用量不宜过大,以免引起呕吐。

枇 杷 叶
《别录》

来源 为蔷薇科常绿小乔木植物枇杷的叶。全国大部分地区均栽培,主产于广东、江苏、浙江、福建、湖北等地。全年均可采收。刷去毛。生用或蜜炙用。

性能 苦,微寒。归肺、胃经。

功效 化痰止咳,降逆止呕。

应用

1) 肺热咳嗽。本品苦降寒清,润而不燥,能清肺化痰,降气止咳。凡肺有热之咳嗽者均为适宜。

2) 胃热呕哕。本品入胃经,能清胃降逆、和胃止呕。

用量用法 5~10克。止咳宜炙用,止呕宜生用。

桑 白 皮
《本经》

来源 为桑科小乔木植物桑的根皮。全国大部分地区均有分布。产于安徽、河南、浙江、江苏、湖南等地。春、秋二季挖根,剥取其皮。生用或蜜炙用。

性能 甘,寒。归肺经。

功效 泻肺平喘,利水消肿。

应用

1）肺实喘咳。本品性寒,入肺经,能清肺泻火,兼泄肺中水气,故有止咳平喘之效。凡实邪郁遏,肺气不利者宜之。

2）水肿,脚气。本品上泻肺气以肃降,下通水道而利水。

此外,本品尚能止血,可用于衄血、咯血、吐血、产后出血等。现代发现本品有缓慢的降压作用,可用治高血压。

用量用法　5~15克。泻肺利水生用,肺虚喘咳炙用。

使用注意　肺虚无火者忌用。

葶苈子
《本经》

来源　为十字花科草本植物独行菜,北美独行菜或播娘蒿的成熟种子。前二种称"北葶苈子"、"苦葶苈",主产于河北、辽宁、内蒙古、吉林等地;后者称"南葶苈子"、"甜葶苈",主产于江苏、山东、安徽、浙江等地。秋季采收成熟果实。生用或炒用。

性能　苦、辛,大寒。归肺、膀胱经。

功效　泻肺平喘,利水消肿。

应用

1）肺壅喘咳。本品苦泄辛散,性寒清热,善泻肺中痰饮,兼泄郁热,故能定喘止咳。

2）水肿,腹水,结胸。本品能上泄肺气之壅闭,下通水道之不利,有利水消肿之效。近年用治渗出性胸膜炎及胸腔积液有效。

此外,近年以本品研末服,或配伍人参、附子、黄芪等,治疗肺心病及心力衰竭等症见水肿喘满者,有较好疗效。

用量用法　5~10克;研末用3~6克。

白果
《日用本草》

来源　为银杏科乔木植物银杏的成熟种子。全国各地均有栽培。秋季采收成熟种子。生用或炒用。

性能　甘、苦、涩,平。有毒。归肺经。

功效　敛肺定喘,止带,缩尿。

应用

1）哮喘痰嗽。本品性涩而收,味苦而泄,能敛肺定喘,兼有化痰之功,为治喘咳所常用。

2）带下,白浊,尿频,遗尿。本品收涩苦泄,能固下元而去湿浊,有止带,缩尿之效。

> 银杏有毒,古有所述,中毒之状,昏晕如醉,食之太多,甚至不救,尤忌生食。
>
> 链接

用量用法　5~10克,揭碎入煎。

使用注意　本品有毒,不可多用,小儿尤当注意。

附药

银杏叶　为银杏树的叶。秋季叶绿时采收。性味甘、苦、涩、平。功能敛肺平喘,活血止痛。用于肺虚喘咳及高脂血症,高血压,冠心病心绞痛,脑血管痉挛等病证。用量5~10克。或制成片剂,注射剂。

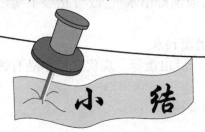

小　结

化痰止咳平喘药,可分为化痰药和止咳平喘药两类。化痰药具有祛痰和消痰作用,主要适用于痰证。止咳平喘药具有宣降肺气,止咳平喘作用,主要适用于咳喘证。

化痰药大体可分为温化寒痰药和清化热痰药。温化寒痰药具有温肺化痰和燥湿化痰作用,主要适用于寒痰,湿痰证;清化热痰药具清肺化痰和润肺化痰之效,主要适用于热痰和燥痰证。

温化寒痰药中,以半夏、天南星、白附子作用最强。三药均有燥湿化痰之效,以半夏最为重要,半夏可治多种痰证喘咳,尤以湿痰、寒痰为宜;天南星性质烈,燥湿化痰之效较半夏更强,善治顽痰咳喘;白附子与天南星同能祛风止痉,善治风痰。白芥子辛散温通,长于温肺化痰,善治寒痰,且能祛经络和皮里膜外之痰。皂荚祛痰之力较强,多治痰涎,老痰,并能开窍。桔梗性质升浮,能宣肺祛痰、利咽排脓,且能载药上浮。旋复花与白芥子均长于温化痰饮,善治寒痰停饮之喘咳。白前性质平和,化痰降气,寒热均可应用。

清热化痰药中,以瓜蒌、贝母、礞石作用最强。前胡兼有宣散风热,为治风热咳嗽之要药。瓜蒌仁与瓜蒌皮同能清热化痰而止咳,但瓜蒌仁质润,能润肺滑肠,为清润之品,瓜蒌皮轻宣走窜,能利气宽胸,为清利之品。川贝母、浙贝母均能清热化痰,但川贝母甘寒质润,有润肺止咳之效,为清润之品,以治疗热咳、燥咳、劳咳、虚咳为宜,浙贝母苦寒味重,开泄力大,降火力强,为清降之品,以治疗热壅火郁之痰多喘咳为宜。竹茹甘寒性滑,能清热利痰,兼有清胆开郁除烦之效。竹沥清热滑痰,兼能开窍定惊。天竹黄与竹沥相似,偏于化痰清心定惊。海蛤壳、海浮石功用相近,均能清肺化痰,而海蛤壳煅用有制酸止痛之效,可治胃痛泛酸。礞石质重沉降,长于下气坠痰,善治老痰、顽痰,并能平肝镇惊,善治惊痫癫狂。胖大海质轻宣散,能清宣肺气,利咽开音,并能润肠通便。

止咳平喘药中,杏仁、苏子兼能润肠通便,但杏仁味苦,善降肺气,可治多种喘咳证,苏子味辛,长于宣肺宽胸,下气消痰,主治痰壅喘咳。百部、紫菀、款冬花均能润肺止咳,均为治疗咳嗽、无论新久之要药,但百部兼能灭虱杀虫,紫菀、款冬花则能下气化痰,款冬花长于温肺,善治寒嗽。马兜铃长于清热化痰,痰热喘咳为宜。枇杷叶能宣清肺热,以治热咳为宜。桑白皮、葶苈子均能泻肺清热,多治肺热喘咳,葶苈子则泻肺化痰,多治痰饮喘咳。白果性涩,能敛肺平喘,且能收涩止带。

本章药中,半夏、旋复花、竹茹、枇杷叶均能降逆止呕,惟半夏、旋复花长于散寒化饮而止呕,竹茹、枇杷叶长于清泄胃热而止咳。

本章药多有化痰散结之品,如半夏、天南星、白附子、白芥子、贝母、海浮石、海蛤壳、海藻、昆布、黄药子、瓦楞子等均能治疗瘰疬、瘿瘤等。

目标检测

1. 试述化痰止咳平喘药的作用和适应证。
2. 为何癫狂、惊痫、瘰疬、瘿瘤等用化痰药治疗，其机制何在？
3. 半夏、天南星、白附子、白芥子均可化痰，各治何种痰证？结合病证论述之。
4. 瓜蒌、百部、紫菀、款冬花的主治有何异同？
5. 试述川贝、浙贝功用之异同。
6. 为什么说："诸花皆升，旋复独降"？
7. 礞石有坠痰之效，可治哪些病证。

18 止血药

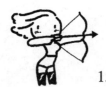

学习目标

1. 简述止血药的概念、作用、适应证及使用注意
2. 说出收敛止血药、凉血止血药、化瘀止血药、温经止血药的药性特点和应用范围;理解各药物的性能与功效、应用的关系;明确收敛止血、凉血止血、化瘀止血、温经止血的概念
3. 重点叙述大蓟、地榆、槐花、三七、茜草、蒲黄、降香、白及、仙鹤草、艾叶、炮姜的功效、应用

凡以制止体内外出血为主要作用的药物,称止血药。

止血药均具有止血作用,主要适用于内外出血病证,如咯血、咳血、吐血、衄血、尿血、便血、崩漏、紫癜以及外伤出血等。本类药物因其药性有寒、温、散、敛之异,所以其具体作用又有凉血止血、化瘀止血、收敛止血、温经止血的区别,故又分为凉血止血药、化瘀止血药、收敛止血药、温经止血药四类。血循行脉络,流行不止,环周不休,荣养全身。凡各种原因导致出血,均可造成阴血亏虚;并可因出血过多而造成机体衰弱;若大出血不止者,更会导致气随血脱而危及生命。因此,止血药物不论在治疗一般出血证,还是在创伤及战伤救护中,均具重要意义。

止血药物的应用,必须根据出血的不同原因和病情,选择药性相宜的止血药,并根据病情进行必要的配伍:血热妄行而出血者,应选择凉血止血药,并配伍清热泻火、清热凉血之品;阴虚火旺,阴虚阳亢而出血者,宜配伍滋阴降火,滋阴潜阳的药物;若瘀血内阻,血不循经而出血者,应选化瘀止血药,并配伍行气活血药;若虚寒性出血,应选温经止血药,收敛止血药,并配伍益气健脾温阳之品;出血而致血虚者,应配伍养阴补血药;若出血过多,气随血脱者,则须配伍大补元气之药以益气固脱;古人又有"下血必升举,吐衄必降气"之说,故对便血、崩漏可适当配伍升举之品;而对吐血、衄血则可配伍降气之品。总之要审因论治,辨证用药。

凉血止血药、收敛止血药,易凉遏恋邪留瘀,出血兼有瘀血者不宜单独使用。

止血药多炒炭后用,炒炭后其性苦、涩,可加强止血之效,也有少数以生品止血效佳者。

18.1 凉血止血药

本类药物性均寒凉，多归肝经，而入血分。能清血分之热而止血。适用于血热妄行之出血证。应用时，若血热夹瘀之出血，宜配化瘀止血药同用，或佐化瘀行气之品；急性出血较甚者，可配伍收敛止血药以加强止血之效；某些药物对于虚寒性出血证，必须通过配伍方可用之。

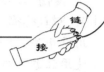

止血之品，多炒炭用，古人谓"红见黑则止"也，然有些止血药则宜生用，炒炭则反失其效，如三七、白及、仙鹤草、降香等。

大　蓟
《别录》

来源　为菊科多年生草本植物大蓟的地上部分或根。全国大部分地区均产。夏、秋季花开时割取地上部分，或秋末挖根，除去杂质，晒干。生用或炒炭用。

性能　苦、甘，凉。归心、肝经。

功效　凉血止血，散瘀消痈。

应用

1）血热所致的出血证。本品味甘微寒，性主下行，能清血热、消瘀血，为凉血止血常用之品。凡血热妄行所致的吐血、咯血、衄血、崩漏、尿血等均可用之。尤多用于吐血、衄血及崩漏。

2）热毒痈肿。本品气寒味苦，能清热解毒、散瘀消痈，内外痈疽皆可用之。用治痈肿，尤以鲜品为佳。

用量用法　10~15克；鲜品30~60克。外用适量，捣敷患处。

小　蓟
《别录》

来源　为菊科多年生草本植物刺儿菜的全草。全国大部分地区均产。夏、秋季花期采集。洗净、晒干。生用或炒炭用。

性能　甘，凉。归心、肝经。

功效　凉血止血，散瘀消痈。

应用　本品与大蓟应用相同，常配伍同用。但小蓟兼有利尿作用，以治尿血、血淋尤宜，其散瘀消痈之功效略逊大蓟。

用量用法　同大蓟。

地　榆
《本经》

来源　为蔷薇科多年生草本植物地榆或长叶地榆的根。全国均产，以浙江、江苏、山东、安徽、河北等地最多。春、秋季采挖，晒干，切片。生用或炒炭用。

性能　苦、酸,微寒。归肝、胃、大肠经。

功效　凉血止血,解毒敛疮。

应用

1) 各种热性出血证。本品寒清苦降而酸涩,有凉血泄热、收敛止血之功。尤宜于下焦血热所致的便血、痔血、血痢、崩漏等。

2) 烫伤、湿疹等。本品能泻火解毒敛疮,为治烫伤之要药,可单味研末麻油调敷,可减少渗出液,减轻疼痛,促进愈合。

用量用法　10~15克。外用适量。

使用注意　对于大面积烧伤,不宜使用地榆制剂外涂,以防它所含水解型鞣质被身体大量吸收而引起中毒性肝炎。

槐　花
《本草拾遗》

来源　为豆科落叶乔木槐树的花蕾。全国大部分地区有栽培。夏季花将开放时采摘,晒干。生用或炒炭用。

性能　苦,微寒。归肝、大肠经。

功效　凉血止血,清肝火。

应用

1) 血热出血证。本品性寒凉而苦降,善清泄大肠之火热而凉血止血,尤以下消化道出血之痔血、便血为擅长。

2) 肝火上炎之眩晕、头痛目赤等证。本品有清泄肝火之功。现代临床用治高血压属肝火偏旺者,本品能降血压及改善毛细血管的脆性。

用量用法　10~15克。止血炒炭用;清热泻火生用。

附药

槐角　为槐树的果实。性味、功效与槐花相似,止血作用较槐花弱,清降泄热之力则较强,并有润肠之功。主要用于痔血、便血,便秘目赤等症。煎服,用量10~15克。孕妇慎用。

侧 柏 叶
《别录》

来源　为柏科常绿乔木植物侧柏的嫩枝叶。全国各地均产。全年可采。阴干,切段。生用或炒炭用。

性能　苦、涩,微寒。归肺、肝、大肠经。

功效　凉血止血,化痰止咳。

1) 各种内外出血证。本品性微寒而苦涩,既能凉血止血,又能收敛止血。治吐血、咯血、衄血、崩漏、尿血等尤以血热者为宜。现代临床单用本品治胃及十二指肠溃疡出血有效。

2) 咳嗽。本品能清肺热,化痰止咳,对肺热咳嗽有痰者尤宜。近代有单以本品治慢性气管炎及百日咳者,均有一定疗效。

此外,本品外用可治烫伤及脱发。研末调涂或制成酊剂外搽。

用量用法　10~15克。止血多炒炭用,化痰止咳生用。外用适量。

白茅根
《本经》

来源 为禾本科多年生草本植物白茅的根茎。全国大部分地区均产。春、秋二季采挖，洗净，晒干。除去须根及膜质叶鞘，切段。生用或炒炭用。

性能 甘，寒。归肺、胃、膀胱经。

功效 凉血止血，清热利尿。

应用

1) 血热妄行之出血证。本品能清肺胃膀胱之热而凉血止血。尤善治咳血、吐血、衄血、尿血等。

2) 热淋，水肿。本品能清热利尿。

此外，本品味甘性寒，还可治热病烦渴，胃热呕吐，肺热咳嗽及湿热黄疸等证，每与芦根合用。

用量用法 15～30克；鲜品加倍，以鲜品为佳，可捣汁服。多生用，止血亦可炒炭用。

苎麻根
《别录》

来源 为荨麻科多年生草本植物苎麻的根。我国中部、南部、西南均有出产。主产于江苏、山东、陕西等地。冬、春采挖，洗净，晒干，切片用。

性能 甘，寒。归心、肝经。

功效 凉血止血，清热安胎，解毒，利尿。

应用

1) 血热出血证。本品性寒而入血分，能凉血止血。凡血热引起的多种出血证均可应用。

2) 胎漏下血，胎动不安。本品能清热止血安胎。

3) 湿热下注、小便淋沥不畅等证。本品能清热利尿。

用量用法 10～30克。外用适量，捣敷。

18.2 化瘀止血药

本类药物多具苦味，归肝经。既止血，又化瘀，能消散瘀血而止血，有止血而不留瘀的优点。适用于因瘀血内阻而血不循经之出血证。本类药物除用于出血证外，大多还可用于跌打损伤、经闭及瘀滞心腹疼痛等瘀血证。

三七
《本草纲目》

来源 为五加科多年生草本植物三七的根。主产于云南、广西。多为栽培品。秋冬季采挖，以干燥根入药。生用。

> 三七，形如人参，故名参三七，《百草镜》云：入口生津，也颇似人参。民间有以三七滋补之习惯，现代研究表明，三七能改善心血管系统功能，消除运动性疲劳，增强体质，因此三七似有补虚的功效。

性能　甘、微苦,温。归肝、胃经。

功效　化瘀止血,活血定痛。

应用

1) 各种内外出血证。本品味甘微苦,走血分,既能止血和营,又能散瘀生新,药效卓著,有止血而不留瘀,化瘀而不伤正之特点,为血证之良药,尤以有瘀血者为宜。

2) 跌打损伤,瘀滞疼痛。本品苦泄行滞,能活血化瘀,消肿定痛,为伤科之要药。

此外,近年来以其化瘀之功,用治冠心病心绞痛,缺血性脑血管病、脑出血后遗症等,均有较好疗效;还可用于血瘀型慢性肝炎。又有以本品注射液肌注,并制成栓剂阴道用药来治疗子宫脱垂者。

用量用法　3~10 克。研末服,每次 1~1.5 克。外用适量,研末外掺或调敷。

使用注意　本品性温,凡出血而见阴虚口干者,须配滋阴凉血药同用。

附药

菊叶三七　为菊科多年生宿根草本物菊叶三七的根及叶。性味甘、微苦,平。归肝、胃经。功能散瘀止血,解毒消肿。用于衄血、吐血、跌打伤痛、疮痈肿毒、乳痈等证;外敷治创伤出血、痈肿。用量 6~10 克;粉剂(根)每次 1.5~3 克。外用适量。

景天三七　为景天科多年生肉质草本植物景天三七的根或全草。性味甘、微酸,平。全草功能止血散瘀,养血安神。用于衄血、咯血、吐血、尿血、便血、崩漏、紫癜以及心悸、失眠、烦躁、精神不安等证。其根功能止血,消肿,定痛。用于衄血、咯血、吐血及筋骨伤痛等证;外敷治创伤出血。全草用 15~30 克,鲜品加倍;根用 6~10 克。外用适量。

茜　草
《本经》

来源　为茜草科多年生草本植物茜草的根及根茎。主产于安徽、江苏、山东、河南、陕西等地。春、秋二季采挖,除去茎叶、洗净,晒干。生用或炒用。

性能　苦,寒。归肝经。

功效　凉血止血,化瘀通经。

应用

1) 血热夹瘀的出血证。本品苦寒泄降,专入肝经血分,既能凉血止血,又能活血散瘀。凡吐血、衄血、咯血、崩漏、尿血、便血等由血热而兼瘀滞者均可用之。

2) 血瘀经闭、痛经及跌打损伤,风湿痹痛等。本品能消瘀滞,通血脉,利关节。尤多用于妇科。

用量用法　10~15 克。止血炒炭用;活血通经生用或酒炒用。

蒲　黄
《本经》

来源　为香蒲科水生草本植物水烛香蒲、东方香蒲或同属植物的花粉。主产于江苏、浙江、安徽、山东等地。夏季采收蒲棒上部黄色雄花序,晒干碾轧、筛出花粉。生用或炒用。

性能　甘,平。归肝、心经。

功效　收涩止血,化瘀止痛,利尿通淋。

应用

1) 内外出血诸证。本品生用气香辛散,能化瘀止血;炒炭性涩,能收涩止血,有止血不留瘀之特点。凡出血无论寒热虚实均可用之,尤以有热而有瘀滞者为宜。

2)瘀滞诸痛证。本品主入血分,兼走气分,有活血化瘀,行气止痛之效。

3)血淋涩痛。本品能化瘀止血,利尿通淋,并能止痛。

此外,现代临床还以本品治高脂血症,有降低血清胆固醇和三酰甘油的作用。

用量用法 3~10克,布包煎。外用适量。止血多炒用;散瘀多生用。

使用注意 生蒲黄有收缩子宫的作用,孕妇忌服,但可用于产后子宫收缩不良的出血。

降 香
《海药本草》

来源 为豆科常绿小乔木植物降香檀树干和根的心材。主产于广东、广西、云南等地。降香过去均从国外进口,主要为同属植物印度黄檀的心材。全年可采,除去边材,劈成小块,阴干。生用。

性能 辛,温。归肝、脾经。

功效 化瘀止血,理气止痛。

应用

1)瘀滞性出血证。本品气香辛散,温通行滞,有化瘀止血止痛之效,尤多用于跌打损伤所致的内外出血。

2)血瘀气滞之胸胁心腹疼痛、跌打损伤瘀肿疼痛证。现代临床常用本品与丹参配伍,以治冠心病心绞痛,亦是取其活血行气止痛之功。

用量用法 3~6克,宜后下。研末服每次1~2克。外用适量研末外敷患处。

18.3 收敛止血药

本类药物多具涩味,或质黏,或炒炭用,能收敛止血。其性多平,或凉而不寒,出血无论寒热均可用之。然其性收涩,有留瘀恋邪之弊,故以出血而无瘀滞者为宜。

白 及
《本经》

来源 为兰科多年生草本植物白及的块茎。主产于四川、贵州、湖南、湖北、浙江等地。夏、秋二季采挖,除去残茎及须根,洗净,置沸水中煮至无白心,除去外皮,晒干。切片生用。

性能 苦、甘、涩,微寒。归肺、胃、肝经。

功效 收敛止血,消肿生肌。

应用

《本草纲目》所载:台州一囚犯,七次获死罪,临刑之际,因感狱卒厚己之恩,遂献一方,曰:每遭刑讯,肺皆损伤,至于呕血,只用白及为末,米饮日服,其效如神。后加凌迟,剖者剖其胸,肺间所见,皆为白及填补。此也白及止血之验证也。

1)内外诸出血证。本品质极黏腻而性收涩,苦泄寒清,甘缓补虚,为收敛止血要药。主入肺、胃,尤善止肺、胃出血。

现代临床以本品治上消化道出血及肺结核空洞出血。不仅有良好的止血作用,而且对促进溃疡愈合,结核病灶的吸收,空洞闭合,痰菌转阴等,均有效。

2）痈肿,烫伤及手足皲裂,肛裂等。本品苦微寒而黏,能清热消肿,敛疮生肌。

用量用法　3~12克,大剂量可用至30克。散剂,每次2~5克。外用适量,研末调敷或掺患处。

使用注意　反乌头。

仙　鹤　草
《本草图经》

来源　为蔷薇科多年生草本植物龙芽草的全草。全国大部分地区均有。夏、秋二季茎叶茂盛时采割,除去杂质,晒干。切段生用。

性能　苦、涩,平。归肺、肝、脾经。

功效　收敛止血,止痢,杀虫。

应用

1）咯血、吐血、衄血、便血、崩漏等多种出血证。本品味涩收敛而性平,具有收敛止血作用,无论属热属寒均可用之。

2）泻痢。本品既能收涩止血,又能止泻治痢。对血痢及慢性泻痢,小儿疳积尤宜。

3）脱力劳伤,神倦乏力,面色萎黄之证。可用本品30克配等量大枣水煎,分服,有助于体力的恢复。

4）滴虫性阴道炎所致的阴部湿痒之证。可以本品120克煎浓汁冲洗阴道,再用带线棉球浸汁放入阴道,3~4小时后取出。每日一次,连用1周,有杀灭滴虫之效。

用量用法　10~15克,大剂可用30~60克。外用适量。

棕　榈　炭
《本草拾遗》

来源　为棕榈科常绿植物棕榈树的叶柄基部之棕毛、棕皮。主产于华东、华南和西南各地。冬至前后采收,晒干,切成小片,以陈久者为佳,煅炭用。

性能　苦、涩,平。归肝、肺、大肠经。

功效　收敛止血。

应用　多种出血证。本品苦涩,能收涩止血。凡出血如吐血、衄血、崩漏、便血、尿血等均可用治。尤多用于崩漏,以无瘀滞者为宜。

用量用法　3~10克。研末服1~1.5克。

使用注意　瘀滞之出血忌用。

18.4　温经止血药

本类药物药多味辛性温,能温中散寒,统血脉而固冲任,有温经止血之效。适用于脾不统血、冲脉失固之虚寒性出血证,如便血、崩漏、紫癜等出血日久,血色暗淡者。亦可用于虚寒性腹痛、呕吐。本类药物多与益气健脾,补肾助阳之品同用。因其药性温热,热盛火旺之出血证忌用。

炮　姜
《珍珠囊》

来源　为姜的干燥老根炮制品。以干姜砂烫至鼓起,表面棕褐色,或炒炭至外表色黑,内呈棕褐色入药。

性能 苦、涩,温。归脾、肝经。

功效 温经止血,温中止痛。

应用

1) 虚寒性吐血、便血、崩漏等。本品苦涩性温,归脾经而入血分,守而不走,善去脏腑之沉寒,对脾阳虚弱,脾不统血者,此为首选要药。

2) 虚寒腹痛、腹泻等。本品能温中止痛、止泻。

用量用法 3~6克。炮姜未成炭者偏于温中散寒,主要用于虚寒腹痛腹泻;炮姜炭则专于温经止血,宜于血证。

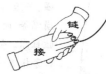

生姜、干姜、炮姜,一体而三用,均为温热之品,而有散寒之效。然生姜走而不守,谓其散表里之寒,而无补虚固涩扶正之效也;干姜能走能守,谓其散里寒,而有温中助阳之功也;炮姜守而不走,谓其散寒之力弱,而长于固涩止血也。

艾 叶
《别录》

来源 为菊科多年生草本植物艾的叶。全国大部分地区均产,以湖北蕲州产者为佳,称蕲艾。春夏间花未开时采摘,晒干生用或炒炭用。捣绒为艾绒,为火灸的主要用料。

性能 苦、辛,温。归肝、脾、肾经。

功效 温经止血,散寒调经,安胎。

应用

1) 虚寒性出血证。本品能温经止血。凡虚寒出血均可,尤宜于妇科出血。配入大队凉血止血药中,也可用于血热出血。

2) 下焦虚寒或寒客胞宫所致的月经不调、痛经、宫冷不孕、胎动不安等。本品能暖宫散寒,调经止痛,又能止血安胎。

此外,近年以本品治寒性咳喘,有止咳、祛痰、平喘之功。本品煎汤外洗又可治湿疹瘙痒。

用量用法 3~10克。外用适量。温经止血宜炒炭用;余则生用。治咳喘入煎宜后下。

灶 心 土
《别录》

来源 为烧柴草灶内中心的焦黄土块。全国大部分地区均产。以原块或捣碎入药。

性能 辛,微温。归脾、胃经。

功效 温中止血,止呕,止泻。

应用

1) 脾气虚寒不能统血之吐血、便血、崩漏等。本品质刚性燥,气温而和,能温中散寒,收摄止血。尤其对吐血、便血更宜。

2) 虚寒呕吐,反胃以及妊娠恶阻等。本品能散寒和中,温胃止呕。

3) 脾气虚寒久泻。本品能温脾涩肠止泻。

用量用法 15~30克,布包先煎;或用60~120克,煎汤代水。

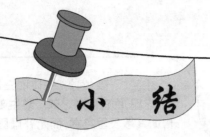

止血药功能制止体内外出血。主要适用于各种出血证。本类药物分为凉血止血、化瘀止血、收敛止血、温经止血四类。

凉血止血药性均寒凉,能清血分之热而止血,适用于血热出血证。

凉血止血药中,大蓟、小蓟均能解毒散瘀消痈,两者多配伍使用。而大蓟解毒散瘀之力较强,多治痈肿;小蓟兼能利尿,以血淋、尿血为宜。地榆、槐花善清下焦血热,善治便血、痔血及崩漏等,两者常相须为用。而地榆尚能解毒敛疮,为治烧伤之要药;槐花兼能清肝泻火,能治头眩目赤。侧柏叶兼能收敛止血,血证皆宜。白茅根、苎麻根均能利尿通淋而治尿血、血淋。而白茅根兼清肺胃之热,善治咳血、吐血;苎麻根兼能安胎、解毒。

化瘀止血药,性能行散,能消散瘀血而止血,兼能活血止痛,适用于出血而兼瘀滞之证及瘀血诸痛。

化瘀止血药中,三七为止血之要药,并能活血定痛,瘀血为患者均宜。茜草兼能凉血止血,血热而兼瘀滞之出血为宜,并能活血通经。蒲黄兼能收涩止血,并能活血止痛,利尿通淋。降香止血而消瘀行气之力较强,以外出血、胸腹疼痛者为佳。

收敛止血药性多收涩,能收敛固涩而止血,适用于出血而无瘀滞者。

收敛止血药中,白及止血作用最强,尤善止肺胃出血,并有消肿生肌之效。仙鹤草止血作用广泛,并能止痢、杀虫。棕榈炭收涩之性较强,尤多用于崩漏。

温经止血药性多温热,能温经散寒而止血,适用于虚寒性出血。

温经止血药中,炮姜、灶心土均能温脾止血,长于治疗脾气虚寒之吐血、便血、崩漏,并能温中散寒,止呕、止泻。艾叶长于温暖下元而止血,以妇科出血为其所长,并能调经安胎。

目标检测

1. 何谓止血药? 分几类? 各类药有何特点?

2. 凉血止血药与清热凉血药有何内在联系? 又有何区别?

3. 比较地榆、槐花之功效、应用。

4. 比较紫珠、仙鹤草、白及功效之异同。

5. 为什么说三七为化瘀止血之要药?

6. 蒲黄生用与炒用在功用上各有何不同?

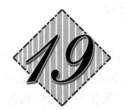

19 活血祛瘀药

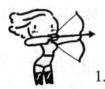

学习目标

1. 简述活血祛瘀药的概念、作用、适应证及使用注意
2. 说出活血止痛、活血调经、活血疗伤、破血消癥药的性能特点和适用范围;理解各味药物的性能和功效的关系;明确活血行气、通经止痛、消肿生肌、化瘀止血、活血调经、引火下行、通经下乳、续筋接骨、破血消癥等概念
3. 叙述川芎、乳香、延胡索、郁金、莪术、丹参、五灵脂、桃仁、红花、益母草、牛膝、王不留行、月季花、䗪虫、马钱子、刘寄奴、水蛭、穿山甲的功效应用

凡以通利血脉、促进血行、消散瘀血为主要作用的药物,称为活血祛瘀药或活血化瘀药,简称活血药。其中活血逐瘀作用较强者,又称破血药。

活血祛瘀药,味多辛、苦,多归肝、心、脾经,入血分。善于走散,具有行血、散瘀、通经、利痹、消肿、定痛之功。适用于血行失畅,瘀血阻滞诸证。瘀血既是病理产物,又是多种疾病的致病因素,为临床内、外、妇、伤各科所常见,其主要症状是:①疼痛(痛处固定不移)或麻木;②身体内部或外部出现肿块,或外伤引起的血肿;③内部出血,出血时夹有紫暗色血块;④皮肤黏膜或舌质出现瘀斑。瘀血内阻是多种病证的主要致病因素,又有不少疾患在发病过程中出现瘀阻血滞的证候,例如血滞经闭、产后瘀阻腹痛、胸痹、胁痛、肢体麻木、半身不遂、风湿痹痛、癥瘕痞块、疮疡肿毒及跌打损伤、筋骨折伤、瘀肿疼痛等。

能导致瘀血证的原因很多,如外受风寒、热灼营血、痰湿阻滞以及跌打损伤等,皆可造成血行不畅,血滞瘀阻。故在运用本章药物时,除根据各类药物的不同特点加以选择外,还应辨证审因,选择适宜的配伍。如寒凝气滞血瘀者,配伍温里散寒药;风湿痹痛者,配伍祛风胜湿药;跌打损伤者,配伍续筋疗伤药;癥瘕痞块者,配伍软坚散结药;若兼正气不足者,则当配伍相应的补益药同用。

人体气血之间有着密切的关系,"气为血之帅,血为气之母",气行则血行,气滞则血凝,故使用活血祛瘀药时,常配伍行气药,以增强行血散瘀的作用。

本类药物宜耗血动血,对妇女月经过多及其他出血证无瘀血现象者忌用;对孕妇尤当慎用或忌用。

19.1　活血止痛药

本类药多具辛散之性,活血又兼行气,且有良好的止痛作用,多治气滞血瘀所致诸痛,如头痛、胸痛、胁痛、心痛、腹痛、痛经、产后腹痛、痹痛及跌打损伤疼痛等。也可用于其他瘀血证。

该类药物有着各自的特点,应用时除根据疼痛的不同部位和病情,选择用药外,还应给予适当的配伍。如肝郁血瘀者,选用理气疏肝之品,并配伍其他疏肝理气药;痈肿伤痛者,选消肿止痛之品,并配伍其他消痈疗伤之品;经产诸痛,选活血止痛之品,另当配伍其他养血调经之品。

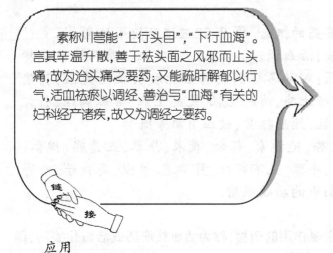

素称川芎能"上行头目","下行血海"。言其辛温升散,善于祛头面之风邪而止头痛,故为治头痛之要药;又能疏肝解郁以行气,活血祛瘀以调经、善治与"血海"有关的妇科经产诸疾,故又为调经之要药。

链接

川　芎

《本经》

来源　为伞形科多年生草本植物川芎的根茎。为四川特产药材。主产于四川的灌县、崇庆、温江,此外云南、湖南、湖北、贵州、甘肃、陕西等省亦有分布,均系人工栽培。五月下旬采挖,去茎叶、烘干,除去须根,用时润透切片。生用或酒炒,麸炒。

性能　辛,温。归肝、胆、心包经。

功效　活血行气,祛风止痛。

应用

1)月经不调、痛经、闭经、难产、产后瘀阻腹痛、胁肋疼痛、肢体麻木,以及跌打损伤、疮痈肿痛等证。本品辛散温通,既能活血,又能行气,是妇科活血调经之要药。

2)头痛、风湿痹痛等证。川芎祛风止痛之功颇佳,又承升散之性,能"上行头目",为治头痛之要药。可治外感风寒头痛,风热头痛,风湿头痛,血瘀头痛,血虚头痛及风湿痹阻、肢节疼痛。

此外,近年常以本品治疗冠心病心绞痛,缺血性脑血管病、脑外伤综合征、三叉神经痛、坐骨神经痛及末梢神经炎等病证。

用量用法　3~10克。研末吞服,每次1~1.5克。

使用注意　本品辛温升散,凡阴虚火旺、舌红口干者不宜,对妇女月经过多及出血性疾病,应慎用。

延 胡 索

《雷公炮炙论》

来源　为罂粟科多年生草本植物延胡索的块茎。人工栽培,主产于浙江、江苏、湖南、湖北等地。立夏后采挖,除去苗叶和须根,洗净,分开大小,入沸水中烫煮约3分钟,见内外变黄时捞起晒干贮存。用时捣碎生用,或经醋制后入药。

性能　辛、苦,温。归肝、脾、心经。

功效　活血,行气,止痛。

应用　气血凝滞所致诸痛证。本品辛散温通,"能行血中气滞,故专治一身上下诸痛"。其具有良好的止痛作用,故广泛应用于身体各部位的多种疼痛证候。

此外,近年临床上常以本品配伍活血行气药用治冠心病心绞痛、心律失常,多种内脏痉挛性或非痉挛性疼痛,均有较好疗效。

用量用法　5~10克。研末服,每次1.5~3克。温开水送服。醋制其有效成分的溶解度大幅度提高,可增强止痛之功。

郁　金
《新修本草》

来源　为姜科多年生宿根草本植物郁金和莪术或姜黄和广西莪术的块根。秋冬两季植株枯萎时采挖,摘取块根,除去须根,洗净泥土,入沸水中煮透,取出,晒干,切片或打碎。生用或矾水炒用。

性能　辛、苦,寒。归心、肝、胆经。

功效　活血止痛,行气解郁,凉血清心,利胆退黄。

郁金、姜黄、莪术,根、茎之别也,而郁金为根,姜黄、莪术为茎,三药均能活血行气,而郁金有寒降之性,故能凉血而降火;姜黄有升散之性而横行肢臂、善治风湿臂痛;莪术攻破之力为尤,治气血瘀滞为峻烈之品。三药于此为异。

应用

1) 肝郁气滞,瘀血内阻所致的胸腹胁肋胀痛,月经不调、痛经及癥瘕痞块等证。本品既能疏肝行气以解郁,又能活血祛瘀以止痛。

2) 湿温病邪浊蒙蔽清窍,胸腹痞闷,神志昏迷及痰气壅遏闭塞心窍所致癫　或癫狂之证。本品辛散苦泄,有凉血清心、行气开窍之功。

3) 热盛迫血妄行所致的吐血、衄血、尿血及妇女经脉逆行(倒经)等证。本品能顺气降火而凉血止血。

4) 肝胆湿热证。本品能清肝解郁,利胆退黄。

此外,以本品制成散剂或片剂,尚可用治心律失常等病证。

用量用法　6~12克。

使用注意　《十九畏歌诀》"丁香莫与郁金见"。二药相反,不宜同用。

姜　黄
《新修本草》

来源　为姜科多年生宿根草本植物姜黄的根茎。主产于四川、福建,台湾、江西、云南亦有分布。秋冬两季采挖,洗净泥土,用水煮或蒸至透心为度,晒干。除去根须及外皮。切片生用。

性能　辛、苦,温。归肝、脾经。

功效　破血行气,通经止痛。

应用

1) 血瘀气滞所致胸、胁、心、腹疼痛,闭经,产后腹痛等症。本品能破血行气,通经止痛。

2）风湿肩臂疼痛。本品外散风寒，内行气血，长于行肢臂而活血利痹、通经止痛。
近代临床用治高脂血症，对于降低胆固醇、三酰甘油有一定疗效。

用量用法　3~10克，外用适量。

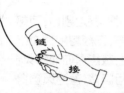

　　乳香、没药内服宜制用，以其味苦气浊，易伤胃气也。二药性能相似，常相须为用，为内、外、妇、伤科而有瘀滞之要药，而止痛尤为其长。

链接

乳　香
《别录》

　　来源　为橄榄科小乔木卡氏乳香树及同属植物皮部渗出的树脂。主产于非洲的索马里、埃塞俄比亚及阿拉伯半岛南部，土耳其、利比亚、苏丹、埃及亦产。春夏季将树干的皮部由下而上用刀顺序切伤，使树脂由伤口渗出，数天后凝成硬块，即可收取。入药多炒用。

　　性能　辛、苦，温。归心、肝、脾经。

　　功效　活血止痛，消肿生肌。

　　应用

1）跌打损伤、痈疽肿痛、肠痈、痛经、闭经、胃痛及风湿痹痛等证。本品辛散温通，既能活血化瘀，又可行气散滞。用于临床各种瘀滞疼痛之证，其效颇佳。

2）疮疡溃后久不收口。本品具有敛疮去腐生肌之功。

　　此外，临床常用本品配伍活血祛瘀、祛风止痛药，制成膏药或洗剂，外用治疗跌打损伤瘀肿疼痛或风湿痹痛等证。

　　用量用法　3~10克。外用适量。

　　使用注意　本品味苦，易致恶心呕吐，故内服用量不宜过多；胃弱者慎用，孕妇及无瘀滞者忌用。

没　药
《开宝本草》

　　来源　为橄榄科植物没药树或其他同属植物皮部渗出的树脂。主产于非洲索马里、埃塞俄比亚以及印度等地。采集从树皮裂缝处渗出于空气中变成红棕色而坚硬的油胶树脂。去净树皮及杂质，打碎后炒用。

　　性能　苦、辛，平。归心、肝、脾经。

　　功效　活血止痛，消肿生肌。

　　应用　本品功效主治与乳香相似。用治乳香诸证，常相须为用。二药之鉴别在于：乳香偏于活血、伸筋；没药偏于散血、化瘀。

　　此外，近代以本品治疗高脂血症，有较好疗效。

　　用量用法　同乳香。

　　使用注意　与乳香同。二药同用应减少相对剂量。

五　灵　脂
《开宝本草》

来源　为鼯鼠科动物复齿鼯鼠或其他近缘动物的粪便。主产于河北、山西、甘肃等地。春秋二季于穴居处掘取。拣尽杂质,晒干,醋炙用。许多粪便结块者,称灵脂块,又称糖灵脂,其质佳;松散成米粒状者,称灵脂米,质量较差。

性能　苦、甘,温。归肝经。

功效　活血止痛,化瘀止血。

应用

1)瘀血阻滞诸痛证,如痛经、闭经、产后瘀阻腹痛以及胸痛、脘腹疼痛等证。本品苦泄温通,功能活血散瘀止痛,是治疗血滞诸痛的要药。

2)出血而瘀血内阻之证。

此外,本品尚可治蛇虫咬伤,外敷、内服均可,常配伍雄黄等同用。

用量用法　3~10克,包煎。或入丸、散剂。外用适量。

使用注意　血虚无瘀者及孕妇慎用。"十九畏"认为"人参最怕五灵脂",二药相反,不宜同用。

19.2　活血调经药

本类药物具有活血祛瘀之力,又善通畅血脉而调经。主治妇女月经不调、痛经、闭经及产后瘀阻腹痛等证;亦可用于瘀血诸痛、癥瘕积聚、跌打损伤及疮痈肿毒等证。

妇人以血为本,女子以肝为先天,肝之疏泄畅达,则气血调畅,经有定时。故在使用本类药物时,常配伍疏肝理气之品。

丹　参
《本经》

来源　为唇形科多年生草本植物丹参的根。全国大部分地区均有生产。主产于河北、安徽、江苏、四川等地。秋季采挖,除去茎叶,洗净泥土,润透后切片,晒干。生用或酒炒用。

性能　苦,微寒。归心、心包、肝经。

功效　活血祛瘀,凉血消痈,安神。

应用

《妇人明理论》有"一味丹参散,功同四物汤"之说。四物汤即当归、川芎、地黄、芍药,为补血活血、调经之剂也。功同四物,言丹参活血、调经与四物汤同,瘀去则新生,有去瘀而不伤正之意,非谓其有四物汤补血之功也,有人以此为补血之品,误矣。

1)月经不调,血滞经闭,产后瘀阻腹痛,心腹疼痛,癥瘕积聚以及肢体疼痛等证。本品能通行经脉,功擅活血祛瘀,主调妇女经脉不匀,为妇科要药。因其性偏寒凉,故对血热瘀滞者尤为适宜。

2)疮痈肿痛。本品既能凉血,又能散瘀,以之配伍清热解毒药,有助于痈肿的消散。

3)温热病热入营血,高热不退、神昏谵语、烦躁不寐,或斑疹隐隐、舌质红绛以及心悸怔仲、失眠多梦等症。丹参既长于活血凉血,又兼能安神。

此外,近年临床还以本品用于宫外孕、缺血性中风、动脉粥样硬化、病毒性心肌炎、慢性肝炎、肝硬化、肝脾肿大、支气管哮喘、肺心病及冠心病心绞痛等病变,均有一定疗效。

用量用法　5~15克。酒炒可增强活血之功。

使用注意　反藜芦。

红　花
《新修本草》

来源　为菊科二年生草本植物红花的筒状花冠。产于河南、湖北、四川、云南、浙江等地,均为栽培。夏季开花,当花色由黄转为鲜红时采摘,阴干。生用。

性能　辛,温。归心、肝经。

功效　活血祛瘀,通经止痛。

应用

1)痛经,血滞经闭,产后瘀阻腹痛,癥瘕积聚,跌打损伤、瘀肿疼痛以及肢节疼痛等证。本品辛散温通,专入血分,能活血祛瘀,通经止痛。

2)热郁血滞所致斑疹色暗者。

此外,由于本品活血祛瘀之效甚佳,故近年来广泛应用于临床各科多种瘀阻为患或血行不畅之证。如冠心病心绞痛,血栓闭塞性脉管炎。

用量用法　3~10克。

使用注意　孕妇忌服,有出血倾向者不宜。

附药

番红花　为鸢尾科多年生草本植物番红花的花柱头,亦称藏红花。主产于欧洲及中亚地区。以往多由印度、伊朗经西藏输入,故名。现我国亦有栽培。性味甘,微寒。归心、肝经。有与红花相近的活血化瘀,通经止痛作用,且力量较强,又兼凉血解毒之功。尤宜于温热病热入血分斑疹,疹色紫暗之症。用量1.5~3克。孕妇忌用。

桃　仁
《本经》

来源　为蔷薇科落叶小乔木桃或山桃的种仁。全国大部分地区均产,主产于四川、陕西、河北、山东、贵州等地。7~9月摘下成熟果实,除去果肉、击破果核,取出种子,晒干。除去种皮,生用或炒用。

性能　苦,平。归心、肝、肺、大肠经。

功效　活血祛瘀,润肠通便。

应用

1)痛经、血滞经闭、产后瘀阻腹痛、癥瘕积聚、跌打损伤、瘀肿疼痛等症。本品祛瘀之力较强,多治妇科经产瘀阻诸证。

2)肠燥便秘。本品有润肠通便之功。

3)肺痈及肠痈初起。本品善泄血分壅滞,常配伍清热解毒药同用,共奏清热解毒,活血消痈之效。

用量用法　6-10克,捣碎。

使用注意　孕妇忌用。

益母草
《本经》

来源　为唇形科一年生或二年生草本植物益母草的全草。我国各地均有分布。5~6月间花期采收,割取全草,晒干。生用或熬膏用。

性能　辛、苦,微寒。归心、肝、膀胱经。

功效　活血祛瘀,利尿消肿。

应用

1) 血滞月经不调、经行不畅、小腹胀痛、月经闭阻、产后瘀阻腹痛、恶露不尽等症。本品辛开苦泄,功善活血祛瘀调经,为妇科经产要药,故有益母之称。

2) 小便不利、水肿。本品有利尿消肿之功。

此外,本品尚可用于跌打损伤,疮疡肿毒,皮肤痒疹等症。近年临床以本品用治冠心病及肾炎有较好疗效。

用量用法　10~15克,大剂量可用30克。外用适量,取鲜品洗净,捣烂外敷。

泽兰
《本经》

来源　为唇形科多年生草本植物毛叶地瓜儿苗的地上部分。全国大部分地区均产,主产于黑龙江、辽宁、浙江、湖北等地。夏季茎叶生长茂盛时割取,晒干。切碎生用。

性能　苦、辛,微温。归肝、脾经。

功效　活血祛瘀,调经,利水消肿。

应用

1) 妇科血瘀经闭、痛经、产后瘀滞腹痛等症。本品辛散温通,性平不峻,为妇科活血调经常用之品。

2) 跌打损伤瘀肿疼痛及痈肿等症。本品能活血祛瘀,消肿止痛。

3) 水肿,腹水等证。本品既能活血,又能利水,对瘀血阻滞,水瘀互结之证尤为适宜。

用量用法　10~15克。外用适量。

使用注意　无瘀滞者慎服。

牛膝
《本经》

来源　为苋科多年生草本植物牛膝(怀牛膝)和川牛膝的根。怀牛膝大量栽培于河南省的武陟、温县、博爱、沁阳、辉县,有悠久历史,河北、山西、山东、辽宁等地也有引种。川牛膝主产于四川西部,贵州、云南、福建亦产。冬季苗枯时挖根,干燥经硫磺熏过后贮存。切片生用或酒炒用。

性能　苦、酸,平。归肝、肾经。

功效　活血祛瘀,补肝肾,强筋骨,利尿通淋,引血下行。

应用

1）瘀阻所致月经不调、痛经、闭经、产后腹痛，以及跌扑伤痛等证。本品性善下行，有活血祛瘀之力，为治妇科经产诸疾之良药。

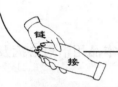

牛膝素以怀州（属河南）产者良，故名怀牛膝，酒制补肝肾，生用逐瘀血，走而能补，性善下行，凡肾虚及气血不通，滞而不下者皆宜之，又能引药下行。然属滑利之品，精气不固者，非其所宜。川牛膝有固益之功，精气不固者宜之。

2）腰膝酸软，下肢痿软无力等证。本品既补肝肾，强筋骨，又通血脉而利关节，性善下行，尤以治下半身关节酸痛、为其所长。用治肝肾不足腰膝酸痛、湿热下注腰膝关节酸痛、风湿下肢关节疼痛。

3）血淋尿血、小便不利、尿道涩痛等症。本品能利水通淋。

4）吐血、衄血，齿痛、口舌生疮，以及头痛、头晕等症。本品功擅苦泄下行，能引血（火）下行。用治血热妄行，吐血、衄血；阴虚火旺，齿痛、口疮；肝阳上亢头痛眩晕。

近年临床用于引产及功能性子宫出血，效果良好。

用量用法   6~15克。

使用注意   孕妇及月经过多者忌用。

鸡血藤
《本草纲目拾遗》

来源   为豆科攀援灌木密花豆（三叶鸡血藤）和香花崖豆藤（山鸡血藤）等的藤茎。三叶鸡血藤产于广西；山鸡血藤产于江西、福建、云南、四川等地。秋季割取藤茎、晒干。润透切片生用，或熬膏服用。

性能   苦、微甘，温。归肝经。

功效   行血补血，舒筋活络。

应用

1）月经不调、经行不畅、痛经、血虚经闭等症。本品苦甘性温，具活血、补血双重功效。用治上述诸证之血瘀者或血虚者。

2）手足麻木、肢体瘫痪、风湿痹痛等症。本品能养血活血而舒筋活络。

此外，本品尚可用于血虚萎黄之证。近年临床以本品制成糖浆剂，用于治疗白细胞减少症有一定疗效。

用量用法   10~15克，大剂量可用30克。

王不留行
《本经》

来源   为石竹科一年生或越年生草本植物麦蓝菜的成熟种子。除华南外，广泛分布于我国各地。6~7月种子成熟时割取全草，晒干。果壳自然裂开，收集种子。生用或炒用。

性能   苦，平。归肝、胃经。

功效   活血通经，下乳，消痈，利尿通淋。

应用

1）经闭、痛经等症。本品通利血脉，行而不住，走而不守。

2）产后乳汁不下及乳痈等证。本品善走血分，能行血脉，通乳汁。

3）热淋、血淋、石淋等证。本品有利尿通淋之功。

此外，近年用治前列腺炎。

用量用法 6~10克。

使用注意 孕妇慎用。

19.3 活血疗伤药

本类药物善于活血化瘀，消肿止痛，续筋接骨，止血生肌敛疮。主要适用于跌打损伤，瘀肿疼痛，筋骨折伤，金疮出血，疮疡不敛等外伤科疾患。也可用于其他瘀阻之证。

肝主筋，肾主骨，以本类药物治疗筋骨折伤之症时，应配伍滋补肝肾，强筋健骨之品同用，以加速筋骨折伤的痊愈。

䗪 虫
《本经》

来源 为鳖蠊科昆虫地鳖或冀地鳖的雌虫体。各地都有分布。主产于湖南、湖北、江苏、河南，野生或人工饲养。夏季捕捉，入沸水烫死或盐水略煮过，晒干或烘干。与花椒同贮，可防腐、防蛀。

性能 咸，寒。有小毒。归肝经。

功效 破血逐瘀，续筋接骨。

应用

1）跌打损伤、筋骨折伤、瘀肿疼痛等症。本品有续筋接骨、疗伤止痛之功，为骨伤科常用药。

2）闭经、产后瘀阻、癥瘕积聚等症。本品有逐瘀通经，破血消癥之功。用治妇科经产诸证，癥瘕痞块。

此外，近年临床以本品治疗宫外孕及子宫肌瘤，配伍穿山甲、桃仁等同用。

用量用法 3~10克。研末吞服，每次1~1.5克。

使用注意 孕妇忌服。

自 然 铜
《雷公炮炙论》

来源 为天然黄铁矿的含硫化铁（FeS_2）矿石。产于四川、云南、湖南、广东、河北及辽宁等地。采挖后除去杂石及有黑锈者，以火煅透，醋淬，复煅复淬，反复二、三次，置地下退火毒，研末水飞。

性能 辛，平。归肝经。

寇宗奭曰："有人以自然铜饲折翅胡雁，后遂飞去。"此乃古人药理研究之经典记载，不仅验证了自然铜接骨的功效，而且也表现了古人求实的科学态度，对中药临床研究颇有启迪。

链接

功效　散瘀止痛,接骨疗伤。

应用　跌扑损伤,瘀肿疼痛、筋骨折伤等证。

本品有行血化滞,散瘀止痛之功,为伤科续筋接骨要药。

用量用法　10~15克。煅研细末入散剂,每次0.3克。

苏　木
《新修本草》

来源　为豆科灌木或小乔木的心材。我国广东、广西、台湾、云南等地都有分布;国外主产于中南半岛及印度。四季可采,伐下树干,除去树皮及边材,留取中心部分,锯段,晒干,用时刨成薄片,或砍为小块,或经蒸软切片。

性能　甘、咸、微辛,平。归心、肝、脾经。

功效　活血疗伤,祛瘀通经。

应用

1) 跌扑损伤,筋骨折伤、瘀肿疼痛。本品能活血散瘀、消肿止痛。

2) 妇科血滞经闭、痛经、产后瘀阻腹痛等证。本品能活血通经。用治瘀阻所致妇科经产诸证。

此外,尚可用治心腹瘀痛,配伍丹参、川芎、延胡索;用治疮痈肿毒,配伍银花、连翘、白芷等品同用。

用量用法　3~10克。外用适量。

使用注意　孕妇忌服。

骨　碎　补
《开宝本草》

来源　为水龙骨科多年生附生蕨类植物槲蕨的根茎。产于中南、西南及浙江、福建、台湾等省区。全年均可采挖,除去叶及鳞片,洗净,切片,干燥。生用或砂烫用。

性能　苦,温。归肝、肾经。

功效　活血续伤,补肾强骨。

应用

1) 跌扑闪挫或金创,损伤筋骨,瘀肿疼痛。本品能活血止血,续伤接骨。

2) 肾虚腰痛、脚弱、耳鸣、耳聋、牙痛、久泻等症。本品有温肾阳,强筋骨,益虚损之功。

此外,本品浸酒外擦斑秃、白癜风,有一定疗效。

用量用法　10~20克。或入丸散。外用适量。

使用注意　阴虚内热及无瘀血者不宜用。

马　钱　子
《本草纲目》

来源　为马钱科常绿乔木植物马钱及同科木质大藤本皮氏马钱(云南马钱)的成熟种子。云南马钱主产于云南、广东、海南等地;马钱主产于印度、越南、缅甸、泰国等地。冬季果实成熟时采收,取出种子,洗净,晒干。炮制后入药。

性能　苦,寒。有毒。归肝、脾经。

功效　散结消肿,通络止痛。

应用

1) 跌打损伤或痈疽肿痛等症。本品有通络散结,消肿定痛之功。

2) 风湿顽痹或拘挛麻木等症。本品有通络止痛之功。

此外,近代用治重症肌无力,有一定疗效。

用量用法　内服0.3~0.9克,做丸散服。外用适量研末吹喉或调涂。

使用注意　本品有毒,服用过量,可引起肢体颤动、惊厥、呼吸困难,甚至昏迷等中毒症状,故须严格控制剂量及炮制。孕妇忌服。

马钱子有大毒,人畜鸟兽,多用则毙。谚曰:"马钱子,马钱子,马前服了马后死。"极言其毒性之剧也,用之不可不慎。

血　竭

《雷公炮炙论》

来源　为棕榈科常绿藤本植物麒麟竭及同属植物的果实和树干渗出的树脂。主产于中国广东、台湾及印尼、马来西亚等国家和地区。夏季果实成熟时采集鳞片间分泌出的树脂,经加热蒸压成团;或煮果实取汁浓缩,或取茎干渗出的树脂凝块。用时捣碎研末。

性能　甘、咸,平。归心、肝经。

功效　活血散瘀止痛,止血生肌敛疮。

应用

1) 跌打损伤,瘀肿疼痛及瘀阻所致痛经、闭经、产后瘀阻腹痛等症。本品能活血散瘀而止痛,为伤科要药。

2) 外伤出血及疮疡不敛等症。本品能止血生肌而敛疮。

此外,近年临床单本品用治胃、十二指肠溃疡、食道静脉破裂等各种上消化道出血,有较好疗效。

用量用法　1~1.5克,入丸散。外用适量,研末撒敷。

使用注意　无瘀阻者不宜。

刘 寄 奴

《新修本草》

来源　为菊科多年生草本植物奇蒿的全草。全国各地均有分布,以江苏、浙江、江西等地产量为多。8~9月采割,晒干。切段入药。

性能　苦,温。归心、脾经。

功效　散瘀疗伤,破血通经。

应用

1) 跌扑损伤,瘀血肿痛及外伤出血等症。本品能化瘀止痛,止血疗伤。

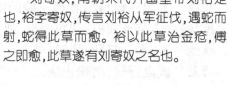

刘寄奴,南朝宋代开国皇帝刘裕是也,裕字寄奴,传言刘裕从军征伐,遇蛇而射,蛇得此草而愈。裕以此草治金疮,傅之即愈,此草遂有刘寄奴之名也。

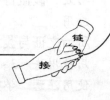

2) 血瘀经闭、产后瘀阻腹痛等症。本品能祛瘀通经止痛。

此外,本品芳香而醒脾开胃,又有消食化积之功。可用治食积不化,脘腹胀痛,单服即效。近年临床以本品治菌痢有效。

用量用法　3～10克。外用适量。

使用注意　孕妇忌服。

19.4　破血消癥药

本类药物药性峻猛,能破血逐瘀而消癥积。以虫类药居多。多治瘀阻较重的癥瘕积聚为其所长,亦可用于血瘀经闭、瘀肿疼痛、偏瘫等证。应用时常配伍行气、破气药,攻下药及软坚散结药同用,以增强破血消癥之效。本类药药性峻猛,且大多有毒,易耗血、动血、耗气、伤阴,故凡出血证、阴虚血亏、气虚体弱及孕妇忌用或慎用。

莪　术
《药性论》

来源　为姜科多年生草本植物莪术、郁金或广西莪术的根茎。主产于广西、四川、浙江,江西、广东、福建、云南亦产。冬季采挖。去净泥土,蒸或煮至透心,晒干。切片生用或醋制用。

性能　辛、苦,温。归肝、脾经。

功效　破血行气,消积止痛。

应用

1) 气滞血瘀所致的经闭腹痛及癥瘕积聚。本品辛散、苦泄、温通,既能破血行气,又能消积止痛。

2) 食积气滞、脘腹胀痛。本品破气消积之力较为峻猛,且能止痛。

此外,本品尚可用于跌打损伤、瘀肿疼痛。近年来以本品治宫颈癌及多种癌肿。

用量用法　3～10克。醋制能加强止痛之功。

使用注意　孕妇及月经过多者忌服。

三　棱
《本草拾遗》

来源　为黑三棱科植物黑三棱的块茎。产于江苏、安徽、江西、河南、山东等地。冬、春两季采挖,除去茎苗及须根,洗净泥土,削去外皮,晒干。润透切片,生用或醋炒用。

性能　苦,平。归肝、脾经。

功效　破血行气,消积止痛。

应用

所治之证与莪术相同,二药常相须为用。但破血作用比莪术强,而行气止痛之力则稍逊。

用量用法　3～10克。醋炒能加强止痛之功。

使用注意　孕妇及月经过多者忌服。

水　蛭
《本经》

来源 为环节动物水蛭科的蚂蟥和水蛭及柳叶蚂蟥等的全体。全国各地均有分布。夏、秋两季捕捉,用沸水烫死,晒干。用时研末或微火炙黄。

性能 咸、苦、平;有小毒。归肝经。

功效 破血逐瘀消癥。

应用 血滞经闭、癥瘕积聚以及跌打损伤等证。水蛭功擅破血逐瘀,其力峻效宏。

此外,近年以本品用治血小板增多症、颅内血肿、断肢再植术后血肿、冠心病心绞痛、肺心病急性发作期、高脂血症等,均有一定疗效。

用量用法 3~6克。焙干研末吞服,每次0.3~0.5克。

使用注意 孕妇忌服。

虻　虫
《本经》

来源 为昆虫类虻科复带虻的雌虫体。各地均有,以畜牧区为多。5~6月捕捉,沸水烫或稍蒸,晒干。去翅足,生用或炒用。

性能 苦,微寒。有小毒。归肝经。

功效 破血逐瘀消癥。

应用 血滞经闭、癥瘕积聚,以及跌打损伤。本品破血消癥之效与水蛭相似,而效尤峻猛。此外,近年以本品治冠心病心绞痛有效。

用量用法 1~1.5克。焙干研末吞服,每次0.3克。

使用注意 孕妇忌服。

穿 山 甲
《别录》

来源 为脊椎动物鲮鲤科穿山甲(食蚁鲮鲤)的鳞片。产于广西、贵州、广东、云南、湖南、福建、台湾等地。全年都可捕捉。杀死后,置沸水中略烫,取下鳞片,洗净,晒干。与砂同炒至松泡而呈黄色;或炒后再加醋略浸,晒干备用。

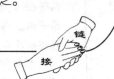

穿山甲穴山而居,寓水而食,出阴入阳,能窜经络,达于病所也。谚曰:"穿山甲,王不留,妇人食了乳长流"。亦言其迅速也。时珍语,谓穿山甲性专行散,故凡瘀血阻络为病,皆能开之。

性能 咸,微寒。归肝、胃经。

功效 活血消癥,通经,下乳,消肿排脓。

应用

1)血滞经闭、癥瘕痞块等症。本品性善走窜,专于行散,以通经脉。

2)风湿痹痛,肢体拘挛或强直等症。本品长于活血脉,而通经络。

3)乳汁不通。

4)痈肿初起或脓成未溃以及瘰疬痰核等症。本品有消肿排脓之功,可使痈肿初起者散,脓成者速溃。

此外,近年以本品治外伤出血,手术切口渗血及白细胞减少症,均有一定疗效。

用量用法　3~10克。亦可研末吞服,每次1~1.5克,效果较好。

使用注意　孕妇忌服。

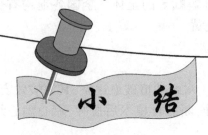

小　结

　　本类药物功能通利血脉,促进血行,消散瘀血,用于治疗瘀血阻滞引起的多种疾病。

　　川芎、延胡索、郁金、姜黄、乳香、没药、五灵脂均为活血定痛之品,长于治疗各类瘀阻所致的疼痛病证。

　　川芎辛温,活血行气散寒止痛,对寒凝气滞经产诸痛及肝郁胁痛、胸痹、头痛、痹痛、痈疽肿痛等均有良好止痛功效,本品具上行头目,中开郁结,下调经水之功;延胡索活血行气止痛,凡气滞血瘀,脘腹胁痛,经闭癥瘕,产后瘀阻,寒疝腹痛,跌扑伤痛,均可应用,为止痛良药;郁金活血散瘀,行气解郁,清心凉血,利胆退黄,用治肝郁气滞所致胸胁疼痛,经闭痛经,癥瘕痞块,热病神昏,痰热癫狂及吐血衄血,黄疸尿赤等证;姜黄破血行气,通经止痛,祛风疗痹,用治血瘀气滞所致胸胁脘腹疼痛,经闭痛经及风疹瘙痒,风湿臂痛等证;乳香、没药二药相须为用,"皆能消肿、止痛、生肌"。五灵脂通利血脉,散瘀止痛,可用治瘀血阻滞所致心腹胁肋诸痛及经闭痛经,产后瘀阻腹痛等证,亦为止痛佳品。

　　丹参、红花、桃仁、益母草、泽兰、牛膝、鸡血藤、王不留、月季花、凌霄花,均为常用的活血调经之品,可用于瘀血阻滞经产诸证及肝郁胁痛、胸痹刺痛,寒痹拘挛及痈疽肿痛等证。

　　丹参苦寒,凉血活血,通经止痛,用于热结血瘀所致经产诸证及癥瘕积聚;肝郁胁痛,胸痹刺痛,风湿热痹,痈疽肿痛,亦可用之;且能清心安神,用治热病神昏;又能治心火偏旺,心悸失眠等症。红花活血通经,消瘀止痛,少用和血,多用破血,可用治血瘀经闭,跌扑损伤,为妇科调经,伤科止痛之良药。桃仁活血祛瘀,润肠通便,除用治瘀阻经产诸证外,尚可用治肺痈、肠痈、肠燥便秘等证。益母草、泽兰均能活血祛瘀,利尿消肿,同用治经产诸证,有活血调经,祛瘀生新之效,而益母草其性偏凉,以热结血瘀者为佳,且利尿之功胜于泽兰;泽兰舒肝和营、活血调经,缓和不峻,凡属瘀阻,不论寒热,用之皆宜。牛膝活血通经,强筋壮骨,利尿通淋,引血下行,用治经闭、癥瘕、难产及肝肾不足,腰膝酸痛,热淋尿血,肾虚水肿,腰膝痹痛、血热吐衄,喉痹眩晕等症。鸡血藤行血补血,舒筋通络,除善治瘀阻、血虚月经不调之外,还可用治关节痹痛、跌扑伤痛及血虚萎黄等症。王不留行通经下乳,用治经闭不通,乳汁不下,又能用于诸淋涩痛。

　　䗪虫、自然铜、苏木、骨碎补、马钱子、血竭、刘寄奴均能活血疗伤,续筋接骨,主要用于跌扑损伤,瘀血肿痛以及金创和筋骨折伤等症。

　　䗪虫为破血消癥常用之品,又擅续筋接骨,为伤科良药。自然铜散瘀止痛,续筋接骨,为跌扑损伤,筋骨折伤之专品。苏木活血通经,消瘀止痛,为妇科调经,伤科止痛之佳品。骨碎补补肾强骨,活血止血,疗伤止痛,主治跌扑闪挫,筋骨折伤及肾虚腰痛、耳鸣齿痛等症。马钱子通络散结,消肿止痛,除长于治疗跌扑损伤,筋骨折伤外,还可用治痈疽、痹证、麻木、偏瘫等症;本品毒性较强,使用不宜过量。血竭能活血疗伤,止血生肌敛疮,用治外伤出血、跌扑损伤,又能用于疮疡久溃不敛等症。刘寄奴破血通经,疗伤接骨,化食消积,用治跌扑伤痛以及经产诸证和食积不化、脘腹胀痛等症。

莪术、三棱、水蛭、虻虫、穿山甲均能破血消癥,用治瘀血阻滞所致癥瘕积聚及其他瘀阻之证。

莪术、三棱既能破血行气,又能消积止痛,同用治癥瘕积聚、瘀阻经闭、食积腹痛,而三棱破血力胜,莪术行气力佳。水蛭、虻虫均为药力峻猛之品,为破血消癥要药,其中水蛭作用较缓而药力持久,虻虫功近水蛭,而性尤峻猛。穿山甲通经下乳,行散力强,搜风通络,消肿排脓,除用治瘀阻经闭,癥瘕积聚外,又为治疗风湿顽痹,疮痈肿毒的要药。

目标检测

1. 何为活血祛瘀药? 分几类? 各主治何证?
2. 为什么说川芎"上行头目,中开郁结,下调经水"?
3. 试述郁金的性能功用。
4. 为什么说:"一味丹参散,功同四物汤"?
5. 试比较桃仁、红花二药性能、功用异同。
6. 试述牛膝的性能功用。
7. 试比较莪术、三棱及水蛭、虻虫的功用异同。
8. 试比较穿山甲、王不留行的功用异同。

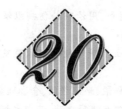

20 安神药

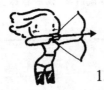

学习目标

1. 简述安神药的概念、作用、适应证及使用注意
2. 说出重镇安神、养心安神药的性能特点和适用范围；理解各味药物的性能和功效的关系；明确镇心安神、镇惊安神、养心安神、宁心安神等概念
3. 叙述朱砂、磁石、龙骨、酸枣仁、远志、合欢皮的功效应用

凡以安定神志为主要作用的药物，称为安神药。

心藏神，肝藏魂，人体神志的变化与心肝两脏的功能活动有着密切的关系，故本类药物多入心经和肝经。

安神药多为矿物、贝壳以及植物的种仁。金石、介壳类药物，质重沉降，具有重镇安神作用，称重镇安神药；植物种仁类药物，质润滋养，多具养心安神作用，称养心安神药。

安神药主要用于心气虚、心血虚或心火盛以及其他原因所致的心神不宁、惊悸、怔忡、失眠、健忘、多梦及惊、　、癫、狂等症。

安神药在运用中须根据不同的病因病机选择相宜的药物，并作相应的配伍。如心脾气虚者，配伍补气之品；阴亏血虚者，配伍养阴补血之品；心火亢盛者，配伍清心降火之品；肝阳上亢者，配伍平肝潜阳之品；痰火扰心者，配伍清热化痰之品；血瘀气滞者，配伍行气活血之品。至于癫、　惊风等证，多以化痰开窍，平肝息风药为主，本类药只作辅助之品。

矿石类安神药，如做丸、散服，易伤脾胃，故不宜久服，并须酌情配伍养胃健脾之品。部分药物具有毒性，须慎用。

20.1 重镇安神药

本类药物多为矿石、贝壳类药，具有质重沉降之性，重可镇怯，故有重镇安神、平惊定志以及平肝潜阳等作用。主要用于心火炽盛、痰火扰心、肝阳上亢以及惊吓等引起的心神不宁、惊悸健忘、失眠多梦及惊、　癫狂等症。

朱　砂
《本经》

来源　为六方晶系辰砂的矿石。产于湖南、四川、贵州、云南的部分地区。随时可采。将辰砂矿石碾碎后,除去杂质,研细水飞,晒干装瓶备用。

性能　甘,寒。有毒。归心经。

功效　镇心安神,清热解毒。

应用

1）心火亢盛所致心神不宁、胸中烦热、惊悸不眠等证。本品质重,秉寒、降之性,寒能降火,重能镇怯,故治上述诸证甚效。

2）惊风,癫等症。本品有镇惊安神之功。

3）疮疡肿毒,咽喉肿痛,口舌生疮等症。本品内服、外用均有清热解毒之功。

此外,本品拌制其他药物（如茯苓）,以增强安神作用;又可作为丸剂的外衣,具有防腐的作用。

用量用法　0.3~1克,研末冲服。或入丸散剂,或拌他药同煎。外用适量。

使用注意　本品有毒,不可持续或过量用。忌用火煅,以免折出水银,加剧毒性。

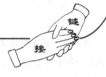

古人以朱砂为无毒,故《本经》列为上品,后来者遂以朱砂炼丹,服食以求长生,殊不知其内含真汞（即 HgS）,遇火即析为水银,有剧毒,以剧毒之丹而求长生之梦,虚妄之甚,莫过于此。

磁　石
《本经》

来源　为天然等轴晶系磁铁矿的矿石。产于河北、山东、辽宁、江苏等省。随时可采。采后,除去泥沙杂质,干燥保存。生用或醋淬研细用。

性能　辛、咸,寒。归肝、心、肾经。

功效　潜阳安神,聪耳明目,纳气平喘。

应用

1）肝阳上亢所致的烦躁不宁、心悸、失眠、头晕、头痛及癫等症。本品有平肝潜阳、镇静安神之功。

2）肝肾阴虚,耳鸣、耳聋、目暗昏花等症。本品滋肾益阴而具聪耳明目之效。

3）肾虚喘促。本品具纳气平喘之功。

此外,近年临床上用磁朱丸治疗白内障,可改善视力。

用量用法　10~30克。入丸、散,每次用1~3克。

使用注意　本品不易消化吸收,如入丸、散,不可多服。脾胃虚弱者慎用。

磁石味咸,咸为水化,有润下之性,故能入肾补精,充养真阴。因此,古人以磁石为补肾药也。磁石补肾为本,而潜阳、安神、聪耳、明目、平喘,皆补肾之用也,故磁石以治虚为主。

龙　骨
《本经》

来源　为古代哺乳动物,如三趾马、犀类、鹿类、牛类、象类等的骨骼化石。产于山西、内蒙古、陕西、甘肃、河北、湖北等地。全年可采挖,除去泥沙杂质,贮于干燥处。生用或煅用。

性能 甘、涩,微寒。归心、肝经。

功效 镇静安神,平肝潜阳,收敛固涩。

应用

1) 心神不宁、心悸失眠、惊痫癫狂等症。本品质重,具镇静安神之效,为重镇安神的要药。

2) 阴虚阳亢、烦躁易怒、头晕目眩等证。本品能平肝潜阳。

3) 遗精、带下、自汗、盗汗、崩漏等滑脱诸证。本品有收敛固涩之功。

此外,煅龙骨研末掺敷,可敛疮生肌,用治湿疮痒疹及疮疡久溃不敛等症。

用量用法 15～30克,剂宜先煎。外用适量。收敛固涩煅用,余皆生用。

附药

龙齿 与龙骨来源相同,为古代多种大型哺乳动物的牙齿骨骼化石。采掘龙骨时即可收集龙齿。碾碎生用或煅用。性味甘、涩、凉。归心、肝经。较龙骨更长于镇惊安神,适用于惊痫癫狂、惊悸、失眠、多梦等症。用量、用法与龙骨相同。

琥 珀
《别录》

来源 为古代松科松属植物的树脂,埋藏地下经多年转化而成的化石样物质。从煤层中挖取的,又称煤珀。主产于云南、广西、辽宁、河南等地。随时可以采挖,去除杂质,研末用。

性能 甘,平。归心、肝、膀胱经。

功效 定惊安神,活血散瘀,利尿通淋。

应用

1) 惊悸失眠、健忘多梦及惊痫癫狂等症。本品长于定惊安神。

2) 血滞经闭、癥瘕积聚等症。

3) 血淋、石淋、热淋及癃闭等证。本品具利尿通淋,散瘀止血之功,尤宜于血淋尿血。

此外,近年临床以本品配伍三七,用治冠心病心绞痛,有一定疗效。另还可以本品作为生肌收敛药,用治疮疡溃后久不收敛之症。

用量用法 1.5～3克,研末冲服,不入煎剂。

20.2 养心安神药

养心安神药多为植物种仁类药物,具甘润滋补之性,有滋阴补血,交通心肾之功。主要用于阴血不足、心脾两虚、心肾不交等所致心悸、怔忡、虚烦不眠、健忘多梦等症。

酸 枣 仁
《本经》

来源 为鼠李科落叶灌木或乔木酸枣的成熟种子。主产于河北、陕西、辽宁、内蒙古、山东、山西、甘肃、河南等地。秋末冬初果实成熟时采收,除去枣肉,碾破核,取种子,干燥。生用或炒用,用时打碎。

性能 甘,平。归心、肝经。

功效 养心安神,敛汗。

应用

1）心悸、失眠。本品能养心阴,益肝血,而宁心安神。主要用治心肝血虚所致心悸失眠。

2）自汗、盗汗等症。

用量用法　10~20克。研末,睡前吞服,每次1.5~3克。

柏 子 仁
《本经》

来源　为柏科常绿乔木植物侧柏的种仁。主产于山东、河南、河北等地。全国大部分地区均有分布。秋后种子成熟时采收,晒干,碾碎种皮,簸净,阴干。用时捣碎。用纸包裹,加热,压榨去油,称柏子仁霜。

性能　甘,平。归心、肾、大肠经。

功效　养心安神,润肠通便。

应用

1）虚烦不眠、惊悸怔忡等症。本品与酸枣仁有类似的养心安神之功。用治血不养心所致虚烦不眠、惊悸怔忡。

2）肠燥便秘。本品质润多油,有润肠通便之功。可用于阴虚血少,肠燥津枯的便秘。

用量用法　10~20克。

使用注意　便溏及多痰者慎用。

远 志
《本经》

来源　为远志科多年生草本植物远志或宽叶远志的根。主产于山西、陕西、吉林、河南等地。春秋两季均可采挖。除去残茎、须根、泥土,洗净,晒干。生用或炙用。

性能　辛、苦,微温。归心、肾、肺经。

功效　宁心安神,祛痰开窍,消散痈肿。

> 链接
> 远志服之能益智强志,故有此名。古人以远志为肾经药,而非心经药,其功长于强志益精,治善忘,盖因精与志,皆肾之所藏。

应用

1）心神不宁、惊悸、失眠、健忘等症。本品既能开心气而宁心安神,又能通肾气而强志不忘。用治心肾不交的惊悸健忘、失眠多梦。

2）痰阻心窍,癫　发狂。本品能豁痰以开窍醒神。

3）咳嗽痰多、咳咯不利。本品可稀释痰涎而易于咯出。

4）痈疽肿毒、乳房肿痛等症。本品能消痈散肿。

用量用法　3~10克。外用适量。

使用注意　有胃炎及溃疡者慎用。

合 欢 皮
《本经》

来源　为豆科落叶乔木植物合欢或山合欢的树皮。全国大部分地区均有分布，主产于长江流域各省。夏秋两季剥取树皮，晒干。切段用。

性能　甘，平。归心、肝经。

功效　解郁安神，活血消肿。

应用

1）情志所伤、忧思忿郁、虚烦不安、失眠健忘等症。本品有安和五脏，欢悦心志之功。

2）跌打骨折，及痈肿疮毒。本品具活血祛瘀，消痈止痛之功。

用量用法　10~15克。

夜 交 藤
《何首乌录》

来源　为蓼科多年生蔓生草本植物何首乌的藤茎或带叶藤茎。主产于河南、湖南、湖北、江苏、浙江等地。于夏秋时采取，除去残叶，切段，晒干。生用。

性能　甘，平。归心、肝经。

功效　养心安神，祛风通络。

应用

1）虚烦不眠，健忘多梦等症。本品有养心安神之功。

2）血虚身痛，风湿痹痛。本品养血祛风，活络止痛。

此外，本品煎汤外洗，可用治皮肤痒疹。

用量用法　15~30克。

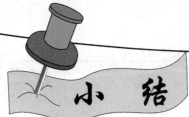

小 结

本类药物功能镇静催眠，安神定志，主要用治心悸失眠、心神不宁之症。其中重镇安神之品，多用治实火内盛，阳气躁动，心悸失眠的实证；养心安神之品，则多用治阴血不足，失眠多梦，神不守舍的虚证。

朱砂、磁石均为重镇安神药。朱砂主清心火，安神之效较磁石为胜，而无补益之能，并能解毒疗疮；磁石主入肝肾，长于补益肝肾，平肝潜阳，聪耳明目，纳气平喘，用于眩晕目暗、耳鸣耳聋、肾虚作喘等症。

龙骨能重镇安神，平肝潜阳，收敛固涩，用于惊悸失眠、肝阳眩晕、自汗盗汗、遗精崩带等症。

琥珀甘平质重,入心经,镇心安神,走血分,活血散瘀,行膀胱,利尿通淋,用于心悸失眠、惊风癫痫、经闭癥瘕、血淋涩痛等症。

酸枣仁、柏子仁均能养心安神,收敛止汗,常相须为用,用于心虚失眠、体虚多汗等症。酸枣仁善补肝胆,宁心安神,凡心肝血虚,虚烦不寐,均可用之;柏子仁善补心血,养心安神,心血不足,心悸怔忡,最为常用,又兼润肠通便之功。

远志辛温行散,长于交通心肾,安神益智,兼能祛痰利窍,消痈散结,用于心肾不交,惊悸不眠,痰阻心窍,惊痫癫狂及痰喘咳嗽、痈肿疮毒、乳房胀痛等症。

合欢皮能解郁安神,同可用于忧思忿郁,失眠多梦等症。合欢皮兼能活血消痈,又可治跌扑损伤,骨折疼痛及疮痈肿毒等症。

夜交藤滋补阴血,养心安神,用治阴血不足,烦躁不眠,兼能养血祛风通络,可用治风湿痹痛、肢体麻木、痒疹等症。

目标检测

1. 安神药分几类? 各类药物的功效、应用、配伍方法有何不同?
2. 试比较朱砂、磁石、龙骨,酸枣仁、柏子仁功效、应用的异同。
3. 朱砂、琥珀在用量、用法上应注意什么?
4. 你学过哪些重镇安神及养心安神的药物?

21 平肝息风药

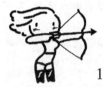

学习目标

1. 简述平肝息风药的概念、作用、适应证及使用注意
2. 说出平肝潜阳、息风止痉药的性能特点和适用范围；理解各味药物的性能和功效的关系；明确平肝潜阳、清肝明目、软坚散结、息风止痉、攻毒散结、通络止痛等概念
3. 叙述石决明、牡蛎、代赭石、刺蒺藜、羚羊角、牛黄、钩藤、天麻、地龙、全蝎、白僵蚕的功效应用

凡以平肝潜阳、息风止痉为主要作用的药物,称为平肝息风药。

本类药物皆入肝经,多为介、虫类药,分别具有平肝潜阳、息风止痉及镇静安神的作用。主要用于:肝阳上亢,头晕目眩;肝风内动,抽搐惊 等与"肝旺"有关的病证。

平肝息风药可分为平肝潜阳、息风止痉两类。肝阳上亢每兼惊悸怔忡、失眠多梦等证,故平肝潜阳药又多具镇心安神之效;肝风内动以肝阳化风为多,故息风止痉药又多兼平肝潜阳作用。因此,安神药与平肝潜阳药、平肝潜阳药与息风药,又常相互配合使用。

应用本类药物时,应根据不同病因和兼症,予以不同的配伍。如肝阳上亢,配伍滋补肾阴之品,以滋阴潜阳;肝阳化风,配伍平肝潜阳之品,以平肝息风;热极生风,配伍清热泻火之品,以正本清源;阴血亏虚,配伍滋阴养血之品,以滋水涵木。若兼窍闭神昏者,当配伍开窍醒神药;兼痰浊郁结者,当配伍豁痰开窍药。"肝藏魂",肝旺则每兼神志方面的证候,故又应配伍安神药同用。

本类药多性偏寒凉,但也有性偏温燥者,应区别使用。若脾虚慢惊者,不宜寒凉之品;阴虚血亏者,当忌温燥之品。

21.1 平肝潜阳药

凡以平肝潜阳为主要作用,治疗肝阳上亢之证的药物,称为平肝潜阳药。

本类药物多为介类质重的药物,具有平肝潜阳之效,故有"介类潜阳"之说,又兼清肝热、安心神等作用。主要用治肝阳上亢,头晕目眩、头痛、耳鸣和肝火上攻,面红目赤、头痛、头昏、烦躁易怒等症。其次,常配伍息风止痉药,用治肝风内动痉挛抽搐;配伍安神药,用治浮阳上扰烦躁失眠等症。

石 决 明
《别录》

来源　为鲍科动物杂色鲍(光底石决明)、皱纹盘鲍(毛底石决明)、羊鲍、澳洲鲍、耳鲍或白鲍的贝壳。分布于广东、福建、辽宁、山东等沿海地区。夏秋捕取,去肉后,洗净贝壳,除去附着的杂质,晒干。打碎生用或煅用。

性能　咸,寒。归肝经。

功效　平肝潜阳,清肝明目。

应用

1) 肝阳上亢,头晕目眩等症。本品具有平肝潜阳之功。

2) 目赤肿痛、翳膜遮睛、视物昏花等症。本品为清肝明目要药。

用量用法　15~30克,宜打碎先煎。

珍 珠 母
《本草图经》

性能　甘、咸,寒。归肝、心经。

功效　平肝潜阳,清肝明目,镇心安神。

应用

1) 肝阴不足,肝阳上亢所致头晕目眩等症。本品有与石决明相近的平肝潜阳作用。

2) 目赤肿痛或视物昏花等症。本品有清肝明目之效。

3) 惊悸失眠、心神不宁及癫　惊搐等症。本品质重,有镇心安神,息风止痉之效。

此外,研末外用,有燥湿敛疮之效,可用治湿疹、瘙痒等症。近年用本品研服,用治胃、十二指肠球部溃疡;以及制成眼药膏,涂治白内障、角膜炎、结膜炎,均有良好的治疗效果。

用量用法　15~30克,宜打碎先煎。外用适量。

牡 蛎
《本经》

来源　为牡蛎科动物长牡蛎或近江牡蛎等的贝壳。从东北至海南岛沿海均有分布。宜于冬、春采集。去肉留壳,洗净晒干。捣碎生用,或火煅粉碎用。

性能　咸、涩,微寒。归肝、肾经。

功能　平肝潜阳,软坚散结,收敛固涩。

应用

1) 肝阳上亢,头晕目眩或热烁真阴,虚风内动等症。本品有平肝潜阳的作用。

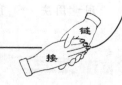

龙骨与牡蛎性能功效基本相同,故两者常相须为用。惟牡蛎味咸、性寒而入肾,有软坚、清热之效;龙骨味甘;长于镇惊安神。

2）瘰疬、痰核及癥瘕积聚等症。本品味咸,有软坚散结之效。

3）滑脱诸症。本品味涩,锻用长于收敛固涩,常与锻龙骨相须为用。用治自汗、盗汗,遗精、滑泄,崩漏、带下等。

此外,本品有制酸作用,内服治胃痛泛酸之症。近年以本品配伍破血消癥、软坚散结之品,用治肝、脾肿大等。

用量用法　15~30 克,打碎先煎。收敛固涩锻用,余皆生用。

代 赭 石
《本经》

来源　为三方晶系赤铁矿的矿石,主含三氧化二铁(Fe_2O_3)。主产于山西、河北、河南、山东等地的多种矿床岩石中。开采后,去除杂质,洗净。打碎生用,或醋淬粉碎用。

性能　苦,寒。归肝、心经。

功效　平肝潜阳,重镇降逆,凉血止血。

应用

1）肝阳上亢,头晕目眩。本品质重沉降,功善平潜肝阳,又可清降肝火。

2）胃气上逆,嗳气、呃逆、呕吐及肺气上逆,喘息等症。本品有重镇降逆之功,既可降泄胃气,又可肃降肺气。

3）吐血、衄血及崩漏等症。本品有凉血止血作用。

用量用法　10~30 克,打碎先煎。入丸散,每次 1~3 克。降逆、平肝生用,止血锻用。

使用注意　孕妇慎用。本品含有少量砷,故不宜久服。

刺 蒺 藜
《本经》

来源　为蒺藜科一年生或多年生植物蒺藜的果实。主产于东北、华北、新疆、青海、西藏和长江流域等地。秋季果实成熟时采收,割取全株,晒干,打下果实,碾去硬刺,除去杂质。炒黄或盐水炙用。

性能　苦、辛,平。归肝经。

功效　平肝疏肝,祛风明目。

应用

1）肝阳上亢,头晕目眩。本品有平肝潜阳之效。

2）肝郁气结,胸胁胀痛及乳闭不通等症。本品有疏肝解郁之效。

3）风疹瘙痒及白癜风等症。本品能祛风止痒。

4）风热上攻,目赤翳障等症。本品有明目退翳之功。

用量用法　6~15 克。

21.2　息风止痉药

凡以平息肝风为主要作用,治疗肝风内动,惊风抽搐病证的药物,称为息风止痉药。

风,有内外之别。外风宜疏散,内风宜平息。本类药物多为虫类药,主入肝经,具有平肝息风、止痉定搐的功效,故有"虫类搜风"之说。适用于温热病热极生风、肝阳化风及血虚生风等所致抽搐惊 、项强肢颤等症;或用于风毒内侵引动内风而致破伤风,痉挛抽搐、角弓反张等症。

此外,部分药物还具有平肝潜阳、清肝泻火等作用,用于肝阳上亢、头晕目眩及肝火上攻、目赤头痛等症。

牛 黄
《本经》

来源 为牛科动物黄牛或水牛的胆囊结石,称天然牛黄。我国西北、东北及河南、河北、江苏等地均产。由牛、猪胆汁经提取加工而成的,称人工牛黄。研末冲服或入丸散。

性能 苦,凉。归肝、心经。

功效 息风止痉,化痰开窍,清热解毒。

应用

1) 温热病及小儿惊风、壮热神昏、痉挛抽搐等症。本品有清肝解毒、息风止痉作用。

2) 温热病热入心包、中风、惊风、癫 等痰热闭阻心窍所致神昏、口噤等症。本品能清心化痰,开窍醒神。

3) 热毒郁结,咽喉肿痛、溃烂、口舌生疮、痈疽疔毒等症。本品有清热解毒作用。

用量用法 0.2~0.5克,入丸散剂。外用适量。

使用注意 孕妇慎用,非实热证不宜。

钩 藤
《别录》

来源 为茜草科常绿本质藤本植物钩藤、大叶钩藤、毛钩藤、华钩藤、无柄果钩藤的带钩枝茎。产于长江以南至福建、广东、广西等省、自治区。春秋两季采收,晒干。或先稍蒸片刻或沸水中略烫后取出,晒干。切段入药。

性能 甘,微寒。归肝、心包经。

功效 息风止痉,清热平肝。

应用

1) 肝风内动,惊 抽搐。本品有较好的息风止痉作用。多用治热极生风。

2) 肝经有热,头胀头痛或肝阳上亢,头晕目眩等症。本品既能清肝热,又可平肝阳。

此外,近年临床用20%的钩藤煎剂,治疗高血压病,本品有温和的降压作用。除Ⅲ期高血压病人外,其余患者血压均有不同程度的下降。患者头痛、头晕、失眠、心慌、气促等症状均有减轻或消失。

用量用法 10~15克,不宜久煎。

天 麻
《本经》

来源 为兰科多年生寄生草本植物天麻的块茎。主产于四川、云南、贵州等省,我国南北各地均有分布。春季植株出芽时挖出者,称"春麻",质量较差;冬季茎枯时挖出者,称"冬麻",

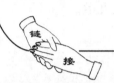

　　古以天麻为治风之神药,然风有内风、外风之别。历来医家对天麻治风即有议论:一则认为天麻主治内风,外风非其所能,故有"眼黑头旋,风虚内作,非天麻不能除"之说,名曰定风草。一则认为天麻驱风行痹,可治风湿痹证、瘫痪诸外风。考之文献、验之临床,当以治内风为其所宜。

　　质量较好。采挖后除去地上茎及须根,擦去外皮,洗净,煮透或蒸透,压平,晒干或烘干。用时润透切片。

　　性能　甘,平。归肝经。

　　功效　息风止痉,平肝潜阳,祛风通络。

　　应用

　　1)肝风内动,惊　抽搐等症。本品功能息风止痉,为治肝风内动常用之品。凡惊风抽搐之症,不论寒、热、虚、实均可使用。

　　2)肝阳上亢,眩晕、头痛等症。本品有良好的平肝潜阳功效。

　　3)肢体麻木,四肢拘挛及风湿痹痛等症。本品还有祛风通络的作用。

　　此外,近年临床以本品提取有效成分香荚兰醛制成片剂,用治癫　大、小发作;用密环菌制成片剂,治疗高脂血症及高血压;用20%天麻针剂,肌注,治疗坐骨神经痛、三叉神经痛等症;均具有一定的治疗效果。

　　用量用法　3~10克。研末冲服,每次1~1.5克。

地　龙
《本经》

　　来源　为巨蚓科环节动物参环毛蚓和缟蚯蚓的干燥全虫体。前者,主产于广东、广西、福建等地,药材称"广地龙";后者全国各地均有分布,药材称"土地龙"。夏秋捕捉,捕捉后用草木灰呛死,去灰晒干;或剖开用温开水洗净体内泥土,晒干。生用或鲜用。

　　性能　咸,寒。归肝、脾、膀胱经。

　　功效　清热息风,平喘,通络,利尿。

　　应用

　　1)高热惊　、癫狂等症。本品既善清热,又长于息风止痉。

　　2)肺热痰鸣喘息。本品能清肺热,平哮喘。

　　3)气虚血滞,半身不遂。本品长于通利经络。

　　4)热痹关节红肿热痛、屈伸不利等症。本品性寒清热。宜治热痹,亦可用治风寒湿痹。

　　5)热结膀胱、小便不利或尿闭不通等症。本品有清热结、利水道之效。

　　此外,近年临床以本品加白糖化水,用治精神分裂症,属热狂型者;用其注射液,用治支气管哮喘;尚可用治原发性高血压、腮腺炎、慢性丹毒、下肢溃疡等,均有一定疗效。

　　用量用法　5~15克;鲜品10~20克。研末吞服,每次1~2克。

全　蝎
《开宝本草》

　　来源　为钳蝎科昆虫东亚钳蝎的干燥体。如单用尾,名为蝎尾(蝎梢)。产于我国各地,长江以北较多。野生蝎春秋均可捕捉。清明至谷雨前后捕捉者,称"春蝎",此时未食泥土,品质较佳;夏季捕者,称"伏蝎",产量虽多,但品质较次。饲养蝎一般在秋季,隔年收捕一次。捕获后,浸入清水中,待其吐尽泥土,置沸水或盐水中,煮至全身僵硬,捞出,置通风处,阴干。前者称淡全蝎。后者称咸全蝎。

性能 辛,平。有毒。归肝经。

功效 息风止痉,解毒散结,通络止痛。

应用

1)急慢惊风、痰迷癫 、中风面瘫,破伤风等症。本品有良好的息风止痉作用。

2)疮疡肿毒,瘰疬痰核等症。本品既能解毒散结,又能通络止痛,为外科所常用。

3)风湿顽痹。本品通络搜风,作用颇佳。

4)顽固性偏正头痛。本品具通络止痛之效。

此外,近年临床以本品治血栓闭塞性脉管炎、淋巴结核、骨关节结核等病,有一定疗效。

用量用法 2~5克。研末吞服,每次0.6~1克。外用适量。

使用注意 本品有毒,用量不宜过大。孕妇及血虚生风者慎用。

蜈 蚣
《本经》

来源 为蜈蚣科昆虫少棘巨蜈蚣的干燥体。全国各地均产,主产于江苏、浙江、湖南、湖北、河南、陕西等地。春夏两季捕捉。捕获后用竹片插入头尾两端,绷直,晒干;或用沸水烫过,然后晒干。生用,或烘炙研末用。

性能 辛,温。有毒。归肝经。

功效 息风止痉,解毒散结,通络止痛。

应用

1)急慢惊风、中风面瘫、破伤风等症。本品辛温,性善走窜,通达内外,比全蝎具有更强的平息内风,搜风通络作用,两药常相须为用。

2)疮疡肿毒,瘰疬溃烂等症。本品长于解毒散结。

3)风湿顽痹。本品与全蝎有类似的通络搜风作用。

4)顽固性偏正头痛。本品又长于通络止痛。

用量用法 1~3克。研末吞服,每次0.6~1克。外用适量。

使用注意 本品有毒,用量不宜过大。孕妇忌用。

白 僵 蚕
《本经》

来源 为蚕蛾科昆虫家蚕的幼虫在未吐丝前,因感染白僵菌而发病致死的僵化虫体。主产于浙江、江苏、四川等养蚕区。收集病死的僵蚕,倒入石灰中拌匀,吸去水分,晒干或焙干,生用,或炒用。

性能 咸、辛,平。归肝、肺经。

功效 息风止痉,祛风止痛,解毒散结,化痰。

应用

1)急慢惊风、中风面瘫、破伤风等症。本品息风止痉,兼可化痰,故对诸证夹痰夹热者,尤为适宜。

2）风热、肝热所致头痛目赤、咽喉肿痛、风疹瘙痒等症。本品能祛风止痛。

3）瘰疬痰核，疔肿丹毒等症。本品有解毒散结，化痰软坚之效。

用量用法 3~10克。散剂每服1~1.5克。散风热宜生用，余皆炒制用。

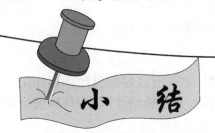

小 结

平肝息风药，具有平肝潜阳，息风止痉之功，用于缓解或制止肝阳上亢、肝风内动等病证。

石决明、珍珠母均能平肝潜阳、清肝明目，同可用治肝阳眩晕，肝热目赤，肝虚目暗。然石决明主入肝经，平肝明目，药效颇捷，而珍珠母兼入心肝二经，又能安神定惊，可用治肝阳上扰，烦躁失眠，煅后外用尚具收湿敛疮之效。

牡蛎重镇安神，平肝潜阳，收敛固脱，常用治惊悸失眠、肝阳眩晕、自汗盗汗、遗精崩带等症，本品又长于软坚散结，善治瘰疬痰核等症，尚可制酸止痛，用治胃痛吞酸；代赭石苦寒沉降，质重下行，既能平肝潜阳，又能降肺胃气逆，兼能凉血止血，可用治肝阳眩晕，肺肾虚喘，胃逆呕恶，吐衄下血诸证；刺蒺藜辛散苦泄，平肝舒肝，祛风明目，活血通乳，可用治肝阳眩晕，肝郁胁痛，经闭癥瘕、乳少乳痛、风热目赤、风疹瘙痒等症。

牛黄长于清心开窍以豁痰，凉肝息风以止痉，多用治心肝有热，内风夹痰之热病神昏，中风痰迷，癫痫发狂，痰热急惊等症，还广泛用治疮痈肿毒、喉痹口疮、乳癌瘰疬等症，又为解毒良药。

钩藤、天麻均能平肝潜阳，息风止痉，同可用治肝阳眩晕，惊痫抽搐。然钩藤药力较轻，不可久煎，善清心肝之火，以热极生风，用之为宜；而天麻息风止痉力胜，甘润息风，不论寒热虚实均可使用，且善治头晕，又可用治中风偏瘫、风湿痹痛等症。

地龙咸寒，清肝息风，通络，平喘，利尿。用治热病惊搐，关节痹痛，半身不遂，肺热喘咳及热淋尿闭等症。

全蝎、蜈蚣为虫类搜剔之品，均为息风止痉，攻毒散结，通络止痛的要药。同可用治惊痫抽搐、口眼㖞斜、破伤风证、风湿顽痹、偏正头痛及瘰疬痰核等症。二药常相须为用，然蜈蚣力胜，又为辛温燥烈之品，血虚阴伤者慎用。僵蚕辛寒，祛风泄热，咸软痰结，而有息风止痉，祛风止痛，化痰散结之功，既可用于惊痫抽搐，口眼㖞斜，破伤风等，以治内风；又可用于风热头痛、咽痛喉痹、风疹瘙痒等症，以散外风；尚可用治瘰疬痰核等症。力虽不及全蝎、蜈蚣，仍不失为息风止痉之要药。

目标检测

1. 平肝息风药的主要功效、临床应用、配伍规律是什么？

2. 试比较羚羊角、牛黄；钩藤、天麻；全蝎、蜈蚣；石决明、珍珠母功效主治的异同。

3. 试述代赭石、地龙、僵蚕的功效应用。

4. 平肝息风药有寒凉与温燥的不同，临床应用时各应注意什么？

5. 你学过哪些平肝潜阳、清肝明目、息风止痉的药物？

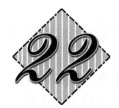

22 开窍药

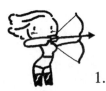

学习目标

1. 简述开窍药的概念、作用、适应证及使用注意
2. 说出开窍药的性能特点和适用范围;理解各味药性能与功效的关系;明确芳香开窍、凉开、温开等概念
3. 叙述麝香、冰片、石菖蒲的功效应用

凡具辛香走窜之性,以开窍醒神为主要作用,用治闭证神昏的药物,称为开窍药,也叫芳香开窍药。

心藏神,主神明,邪蒙清窍则神明内闭、神志昏迷。开窍药气味芳香,具走窜之性,主入心经,有通关开窍,醒神回苏之功。部分药尚兼有豁痰、避秽、活血止痛功效。

开窍药主要用治邪气蒙闭清窍所致神志昏迷、口噤、手握、脉实有力的实证,又称闭证,包括温热病热陷心包,或痰蒙清窍所致的神昏、谵语以及中风、惊风、癫 等病所伴发的猝然昏厥等症。至于神志昏迷之虚证,又称脱证,伴有冷汗、肢凉、脉微欲绝等症,乃由阳气衰败,气虚欲脱所致,宜回阳救逆、益气固脱,禁用开窍药。

闭证有寒、热之分。寒闭伴面青身冷、苔白脉迟等症,宜用温开之品,并配散寒行气药;热闭伴身热面赤,苔黄脉数等症,宜用凉开之品,并配清热解毒、凉血药。若为痰蒙清窍者,应配伍豁痰药;伴有惊厥抽搐者,应配伍息风止痉药物。

开窍药辛香走窜,为救急、治标之品,且易耗伤正气,只能暂用,不可久服,待病人神志清醒后,应针对病因,辨证用药。因本类药物有效成分易于挥发,应贮于阴凉处,密闭保存,除石菖蒲外,只入丸散剂,不入煎剂。

麝 香

《本经》

来源 为鹿科动物林麝、马麝或原麝成熟雄体香囊中的干燥分泌物。主产于四川、西藏、云南、陕西、内蒙古等地。野生麝多在冬春季猎取,割取香囊阴干,均称"毛壳麝香"。剖开香囊,去囊壳,为"麝香仁"。家麝一般用手术取香法,直接从香囊中取出麝香仁阴干。本品应密闭、遮光贮存。

性能　辛,温。归心、脾经。

功效　开窍醒神,活血通经,消肿止痛,催产。

应用

1)闭证神昏。本品性温,辛香走窜之性甚烈,具有极强的通关开窍、醒神回苏作用,为开窍醒神要药。寒闭、热闭,用之皆效。

2)心腹暴痛及跌打损伤,风寒痹痛等症。本品辛香走窜,内彻脏腑,外达皮毛,通行十二经,可行血中之瘀滞,开经络之壅遏,以活血通络、散结止痛,内服、外用均有良效。用治寒凝血瘀诸痛更佳。

3)疮疡肿毒,咽喉肿痛。本品辛香行散,活血散结,消肿止痛。

4)难产死胎、胞衣不下。麝香有活血通络、催产、下胎功效。

目前常用麝香制剂治疗冠心病心绞痛,并取得了良好疗效。

用量用法　0.06~0.1克,入丸散剂,不入煎剂。外用适量。

使用注意　孕妇忌用。

冰　片
《别录》

来源　为龙脑香科常绿乔木龙脑香的树脂加工品,或其树干蒸馏冷却所得结晶,称"龙脑冰片"或"梅片"。由菊科多年生草本植物艾纳香(大艾)叶的升华物经加工劈削而成者称"艾片"。现多用松节油、樟脑等活化学合成称"机制冰片"。龙脑香主产东南亚地区,我国台湾亦有引种。艾纳香主产广东、广西、云南、贵州等地。成品须于阴凉,密闭处贮存。用时不能经火,研粉用。

性能　辛、苦,微寒。归心、脾、肺经。

功效　开窍醒神,清热止痛,防腐生肌。

应用

1)闭证神昏。本品辛散苦泄,芳香走窜,有类似于麝香的开窍醒神之功,但药力较弱,常作为麝香的辅助用药。因其微寒,一般作为凉开之品,用治热病神昏、痰热蒙蔽清窍,中风痰厥,暑热昏厥等热闭神昏证,亦可用于寒痰闭阻之寒闭神昏证。

2)目赤肿痛、口舌生疮、咽喉肿痛等症。本品苦寒,外用可清热解毒,消肿止痛,为五官科常用药。

3)疮疡不敛。冰片外用可清热解毒,防腐生肌,为外科常用药。

用量用法　0.03~0.1克,入丸散剂,不入煎剂。外用适量。

使用注意　孕妇慎用。

苏　合　香
《别录》

来源　为金缕梅科乔木植物苏合香树的树脂。主产于非洲、印度及土耳其,我国广西等地也产。初夏深击树皮至木部,使香树脂渗入树皮内,至秋季剥下树皮,榨取之,为普通苏合香。

将其溶于乙醇,过滤,蒸去乙醇,则为精制苏合香。成品置阴凉、密闭处保存。

性能 辛,温。归心、脾经。

功效 开窍醒神,避秽止痛。

应用

1) 寒闭神昏证。本品辛散温通,芳香避秽,开窍之功似麝香而力稍弱,常作为温开之品。用治中风痰厥、惊 等属于寒痰湿浊蒙蔽清窍的寒闭神昏证。

2) 胸腹冷痛,痞闷胀满。本品辛散走窜,开郁化浊,温通止痛。用治寒痰瘀阻之胸腹卒然冷痛,痞满之症。目前常用之治疗冠心病心绞痛发作,有快速缓解疼痛作用。

用量用法 0.3~1克,入丸散剂,不入煎剂。

使用注意 孕妇忌用。

石 菖 蒲
《本经》

来源 为天南星科多年生草本植物石菖蒲的根茎。产于我国长江流域以南各省,以四川、浙江、江苏等地为主。早春采挖,鲜品夏末采挖。生用或鲜用。

性能 辛、苦,温。归心、胃经。

功效 开窍宁神,化湿和胃,益智聪耳。

应用

1) 痰湿蒙蔽清窍所致神志昏乱以及健忘、耳鸣、耳聋等症。本品辛开苦燥温通,不仅可芳香避秽,通关开窍,宁心安神,还可豁痰化湿。善治痰湿秽浊之蒙闭清窍所致的闭证神志昏乱。也可用于湿浊蒙蔽,健忘嗜睡,惊恐怵惕,耳鸣、耳聋者。

2) 湿阻气滞所致胸腹胀闷疼痛及噤口痢。本品芳香化湿,醒脾开胃,消痞进食。

用量用法 5~10克;鲜品加倍。外用适量。

使用注意 凡阴亏血虚,滑精多汗者,慎用。

蟾 酥
《别录》

来源 为蟾蜍科动物中华大蟾蜍和黑眶蟾蜍耳后腺及皮腺分泌的白色浆液,收集后干燥而成。全国各地均产,以河北、山东、江苏、浙江、四川等地为主。夏季捕捉后,用角制刀具挤压腺体,取其分泌物涂于玻璃板上或圆形模型中,晒干贮存。用时以碎块置酒或牛奶中溶化,然后晒干或风干研细用。

性能 辛,温。有毒。归胃、心经。

功效 开窍醒神,避秽解毒,消肿止痛。

应用

1) 痧胀腹痛吐泻,甚则神昏。本品辛温走窜,可开窍醒神,辟秽止痛。用治夏伤暑湿秽浊之气或饮食不洁所致腹满胀痛、吐泻,甚则昏厥等。

2) 疮疡肿毒、瘰疬、喉痹及各种牙痛。本品辛温,有毒,可以毒攻毒,消肿止痛,内服、外用均有良效。

近年来,蟾酥用来治疗各种癌肿,有一定的攻毒抗癌、消肿止痛功效,可用于肝癌、皮肤癌、肠癌及白血病。内服、外用均可。

  用量用法　0.015~0.03克，入丸散剂。外用适量。

  使用注意　本品有毒，内服切勿过量，外用不可入目。孕妇忌用。

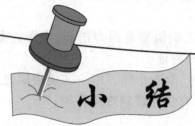

小　结

  开窍药均属气味芳香之品，具有开窍醒神功效，主要适用于闭证神昏，属急救，治标之品，只可暂用，多入丸散剂。

  麝香、冰片、苏合香均能开窍醒神，止痛。其中麝香药力最强，为醒神回苏要药，无论寒闭、热闭，经过配伍，均可使用；麝香尚可活血散结、催产下胎，用于心腹暴痛、疮疡肿毒、跌打损伤、痹痛、难产死胎，为外科、伤科、产科要药。冰片微寒，开窍之功逊于麝香，为麝香的辅助用药，一般为凉开之品，尚有清热、防腐止痒之功，为眼科、喉科及伤科常用药。苏合香开窍之功逊于麝香而略胜于冰片，为温开之品，尚能避秽，可用于寒凝气滞之胸腹疼痛。

  石菖蒲开窍之力较弱，可除湿避秽，善治湿浊蒙蔽清窍所致之神昏；尚可益智聪耳，用治健忘、耳鸣、耳聋以及湿阻气滞、胸腹胀闷之症。

  蟾酥能辟秽化浊以开窍，用治夏伤暑湿或饮食不洁，感受疫疠之气所致痧胀腹痛，吐泻，甚或神昏之证；有止痛，用治各种牙痛；有毒，可以毒攻毒、消肿，用治恶疮肿毒。尚可治疗喉痹及各种癌肿。

目标检测

  1. 试述开窍药的概念、功效、适应证及使用注意事项。

  2. 试比较麝香、冰片、苏合香三药功用异同。

  3. 本章各药除石菖蒲外，均有止痛之功，临床应用上有何不同？

  4. 除本章所列开窍药外，还有何药具有开窍之功？

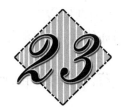

23 补 虚 药

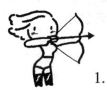

学习目标

1. 简述补虚药的概念,作用,适应证及使用注意
2. 说出补气药,补阳药,补血药,补阴药的不同特点及适应范围;理解各味药物的性能与其功效的关系;说出益气固脱,温补收涩,温补托毒等的概念
3. 叙述人参、党参、西洋参、黄芪、白术、山药、甘草、鹿茸、淫羊藿、补骨脂、杜仲、肉苁蓉、菟丝子、紫河车、当归、熟地黄、白芍、何首乌、阿胶、麦冬、天冬、百合、枸杞子、龟板、鳖甲等的功效和应用

凡能补益正气,强壮身体,改善或消除虚弱状态的药物,称为补虚药,亦称补益药或补养药。

补益药多属甘味,甘能补益,"补可扶弱"、扶正祛邪,主入五脏,能补脏腑气、血、阴、阳。偏于甘温者,多补气、补阳;偏于甘寒,或甘润者,多补血、补阴。

本类药物主要适用于虚证及正虚邪实之证。虚证的临床表现比较复杂,但从虚证的病机而言,主要有气虚证、阳虚证、血虚证、阴虚证。

根据补虚药的性能、功效及主要适应证的不同,可以将补虚药分为补气药、补阳药、补血药、补阴药四类。

临床使用本类药物,除依据虚证的不同类型选择相应的补虚药外;还应充分考虑人体气、血、阴、阳相互依存关系,并据由此而形成的虚证的相互兼杂,协同使用补虚药。如气虚证选用补气药,阳虚证选用补阳药,血虚证选用补血药,阴虚证选用补阴药。气虚、阳虚反应机体活动能力的衰退,两者关系密切,气虚易致阳虚,阳虚亦多兼气虚,故补气药和补阳药,常协同为用;血虚、阴虚反应机体精血津液的亏损,血虚易致阴虚,阴虚亦多兼血虚,故补血药和补阴药,常协同为用。至于气血两亏,阴阳俱损的病证,又当气血双补,或阴阳兼顾。

补虚药除协同为用之外,还要配伍祛邪药及其他适宜的药物。如有表邪者,配伍解表药;

有里实证者,配伍攻下药;有痰湿者,配伍化痰药;有水肿者,配伍利水消肿药;有瘀血者,配伍活血化瘀药;有肝阳生风者,配伍平肝息风药;有心神不安者,配伍安神药;有风湿者,配伍祛风湿药;有滑脱不禁者,配伍收敛固涩药;有出血者,配伍止血药;有虚热者,配伍清虚热药;有气滞者,配伍行气药;有食积者,配伍消食药等。

本类药物,对于实邪方盛,正气未虚者,不宜使用,以免"闭邪留寇"。

补虚药适用于正气不足的虚证,凡身体健康,并无虚弱症候者,不宜滥用,以免导致阴阳平衡失调。

使用本类药物,还应注意顾护脾胃,适当配伍健脾消食药,以促进运化,使补虚药充分发挥作用。

虚证一般病程较长,除汤剂外,也多作蜜丸、煎膏、片剂、口服液、颗粒剂或酒剂,以便服用。如作汤剂,宜文火久煎,以增强疗效。部分药物,可做成注射剂,以备急用。

23.1 补 气 药

凡以补气为主要作用,治气虚证的药物,称补气药。

补气药性味多甘温或甘平,能补脏腑之气,尤以补脾、肺之气为主。主要适用于脾气虚或肺气虚的病证。

脾为后天之本,气血生化之源,脾气虚则食欲不振、神疲体倦、脘腹虚胀、大便溏泄,甚或浮肿、脱肛、脏器下垂及出血等;肺司呼吸而主一身之气,肺气虚则少气懒言、语音低微,甚则气短喘促、常自汗出、易于感冒等。

使用补气药,应随不同的气虚证而选择不同的补气药,并须根据兼证配伍适宜的药物,如兼有阳虚或阴虚者,宜配伍补阳药、补阴药。气虚不能生血或摄血所致的血虚证或出血证,宜配伍补血药或止血药。气虚滑脱不禁者,宜配伍收涩药等。

补气药性多壅滞,易致胸闷、腹胀、食欲不振等症,可适当辅以理气药。

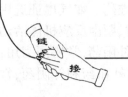

人参"长于补虚,短于攻疾",考之献,言其能补气、补血、补阴、补阳,于脏腑而言,则能补肺、补脾、补肾、补心。大抵人参补虚,以补气为主,气旺则阳回,阳生则阴长,气盛自能生血。人参所用虚而无热者宜之。

人 参
《本经》

来源 为五加科多年生草本植物人参的根。主产于吉林、辽宁、黑龙江,而以吉林抚松县产量最大,质量最好。野生者名"山参";栽培者称"园参"。于秋季采挖。园参一般栽培6~7年后收获。切片或碎粉用。

性能 甘、微苦,微温。归心、脾、肺经。

功效 大补元气,补脾益肺,生津止渴,安神益智。

应用

1)气虚欲脱。本品味甘纯正,温而不燥,既补先天之真元、而回阳气之垂绝;又培后天之化源、而生五脏之气血,有大补元气,固脱复脉之效。用治大出血、大吐泻,以及久病、重病、危病等所致元气虚极、垂绝欲脱而出现的脉微欲绝之症。

2）脾气不足。本品甘温,能补脾胃生化之源,有补中益气之效。可用治脾气不足,生化无力所致的倦怠无力,食欲不振,脘腹痞满,便溏泄泻等。

3）肺气亏虚。本品甘温,能培土生金,有补益肺气之效。可治肺气亏虚,气无所主之短气喘促、懒言声微、自汗、脉虚等。

4）热病口渴及消渴证。本品温而不燥,甘能养阴,有生津止渴之效。

5）失眠多梦、惊悸健忘。本品能补真元而养心脾,有安神益智之效。

此外,本品尚可用治血虚证,阳痿证及气不摄血之出血证。用治血虚证,以益气生血;用治阳痿证,以益气壮阳;用治气不摄血之出血证,以益气摄血。对体虚外感或正虚里实便秘之证,可随证配伍解表药,攻里药,以扶正祛邪。

用量用法　5~10克,用于危急重证15~30克,宜文火另煎兑服。研末吞服,每次1.5~2克。

使用注意　实证、热证而正气不虚者忌服。反藜芦,畏五灵脂,恶皂荚,一般不宜同用。服人参,不宜喝茶和吃萝卜,以免影响药力。

西　洋　参
《本草从新》

西洋参性凉而补,凡欲用人参而不耐人参之温补者,可以此代之。毕竟此药为清补之品也,人参、西洋参以此为异。

链接

来源　为五加科多年生草本植物西洋参的根。主产于美国、加拿大及法国,我国亦有栽培。于秋季采挖生长3~6年的根。连皮晒干或烘干者,称"原皮西洋参";去皮,用硫磺熏后晒干后,称"光西洋参"。

性能　甘、微苦,寒。归心、肺、肾经。

功效　补气养阴,清肺降火。

应用

1）阴虚火旺,咳嗽痰血。本品甘寒,既补肺气,又养肺阴,苦寒能清降肺火,属清补之品。用治阴虚火旺,肺气不足,肺失清肃之喘咳、痰多、咯血者。

2）热病烦倦、口渴。本品有补气养阴清热之效。

3）内伤阴虚,口干舌燥。本品有较好的养阴生津之效。

此外,本品有清肠止血之效,可用治肠热便血。

用量用法　3~6克,另煎兑服。

使用注意　本品性寒,能伤阳助湿,中阳衰微,胃有寒湿者忌服;忌铁器火炒;反藜芦。

党　参
《本草从新》

来源　为桔梗科多年生草本植物党参、素花党参或川党参的根。原主产于山西上党地区,现全国大部分地区均有分布。野生者名野台党,主产于山西五台山地区;栽培者名潞党参,主产于山西长治及河南林州。秋季采挖,生用或蜜炙用。

性能　甘,平。归脾、肺经。

功效　补脾益肺,生津养血。

应用

1）中气不足。本品味甘性平,不寒不燥,有健脾养胃,补中益气之效,但性偏阴柔,补力和缓。用治脾胃虚弱,中气不足之四肢倦怠,食少便溏者。

2）肺气亏虚。本品尚能补益肺气。用治肺气亏虚所致的气短喘促,言语无力,声音低微等。

3）热病伤津,气短口渴。本品甘平质润,能益气养阴,生津止渴。用治热病,气津两伤之气短口渴者。

4）血虚证。本品甘平质润,补而不腻,既能补气,又能养血,有气血双补之效。用治气血双亏之面色萎黄、头晕心悸者。

此外,亦可用于气虚外感及正虚里实便秘之证,常随证配伍解表药或攻下药,以扶正祛邪。

用量用法　10~30克。

使用注意　本品甘平,最宜于虚寒证,若属热证,不宜单独使用。反藜芦。

太 子 参
《本草再新》

来源　为石竹科多年生草本植物异叶假繁缕的块根。主产于江苏、安徽、山东等省。夏季采挖。生用。

性能　甘、微苦,平。归脾、肺经。

功效　补气生津。

应用

1）脾虚胃弱,食少倦怠。本品能补脾气,养胃阴,但补益之力较弱。

2）肺虚燥咳及气虚阴伤,心悸不眠、口渴多汗。本品能益气生津。

用量用法　10~30克。

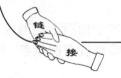

链接　黄芪为补气诸药之最,故古以耆命之。与人参比较,人参甘平偏温,阳中有阴,此则秉性纯阳,阴气绝少。其补重在肺、脾。其功有八:一则补肺以益卫固表,二则补脾以升阳,三则补气以利水,四则补气以固血,五则补气以托疮,六则补气以行滞,七则补气以退热,此甘温除大热也,八则补气以生血。

黄 芪
《本经》

来源　为豆科多年生草本植物内蒙黄芪和膜荚黄芪的根。均主产于内蒙古、山西、甘肃、黑龙江、吉林、河北等地。春、秋两季采挖生长四年以上植株的根。生用或蜜炙用。

性能　甘,微温。归脾、肺经。

功效　补气升阳,益卫固表,利水消肿,排脓生肌。

应用

1）脾胃气虚及中气下陷诸证。本品

甘温益气,气浮升清,归脾经,于补中益气之中,善于升举清阳,为升补之剂。

2)肺气亏虚及表虚自汗,气虚外感诸证。本品入肺而达表,既能补益肺气,又能益卫固表。用治肺气亏虚,咳喘气短;卫阳不足,表虚不固之自汗;也可用治阴虚盗汗,表虚而易于外感者。

3)气虚湿滞,水肿尿少。本品既能补脾益肺以运化水湿,又能通利水道而利尿消肿。

4)痈疽脓成不溃或久溃不敛。本品能补气托毒,排脓生肌。

此外,还可用于气虚血滞之肢体麻木、关节痹痛或中风半身不遂,能补气以行滞。也可用治气虚津亏之消渴,能补气以生津止渴。

用量用法 10~15克,大剂量30~60克。补气升阳宜炙用,其他方面多生用。

使用注意 凡表实邪盛,内有积滞,阴虚阳亢,痈疽初起或溃后热毒尚盛等症,均不宜用。

白 术
《本经》

来源 为菊科多年生草本植物白术的根茎。主产于浙江、湖北、湖南、江西、江苏、安徽等地。多于农历十月采挖。生用或土炒,麸炒用;炒至黑色,称为焦白术。

性能 苦、甘、温。归脾、胃经。

功效 健脾补气,燥湿利水,止汗,安胎。

应用

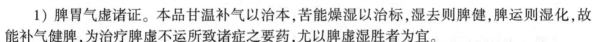

> 白术所治,皆为脾病,为补气健脾第一要药。与苍术比较,白术补脾为主,脾健而湿自去也,苍术以燥湿为主,湿去而脾自运也;白术甘补而止汗,苍术辛散而发汗。

1)脾胃气虚诸证。本品甘温补气以治本,苦能燥湿以治标,湿去则脾健,脾运则湿化,故能补气健脾,为治疗脾虚不运所致诸症之要药,尤以脾虚湿胜者为宜。

2)脾虚水停,痰饮水肿。本品味苦而芳烈,既能补气健脾,又能燥湿消痰,利水消肿。用治痰饮内停之眩晕、心悸、咳痰清稀、水肿、小便不利者。

3)脾虚气弱,虚汗不止。本品能补脾益气,固表止汗。

4)脾虚不固,胎动不安。本品能益气健脾而安胎。

此外,也可用治风湿痹痛。

用量用法 10~15克。燥湿利水宜生用,补气健脾炒用,止泻宜炒焦用。

山 药
《本经》

来源 为薯蓣科多年生蔓生草本植物薯蓣的根茎。以产于河南新乡地区者力佳,称为怀山药。河北、山西、山东及中南、西南地区亦有栽培。霜降后采挖。生用或炒用。

性能 甘,平。归脾、肺、肾经。

功效 益气养阴,补脾肺肾,固精止带。

应用

1)脾胃虚弱证。本品甘平质润,入脾经,补脾气而不燥,养脾阴而不腻,性涩兼能止泻,为缓补之剂。用治脾胃气虚,运化无力而致倦怠少气,食欲不振;或脾虚夹湿,以食不消,面黄体瘦,或吐或泻者。若脾阴虚者,也可用之。

2）肺虚喘咳。本品入肺经,既能温补肺气,又能养阴润肺。

3）肾虚不固,腰痛遗精,尿频带下。本品甘平滋精益肾,性涩固精缩尿止带。

4）消渴证。本品有益气养阴,生津止渴之效。

用量用法 10~30克,大量60~250克。研末吞服,每次6~10克。补益多生用,固涩多炒用。

扁 豆
《别录》

来源 为豆科一年生缠绕草本植物扁豆的成熟种子。我国南北各地均有栽培,主产于江苏、河南、安徽、浙江等地。秋季果实成熟时采收。生用或炒用。

性能 甘,微温。归脾、胃经。

功效 健脾和中,化湿消暑。

应用

1）脾虚湿盛,食少便溏或泄泻及白带过多。本品甘补不腻,微温不燥,气香不窜,能健脾开胃,化湿和中。用治脾失键运,湿浊内盛所致的食少、便溏或泄泻及妇女白带过多者。

2）暑湿吐泻。本品芳香醒脾,能化湿和中,升清降浊,故能消暑。用治内伤暑湿,脾胃不和之恶心呕吐,腹痛泄泻者。

用量用法 10~30克。健脾止泻宜炒用;消暑解毒宜生用或鲜品绞汁用。

甘 草
《本经》

来源 为豆科多年生草本植物甘草,胀果甘草或光果甘草的根及根茎。主产于内蒙古、山西、甘肃、新疆等地。春、秋二季采挖。生用或蜜炙用。

性能 甘,平。归脾、胃、心、肺经。

功效 补中益气,祛痰止咳,缓急止痛,清热解毒,调和药性。

应用

1）脾气虚弱,中气不足证。本品甘平补益,能健脾益气。用治脾气虚弱,中气不足之短气倦怠,食少腹胀,四肢无力者。

2）心悸,脉结代。本品能养心复脉。用治心气不足之心悸动,脉结代者,常以之为主。

3）咳喘痰多。本品甘润,能润肺祛痰止咳。可用于多种咳嗽。单用或随证配伍应用。

4）脘腹及四肢拘挛疼痛。本品味甘,既能温中,又能缓急止痛。用治脾胃虚寒,脘腹挛急疼痛;阴血不足,筋失所养之四肢拘挛作痛,或转筋者。也可用治小便艰涩,茎中疼痛。

5）痈疽疮毒,咽喉肿痛及药物、食物中毒。本品甘得中和之性,能清热解毒。若治药物、食物中毒,在无特殊解毒药时,可单用甘草煎汤服。

6）调剂诸药。本品味甘,一则缓和药性,二则调和诸药,三则固护正气。

用量用法 3~10克。清热解毒宜生用;补中缓急宜炙用。

使用注意 本品味甘,能助湿壅气,令人中满,大量服用,易致浮肿。故湿盛胸腹胀满及呕吐者忌用;浮肿者慎用。反甘遂、大戟、芫花、海藻。

大 枣
《本经》

来源 为鼠李科落叶灌木或小乔木植物枣树的成熟果实。主产于山西、河北、山东、河南、陕西等地。秋季果实成熟时采收。生用。

性能 甘,温。归脾、胃经。

功效 补中益气,养血安神,缓和药性。

应用

1) 脾胃虚弱,中气不足证。本品甘温,能补中益气。

2) 血虚萎黄及妇女脏躁。本品甘润,能养血安神,补阴润燥。

3) 配伍药性峻烈之品,以缓和药性,并保护正气。

用量用法 10~30克,或3~12枚。亦可去皮核捣烂为丸服。

使用注意 本品甘润滋腻,助湿生热,故湿盛中满、食积、虫积、龋齿及痰热咳嗽均忌用。

饴 糖
《别录》

来源 为米、麦、粟或玉蜀黍等粮食,经发酵糖化而成。全国各地均产。有软、硬两种。软者称胶饴,硬者称白饴糖。均可入药,但以胶饴为主。

性能 甘,温。归脾、胃、肺经。

功效 补中缓急,润肺止咳。

应用

1) 中虚里急,脘腹疼痛。本品甘温,能温中补虚,缓急止痛。以治疗虚寒腹痛为宜。

2) 肺虚咳嗽。本品能补肺润燥止咳。用治肺虚久咳,干咳无痰,气短作喘者。

用量用法 每次15~20克,烊化服。亦可熬膏或为丸服。

使用注意 本品味甘,助湿生热,令人中满,故湿热内郁、胀满吐逆,痰热咳嗽,小儿疳积等症,均不宜服。

蜂 蜜
《本经》

来源 为蜜蜂科昆虫中华蜜蜂或意大利蜂在蜂窠中酿成的蜜。我国各地均产。春至秋季采收。制成纯蜜用。

性能 甘,平。归脾、肺、大肠经。

功效 补中缓急,润肺止咳,润肠通便,解毒。

应用

1) 中虚有寒,脘腹疼痛。本品甘平,既能补中益气,又能缓急止痛。由于本品能补虚、缓和药性,且甘能矫味,质润性黏,常作为赋形剂,与润补药同用,制成丸剂、膏剂,可方便服用,增强疗效,作用持久。某些补气药如甘草、黄芪等,常以蜜炙用,也可增强补益作用。

2) 肺虚燥咳。本品甘平质润,能补肺润燥止咳。凡肺虚久咳,干咳无痰者均可应用。某些化痰止咳药如百部、紫菀、款冬花、枇杷叶等,常以蜜炙用,借其润肺止咳作用,以增强疗效。

3）肠燥便秘。本品味甘质润体滑，既能补益又能润肠通便。气血亏虚，阴虚津枯之便秘均可应用。

4）解乌头类药物之毒。以蜜先行另煎乌头，即能缓解乌头的毒性。

此外，本品可外用敷疮肿、烫伤，也是取其解毒之效。

用量用法　15~30克，冲服或入丸剂，膏剂。外用适量敷患处。

使用注意　湿盛中满，痰热壅滞，便溏或泄泻者慎用。

23.2 补 阳 药

凡以补阳为主要作用，用治阳虚证的药物，称补阳药，又名助阳药。其中作用较强者，叫壮阳药。

补阳药性味多甘温或咸温或辛热，能温补人体之阳气，尤以温补肾阳为主。因肾阳为一身之元阳，蕴含命门之火，乃诸阳之本源，肾阳不足，则脏腑诸阳无以温煦生化，命门火壮，则一身之阳得以温养，故本节所及多为补助肾阳之品，至于具有助心阳，温脾阳的药物，可参见温里药等章节。

补阳药主要适用于肾阳不足之畏寒肢冷、腰膝酸痛、性欲冷淡、阳痿早泄、宫冷不孕，尿频遗尿等症。部分药物兼能益精血，强筋骨，适用于肾阳不足，精血亏之眩晕耳鸣、须发早白、筋骨痿软及小儿发育不良、囟门不合、齿迟行迟等。部分药物兼能补脾，可用于肾阳衰微，火不生土，脾失温运之腹中冷痛、五更泄泻。部分药物兼能益肺，可用于肾阳不足，摄纳无权，肺无所主之喘促。部分药物温补固摄，尚可用于下元虚冷，肾虚不固，冲任失调之遗精滑精及崩漏不止，带下清稀等症。

使用补阳药，应随证选择相应的药物，并作适当的配伍。多配伍温里药、补肝肾药，补脾益肺药及补益精血之品。

补阳药多温燥之品，能伤阴助火，故阴虚火旺者不宜使用。

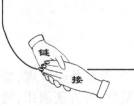

鹿茸，禀纯阳之质，含生发之气，为骨血之精，人素体多阳旺阴燥，贫血、精亏、气血乏运，如用量少、服日多，则助气养血，有益无损，虽有余热，亦不为害。即阳虚者，若骤用大量，也有助燥伤阴之弊，而举升焰之势。

鹿 茸
《本经》

来源　为鹿科动物梅花鹿或马鹿等雄鹿的尚未骨化的幼角。主要分布于我国东北、西北和内蒙古、新疆及西南山区，现在不少地区进行人工饲养，扩大了药源。夏、秋二季锯取。加工后阴干或烘干保存，防蛀。用时燎去毛，刮净，切成薄片或劈碎研细粉用。

性能　甘、咸，温。归肾、肝经。

功效　壮肾阳，益精血，强筋骨，固冲任，托疮毒。

应用

1）肾阳不足，精血亏虚之畏寒肢冷、阳痿早泄、宫冷不孕、尿频不禁、腰膝酸痛、头晕耳鸣、神疲嗜睡等症。本品甘温,为血肉有情之品,既能补命门而壮元阳,又能填精髓而益阴血,为峻补阴阳之剂。

2)肝肾亏虚,精血不足之筋骨痿软或小儿发育不良、齿迟行迟、囟门不合等症。本品有补肝肾,益精血,强筋骨的作用。

3)冲任虚寒,带脉不固之崩漏不止,带下过多。本品有补肾阳,固冲任,摄带脉之效。补益以治本,固摄以理标。

4)疮疡久溃不敛,阴疽内陷不起等症。本品能温补精血而托毒生肌。

用量用法 1~3克,研细末,一日三次冲服。或入丸散酒剂,随方配制。

使用注意 服用本品,宜从小量开始,缓缓增加,不宜骤用大量,以免阳升风动,头晕昏厥,或助火动血而致出血。凡阴虚阳亢,血分有热,胃火炽盛或肺有痰热及外感热病,均应忌服。

附药

鹿角 为各种雄鹿已骨化的角。味咸,性温。归肝、肾经。功能活血散瘀消肿,补阳之力薄弱。可用于瘀血作痛、腰脊疼痛及疮痈肿毒等症。用量5~10克。外用磨汁涂或研末敷。阴虚火旺者忌服。

鹿角胶 为鹿角经水熬浓缩而成的固体胶块。味甘、咸,性温。归肝、肾经。功能补肝肾,益精血,止血。适用于肾阳不足、精血亏虚之虚劳羸瘦、腰痛、阳痿、不孕及吐血、衄血、尿血,崩漏等属于虚寒者,也可用于阴疽内陷。用量5~10克。用开水或黄酒加温烊化服,或入丸散膏剂。阴虚火旺者忌服。

鹿角霜 为鹿角熬胶后所存的角渣。味咸,性温。归肝、肾经。功能收涩止血敛疮,补力弱。可用于肾阳不足之崩漏、带下、尿频及脾胃虚寒之食少吐泻。外用可治创伤出血,疮疡久溃不敛等症。用量10~15克。外用适量,阴虚火旺者忌服。

巴 戟 天
《本经》

来源 为茜草科多年生藤本植物巴戟天的根。主产于广东、广西、福建、江西、四川等地。全年均可采挖。生用或盐水炙用。

性能 甘、辛,微温。归肾、肝经。

功效 补肾助阳,强筋健骨,祛风除湿。

应用

1)肾阳不足,阳痿遗精,尿频遗尿,宫冷不孕。本品甘温而质润,能补肾助阳,强阴益精。

2)下元虚寒,少腹冷痛,月经不调。本品能助元阳而补血海,故能散寒调经。

3)肝肾不足或风湿久痹、腰膝疼痛、筋骨痿软。本品既能补阳益精而强筋骨,又能祛风除湿而蠲痹痛。

用量用法 10~15克。

使用注意 阴虚火旺及有湿热者忌用。

淫 羊 藿
《本经》

来源 为小檗科多年生直立草本植物淫羊藿、箭叶淫羊藿、柔毛淫羊藿、巫山淫羊藿或朝鲜淫羊藿的地上部分。主产于陕西、山西、辽宁、四川、湖北、湖南等地。秋季采割。生用、蜜炙或羊油炙用。

性能　辛、甘,温。归肝、肾经。

功效　温肾壮阳,强筋健骨,祛风除湿。

应用

1) 肾阳不足,阳痿不孕及尿频等。本品甘温,善补命门,能温肾壮阳,兼能益精。

2) 风湿痹痛或肝肾不足,筋骨痿软。本品辛温,既能祛风除湿,又能补肝肾,强筋骨。

此外,现代用于肾虚喘咳及妇女更年期高血压,有一定疗效。

用量用法　5~10克。亦可浸酒、熬膏或入丸、散剂。羊油炙者壮阳力优;蜜炙者用于肾虚喘咳。

使用注意　本品燥烈,易于助火,相火妄动,阳事易举者忌用。

仙　茅
《海药本草》

来源　为石蒜科多年生草本植物仙茅的根茎。主产于四川、云南、贵州等地。秋、冬二季采挖。生用或经米泔水浸泡后用。

性能　辛,热。有毒。归肾、肝、脾经。

功效　温肾壮阳,强筋健骨,祛风除湿。

应用

1) 肾阳不足,命门火衰之阳痿精冷,尿频遗尿。本品性热燥烈,能补命门而壮元阳,力量颇峻。

2) 脾肾阳虚之脘腹冷痛,食少便溏。本品能补火暖土,温中散寒。

3) 肾虚腰膝痿软及寒湿久痹,筋骨冷痛。本品既能补肝肾而强筋骨,又能散寒湿而除痹痛。

用量用法　3~10克。或浸酒服。

使用注意　本品燥烈性猛,能伤阴动火,故阴虚火旺者忌服。

补 骨 脂
《雷公炮炙论》

来源　为豆科一年生草本植物补骨脂的成熟果实。主产于河南、四川、陕西、贵州、云南、广东、江西、安徽等地。秋季采收。生用或盐水炙用。

性能　辛、苦,温。归肾、脾经。

功效　补肾壮阳,固精缩尿,温脾止泻。

应用

1) 肾阳不足,命门火衰之阳痿、腰膝冷痛。本品能补命门而壮元阳,暖肾寒而强腰膝。

2) 肾虚不固,遗精尿频。本品温补固涩,有固精缩尿之效。

3) 脾肾阳虚之泄泻。本品能壮火补土,温肾暖脾而止泻。

此外,可用于肾虚喘咳,有纳气平喘之效。尚用治疗皮癣、白癜风、斑秃等,可研末泡酒外擦。

用量用法　6~15克。外用适量。

使用注意　本品温燥,易伤阴助火,阴虚火旺及大便秘结者忌服。

益 智 仁
《本草拾遗》

来源　为姜科多年生草本植物益智的成熟果实。主产于广东、广西及海南等省。夏、秋间果实由绿变红时采摘。去壳取仁。生用或盐水炙用。

性能　辛,温。归脾、肾经。

功效　温脾止泻摄唾,暖肾固精缩尿。

应用

1) 脾胃虚寒,吐泻腹痛,胀满食少及唾涎过多。本品能温脾散寒,开胃进食,并能固摄唾涎。

2) 肾气虚寒,遗精尿频,崩带白浊。本品能温肾助阳,且性兼收涩,善于固精缩尿。

用量用法　3~10克。

使用注意　本品燥热,阴虚火旺及因热而致遗精、尿频、崩带诸证,均应忌用。

杜 仲
《本经》

来源　为杜仲科落叶乔木植物杜仲的树皮。主产于四川、云南、贵州、湖北等地。夏、秋季剥取树皮。生用或盐水炙用。

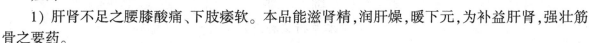
《本草纲目》云:"杜仲,古方只知滋肾,惟王好古言是肝经气分药,润肝燥,补肝虚,发昔人所未发也。"

性能　甘,温。归肝、肾经。

功效　补肝肾,强筋骨,安胎。

应用

1) 肝肾不足之腰膝酸痛、下肢痿软。本品能滋肾精,润肝燥,暖下元,为补益肝肾,强壮筋骨之要药。

2) 肾阳不足,精血亏虚之阳痿遗精、小便频数。本品能补肝肾以强壮,暖下元而固摄。

3) 肝肾不足,冲任虚损之胎动不安或习惯性堕胎。本品能补肝肾而益精血,固冲任而安胎气。用治胎动不安,诚为要药。

4) 肝肾两虚,肝阳上亢之头痛眩晕,手足麻木。本品能滋肾育肝。现代发现本品有可靠的降血压作用,可用于高血压病。

用量用法　10~15克。炒用疗效较生用为佳。

使用注意　阴虚火旺者慎用。

续 断
《本经》

来源　为川续断科多年生草本植物川续断的根。主产于四川、湖北、云南、安徽、陕西等地。秋季采挖。生用、酒炙或盐水炙用。

性能　苦、甘、辛,微温。归肝、肾经。

功效　补肝肾,强筋骨,安胎止血,疗伤续折。

应用

1）肝肾不足之腰膝酸痛、筋骨痿软及遗精尿频。本品能补肝肾,强筋骨,有起痿通痹之效。

2）肝肾虚弱,冲任亏损之胎动欲坠及崩带经多。本品能补肝肾,固冲任,有安胎止血之效。为妇科常用之品,用治胎动欲坠、胎漏下血或习惯性堕胎者。

3）跌打损伤,骨折肿痛及痈肿溃疡。本品味兼苦辛,补而不滞,行而不泄,既能补肝肾而强筋骨,又能行血脉而续折伤,有消肿止痛之效。为骨伤、外科所多用。

用量用法　10~15 克。外用适量,研末敷。

肉 苁 蓉
《本经》

来源　为列当科一年生草本植物肉苁蓉的带鳞叶的肉质茎。主产于内蒙古、甘肃、青海、新疆等地。春季采挖。生用。

性能　甘、咸,温。归肾、大肠经。

功效　补肾阳,益精血,润肠通便。

应用

1）肾阳不足,精血亏虚之阳痿遗精、不孕不育及腰膝冷痛、筋骨无力。本品甘温质润,味咸入肾,养命门而助肾阳,益精血而补肾阴,温而不热,补而不峻,为平补之剂。

2）肠燥便秘。本品能润肠通便。用治肾阳不足,精血亏虚之老人燥结者尤宜。

用量用法　10~20 克。

使用注意　阴虚火旺及大便溏泄者忌用。热结便秘者也不宜用。

锁 阳
《本草衍义补遗》

来源　为锁阳科多年生肉质草本植物锁阳的肉质茎。主产于内蒙古、甘肃、青海、新疆等地。春、秋两季均可采挖,以春采者为佳。生用。

性能　甘,温。归肝、肾、大肠经。

功效　补肾阳,益精血,润肠通便。

应用

1）肾虚精亏之阳痿不孕、腰膝痿软等症。本品有与肉苁蓉相似的功效,可作为肉苁蓉的代用品。

2）肠燥便秘。本品益精养血,有润肠通便之效。

用量用法　6~20 克。

使用注意　阴虚火旺及泄泻者忌用,实热便秘也不宜用。

菟 丝 子
《本经》

来源　为旋花科一年生寄生缠绕草本植物菟丝子的成熟种子。我国大部分地区均有分布。秋季采收。生用或盐水炙用。

性能 甘、辛,微温。归肝、肾、脾经。

功效 补肾助阳,固精缩尿,养肝明目,温脾止泻,安胎。

应用

1) 肾虚腰痛、阳痿遗精、尿频带下等症。本品既补肾阳,又补肾阴,温而不燥,补而不峻,为平补阴阳之品,且能固精缩尿止带。

2) 肝肾不足,目暗不明。本品能补肾精,养肝阴,有明目之效。

3) 脾肾两虚,便溏泄泻。本品能温补脾肾,有止泻之效。

4) 肝肾不足,胎动不安。本品能补肾阳以固胎,益阴精以养胎,故有安胎之效。

此外,尚能治肾虚消渴,取其补肾益精,养阴润燥之效。浸酒外涂,对白癜风也有一定疗效。

用量用法 10~15克。

使用注意 本品虽为平补之品,但仍偏补阳,故阴虚火旺、大便燥结、小便短赤者不宜用。

沙 苑 子
《本草图经》

来源 为豆科多年生草本植物扁茎黄芪的成熟种子。主产于陕西、山西等地。秋末冬初采收。生用或盐水炙用。

性能 甘,温。归肝、肾经。

功效 补肾助阳,固精缩尿,养肝明目。

应用

1) 肾虚腰痛,阳痿遗精,尿频带下。本品甘温柔润,能补肾阳,益肾阴,并能固精缩尿。

2) 肝肾不足,目暗不明。本品能补肾养肝,有明目之效。

用量用法 10~15克。

使用注意 本品为温补固涩之品,阴虚火旺及小便不利者忌服。

> 链接
> 沙苑子别名沙苑蒺藜,与白蒺藜是两种药物,形态不同,作用有别。但古代也有将沙苑子称白蒺藜者,故宋明文献中一些补骨方剂所用的白蒺藜,其实是沙苑子。

核 桃 仁
《开宝本草》

来源 为胡桃科落叶乔木植物胡桃成熟果实的核仁。我国各地均有栽培,河北、山西、山东、河南等尤多。秋季收获。去壳取仁。生用或炒用。

性能 甘,温。归肾、肺、大肠经。

功效 补肾,温肺,润肠。

应用

1) 肾虚腰痛。本品甘温质润,能补肾阳,益精血,而长于强腰膝。

2) 肺肾两虚之喘咳。本品甘温,肉润皮涩,能温补肺肾而润燥,敛肺纳气以平喘。以虚寒喘咳者为宜。

3) 肠燥便秘。本品质润多脂,性善滑利,能润燥滑肠以通便。

此外,古方尚用于石淋。现代用治尿路结石,有排石之效。

用量用法 10~30克。定喘嗽宜连皮用;润肠燥宜去皮用;排结石宜油炸酥,捣膏服用。

使用注意　阴虚火旺,痰热咳嗽及便溏者,均不宜服。

冬 虫 夏 草
《本草从新》

来源　为麦角菌科真菌植物冬虫夏草菌及其寄主蝙蝠蛾科昆虫绿蝙蝠蛾幼虫尸体的复合体。主产于四川、青海、西藏、云南等地。夏至前后挖取。生用。

性能　甘,温。归肾、肺经。

功效　益肾补肺,纳气平喘,止血化痰。

应用

1)肾虚腰痛,阳痿遗精。本品甘温不燥,既能补肾阳,又能益肾精,为平补阴阳之品。

2)肺虚或肺肾两虚之久咳虚喘及劳嗽痰血。本品既能温肾益精以纳气,又能补肺养阴以定喘,且能化痰止血。

此外,对病后体虚,自汗畏寒等,可以之同鸭、鸡、猪肉等炖服,有补虚扶正强壮之效。

用量用法　5~10克。或炖服,或入丸散剂。

使用注意　有表邪者不宜用。

蛤 蚧
《雷公炮炙论》

来源　为壁虎科动物蛤蚧除去内脏的干燥体。主产于广西,广东、云南等地亦产。全年均可捕捉,除去内脏,拭净,用竹片撑开,烘干保存,防蛀。用时去鳞片及头足,黄酒浸润后,微火焙干用。

性能　咸,微温。归肾、肺经。

功效　助肾阳,益精血,补肺气,定喘嗽。

应用

1)肾阳不足,精血亏虚之阳痿遗精。本品有补肾阳,益精血的功效。

2)肺虚或肺肾两虚之久咳虚喘及虚劳喘咳。本品既能温肾益精以纳气,又能补肺益气以平喘,为肺肾双补之要药,尤善治肾不纳气虚喘。

用量用法　每次1~2克,一日三次,研末服。也可浸酒服,或入丸散剂。

使用注意　外感或实热喘咳者均忌服。

紫 河 车
《本草拾遗》

来源　为健康产妇娩出的胎盘。将新鲜胎盘剪去脐带,洗净血液,蒸或煮后,干燥,研粉用,防蛀。

性能　甘、咸,温。归肝、肾、心、肺经。

功效　助阳益精,补气养血。

应用

1)肾虚阳弱,精血衰少之不孕或阳痿、遗精、腰酸、耳鸣、头晕等症。本品能补下元而壮元阳,养肝肾而益精血,为阴阳双补之剂。温而不燥,补而不滞。

2）肺肾两虚之喘咳。本品能补益肺肾,纳气平喘。用治肺肾气虚之喘咳,多在不发作时应用,能扶正固本,减少发作。

3）气血不足,萎黄消瘦或产后乳少。本品能益气养血。

此外,还治疗气虚血弱,癫痫久发不止者,可以补益气血,扶正固本。现代可用治过敏性疾病及免疫缺陷的病证。

用量用法 每次 1.5~3 克,每日 2~3 次,研末或装胶囊吞服。也可用鲜品煨食,每次半个或一个,一周 2~3 次。现有片剂或注射液供用。

使用注意 阴虚火旺者不宜单独使用。

23.3 补 血 药

凡以补血为主要作用,用治血虚证的药物,称为补血药,也叫养血药。

本类药物多味甘,性温或性平,质地滋润,归心、肝或脾经。以补养心肝之血为主。主要适用于心肝血虚所致的面色萎黄、唇爪苍白、眩晕耳鸣、失眠健忘、心悸怔忡、或月经后期、量少色淡,甚则经闭等症。部分药物兼能滋补肝肾之阴,还用于肝肾阴虚证,可作补阴药使用。

使用本类药物用治血虚证时,兼有阴虚者,当配伍补阴药,或选用补血而兼能补阴的药物;兼有气虚者,当配伍补气药,使气旺以生血;心神不安者,配伍安神药;月经不调者,配伍调经药。

补血药多性质黏腻,妨碍运化,故凡湿浊中阻,脘腹胀满,食少便溏者应慎用。必要时,可配伍健脾消食药,以免影响消化。

当 归

《本经》

来源 为伞形科多年生草本植物当归的根。主产于甘肃省东南部的岷县(秦州),产量大,质量佳;其次产于四川、陕西、湖北、贵州、云南等地,全国多数地区有栽培。秋末采挖。生用或酒炒用。

性能 甘、辛,温。归肝、心、脾经。

功效 补血,活血,调经,止痛,润肠。

应用

当归主根名当归身,长于补血;支根或主根梢名当归尾,长于活血;头、身、尾俱全者,名全当归,则能和血(补血、活血)。血药不容舍当归,凡补血药,以当归为首,故《韩氏医通》云:"四物汤以当归为君,芍药为臣,地黄分生熟为佐,川芎为使。"

1）血虚诸证。本品甘温质润,入心、肝血分,为补血之要药。凡血虚者均可用之。

2）血虚,血瘀,血寒之月经不调,痛经,经闭及产后腹痛等。本品既能补血,又能活血,且能散寒,为妇科调经之要药。

3）血虚,血瘀,寒凝以及外伤,风湿诸痛。本品有补血活血,散寒止痛之效。

4）痈疽疮疡。本品活血以消肿排脓,补血而敛疮生肌,故为外科所常用。

5）血虚肠燥便秘。本品能养血润肠通便。此外,还能治久咳气喘。

用量用法 5~15 克。酒炒可加强活血作用。

使用注意 湿盛中满,大便溏泄者忌服。

熟 地 黄
《本草图经》

来源　为生地黄加黄酒拌蒸至内外色黑、油润、柔软、黏腻或直接蒸至黑润而成。切片用。

性能　甘、微苦、微温。归肝、肾、心经。

功效　补血滋阴，益精填髓。

应用

1）血虚萎黄、头晕目眩、心悸失眠及月经不调、崩漏等。本品质润，益肝而养心，为补血之要药。

2）肝肾阴虚及精血不足诸症。本品能补肝肾而滋阴，益精血而生髓。凡阴虚精亏者，用之为主药。

用量用法　10~30克。止血可用熟地炭。

使用注意　本品黏腻，有碍气机，凡气滞痰多，脘腹胀满，食少便溏等忌服。

何首乌与熟地黄功力相似，俱能补阴而养血。然熟地黄专入肾而峻补真阴，补肝血者，由滋肾阴而旁及也；何首乌专入肝而养血祛风，补肾阴者，由补肝血而兼及也。故熟地黄以补先天真阴为主，何首乌以养后天之血为主。

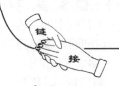

链接

何 首 乌
《何首乌录》

来源　为蓼科多年生缠绕草本植物何首乌的块根。主产于河南、湖北、湖南、四川、广西、江西、江苏等地。秋、冬二季采挖。洗净、切片、晒干者，为生首乌；用黑豆汁和黄酒拌蒸，晒干者，为制首乌。

性能　制首乌甘、涩，微温；归肝、肾经。生首乌甘、苦，平；归心、肝、大肠经。

功效　制首乌：补肝养血，益肾固精；生首乌：截疟润肠，祛风散结。

应用

1）血虚萎黄、头昏目眩、心悸失眠。制首乌补而不滞，温而不燥，能补肝养血而宁神。

2）精血亏虚、腰膝酸软、眩晕耳鸣，须发早白及遗精崩带等。制首乌既入肝养血，又补肾益精，有益精血，乌须发，强筋骨之效。且性兼收涩，尚能固精，止崩带。

3）久疟不止、肠燥便秘及痒疹、痈疽、瘰疬等。生首乌滋补力弱，而有截疟、润肠、祛风止痒、解毒散结之效。

用量用法　10~30克。补益精血宜用制首乌；其余多用生首乌。

使用注意　大便溏泄及痰湿较重者不宜服。

白 芍
《本经》

来源　为毛茛科多年草本植物芍药的根。全国各地均有栽培，主产于浙江、安徽、四川等地。夏、秋二季采挖。生用、炒用或酒炒用。

性能　苦、酸，微寒。归肝、脾经。

功效　养血调经,敛阴止汗,柔肝止痛,平抑肝阳。

应用

1)血虚或阴虚之月经不调、痛经、产后腹痛及崩漏。本品能补肝阴、养肝血,而为调经止痛之良药。

2)自汗、盗汗。本品味酸,能敛阴和营而止汗。

3)胁肋疼痛,脘腹作痛及四肢拘挛疼痛。本品能养血柔肝,缓急止痛。

4)肝阳上亢之眩晕头痛。本品能养肝阴而泄肝热,有平抑肝阳之效。

用量用法　10~15克,大剂量 15~30克。养血调经多炒用或酒炒用;敛阴、平肝多生用。

使用注意　阳衰虚寒之证不宜单独使用。反藜芦。

阿　胶
《本经》

来源　为马科动物驴的皮经漂泡去毛后,煎煮、浓缩而成的固体胶块。主产于山东、河北、山西、河南、江苏、浙江等地。以山东省东阿县所产者最为著名。捣成碎块或以蛤粉烫成珠粒用。

性能　甘,平。归肝、肾、心、肺经。

功效　补血,止血,滋阴润燥。

应用

1)血虚萎黄、眩晕及心悸、脉结代。本品甘平,能益肝养心,为补血之佳品。

2)出血诸证。本品既能补血,又为止血良药。

3)热病伤阴,心烦失眠及阴虚风动。本品能滋补肝肾之阴。

4)阴虚燥咳,虚劳喘咳。本品能养肺阴而润肺燥。

用量用法　5~15克,烊化兑服。止血常用阿胶珠,可以同煎。

使用注意　本品性黏腻,有碍消化。脾胃虚弱,饮食不消,呕吐泄泻及痰饮内停者忌服。

龙 眼 肉
《本经》

来源　为无患子科常绿乔木植物龙眼树的成熟果肉。主产于广东、福建、广西、台湾等地。初秋果熟时采摘。去核取肉,晒至干爽不黏,备用。

性能　甘,温。归心,脾经。

功效　补益心脾,养血安神。

应用　心脾两虚,气血不足之失眠健忘、心悸怔忡。本品甘润平和,能补心脾,益气血,安神益智,为滋补良药。也可用于老弱体衰、产后、大病之后而见气血不足者。

用量用法　10~15克,大剂量 30~60克。

使用注意　湿阻中满及有停饮、痰、火者忌服。

23.4 补 阴 药

凡以补阴生津润燥为主要作用,用治阴虚证的药物,称补阴药。

本类药物药性大多甘寒质润,以滋养阴液、生津润燥为主,主要适用于阴虚证。其中寒凉性较强的药物,兼能清阴虚之热,故可用于阴虚发热。

阴虚证多见于热病后期及若干慢性疾病。最常见的有肺阴虚、胃阴虚、肝阴虚、肾阴虚等。肺阴虚常有干咳少痰、咯血、潮热、盗汗、口干舌燥等症;胃阴虚常见呕哕、胃中嘈杂、口渴不饥、大便燥结、舌绛、苔剥等症;肝阴虚常见两目干涩、视物昏花、眩晕头痛等症;肾阴虚常见有腰膝酸痛、手足心热、心烦、失眠、遗精或潮热盗汗等症。

补阴药各有所长,应用时应根据阴虚的证型,选择相应的药物,并随证配伍。如热病伤阴而热邪未尽者,应配伍清热药;阴虚内热者,应配伍清虚热药;阴虚阳亢者,当配伍潜阳药;阴虚风动者,当配伍息风药;阴血俱虚者,当配伍补血药;气阴两虚者,当配伍补气药;阴损及阳者,应适当配伍补阳药。

补阴药因甘寒滋腻,故凡脾胃虚寒、痰湿内阻、腹胀便溏者均不宜用。

北 沙 参
《本草汇言》

来源　为伞形科多年生草本植物珊瑚菜的根。主产于辽宁、河北、山东、江苏等地。夏、秋二季采挖。生用。

性能　甘、微苦,微寒。归肺、胃经。

功效　养阴清肺,益胃生津。

应用

1) 阴虚燥咳,劳嗽咯血。本品甘寒质润,能养肺阴而润肺燥,兼清肺热。用治燥热伤阴,干咳少痰、咽干口渴者;治阴虚劳嗽、骨蒸潮热、口苦烦渴或咯血者。

2) 热病伤阴或胃阴不足之口渴咽干、干呕嘈杂、食少不饥等。本品能养胃阴,清胃热,生津止渴。

用量用法　10~15 克。

使用注意　虚寒者忌服。反藜芦。

南 沙 参
《本经》

来源　为桔梗科多年生草本科植物轮叶沙参、杏叶沙参及同属多种植物的根。主产于安徽、江苏、浙江、湖南、贵州等地。春、秋二季采挖。生用。

性能　甘、微苦,微寒。归肺、胃经。

功效　养阴清肺,祛痰止咳,益气养胃。

应用

1) 阴虚燥咳,虚劳久咳。本品甘寒质润,能养肺阴,清肺热,兼能祛痰止咳。

2) 热病气津两伤或脾胃虚弱之口渴咽干、食少不饥、舌红少津等。本品能补脾养胃,益气生津。

用量用法 10~15克;鲜品15~30克。

使用注意 反藜芦。

玉 竹
《本经》

来源 为百合科多年生草本植物玉竹的根茎。主产于河北、江苏等地。秋季采挖。生用或蒸制或蜜炙用。

性能 甘,微寒。归肺、胃经。

功效 养阴润肺,生津益胃。

应用

1) 阴虚燥咳。本品质润性缓,能养肺阴而润肺燥。

2) 热病伤津,烦热口渴及消渴。本品能益胃生津止渴。

此外,本品补而不腻,性不敛邪。可用于素体阴虚,外感风热之发热、恶风、身痛、咳嗽、咽干者。

用量用法 10~15克。清热养阴生用;滋补养阴制用。

使用注意 有痰湿气滞者慎用。

麦 门 冬
《本经》

来源 为百合科多年生草本植物沿阶草的须根上的小块根。我国大部分地区有分布,主产于四川、浙江、湖北等地。夏季采挖。生用。

性能 甘、微苦,微寒。归肺、胃、心经。

功效 养阴润肺,益胃生津,清心除烦。

应用

1) 阴虚燥咳,虚劳咳嗽,肺虚久咳。本品能养肺阴,润肺燥,清肺热,泻肺火。

2) 热邪伤阴或胃阴不足诸证。本品能清胃养阴,生津润燥。

3) 心烦失眠、心悸怔忡。本品能清心除烦,养阴安神。治温热病热入营血,身热口渴、烦躁不寐、舌绛脉数、或神昏谵语者,虚火内扰之虚烦失眠、健忘心悸者。心阴不足,气血虚弱之心动悸、脉结代者。

用量用法 10~15克。

使用注意 风寒咳嗽,虚寒泄泻及有痰饮湿浊者忌用。

天 门 冬
《本经》

来源 为百合科多年生攀援状草本植物天门冬的块垠。秋、冬二季采挖。生用。

性能 甘、苦,寒。归肺、肾经。

功效 滋阴润燥,清肺降火。

应用

1) 阴虚燥咳,劳嗽咳血。本品甘寒清

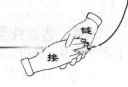

天门冬、麦门冬均入肺经,而能除烦止渴、止咳祛痰,功用似同,但各有偏胜。麦门冬兼入心经,能清心降火;天门冬则兼入肾经,能补肾阴。

链接

润,既能养阴润肺,又能清肺降火。

2)阴虚火旺,潮热、盗汗、遗精。本品能滋阴补肾,清降虚火。

3)热病伤津口渴,内热消渴及肠燥便秘。本品能生津止渴,润燥滑肠。

用量用法　10～15克。

使用注意　虚寒泄泻及风寒咳嗽忌用。

百　合
《本经》

来源　为百合科多年生草本植物百合或细叶百合及同属多种植物的根。全国各地均产。生用或蜜炙用。

性能　甘,微寒。归肺、心经。

功效　润肺止咳,清心安神。

应用

1)燥热咳嗽,劳嗽咯血。本品能养阴润燥,清肺止咳。

2)虚烦惊悸,失眠多梦。本品能养阴清心安神。用治热病,损伤心阴,余热扰乱心神之神志恍惚,莫名所苦者。心烦失眠、健忘惊悸者也可用。

用量用法　10～30克。润肺蜜炙用,清心宜生用。

使用注意　风寒咳嗽,中寒便溏者忌服。

黄　精
《别录》

来源　为百合科多年生草本植物黄精、滇黄精或多花黄精的根茎。黄精主产于河北、内蒙古,滇黄精主产于云南、贵州、广西,多花黄精主产于贵州、云南、湖南、浙江、安徽。春、秋二季采挖。生用或酒制用。

性能　甘,平。归肺、脾、肾经。

功效　滋阴润肺、补脾益气。

应用

1)阴虚燥咳,劳嗽久咳。本品甘平质润,能养肺阴,润肺燥。

2)脾胃虚弱。本品既补脾阴,又益脾气。

3)肾虚精亏之头晕、腰膝酸软、须发早白等。本品能补肾滋阴益精。

此外,尚可用于消渴证,多与熟地、山药、天花粉、麦冬等配伍。

用量用法　10～30克。

使用注意　脾虚有湿,咳嗽痰多,中寒便溏者忌用。

石　斛
《本经》

来源　为兰科多年生草本植物环草石斛、马鞭石斛、黄草石斛、铁皮石斛或金钗石斛的茎。主产于四川、贵州、云南、安徽、广东、广西等地。全年可采,以秋季采收为佳。生用或鲜用。

性能　甘,微寒。归胃、肾经。

功效　益胃生津,滋阴清热。

应用

1) 热病烦渴。本品气味轻清,有清热生津之效。用治热邪伤津,低热烦渴、口燥咽干、舌红少苔,或舌苔变黑者。

2) 胃阴不足。本品甘寒滋润,善于养阴益胃,生津退热。用治胃阴不足之口渴咽干、食少呕逆、胃脘嘈杂、隐痛或灼痛、舌光少苔等。

此外,本品有补肝肾,强筋骨及明目作用。治肾虚痿痹、腰脚软弱、目暗不明、视力减退及内障、雀目。

用量用法　10~15 克;鲜品 15~30 克。入复方宜先煎,单用宜久煎。

使用注意　本品助湿敛邪,温热病不宜早用,湿温证尚未化燥者忌用。

枸 杞 子
《本经》

来源　为茄科落叶小灌木宁夏枸杞和枸杞的成熟果实。主产于宁夏、河北、甘肃、青海等地。夏、秋果实成熟时采摘。生用。

性能　甘,平。归肝、肾、肺经。

功效　滋肾润肺,补肝明目。

应用

1) 肝肾阴虚,腰膝酸软,头晕目眩,遗精消渴。本品甘平质润,能补肝肾,益精血,滋阴止渴。

2) 肝肾阴虚之目暗昏花,干涩流泪等。本品能滋肾益精,补肝养血,为明目之良药。

3) 虚劳咳嗽。本品有滋阴润肺之效。

用量用法　10~15 克。

使用注意　脾虚有湿及便溏泄泻者忌服。

女 贞 子
《本经》

来源　为木樨科常绿乔木植物女贞的成熟果实。主产于浙江、江苏、湖南、福建、广东、江西、四川等地。冬季果实成熟时采收。生用或酒制用。

性能　甘、苦,凉。归肝、肾经。

功效　滋阴清热,补肝明目。

应用

1) 肝肾阴虚之腰膝酸软、头晕耳鸣、须发早白。本品能补肝肾,益精血,滋阴乌须。

2) 肝肾阴虚之视物昏花、目暗不明。本品能补益肝肾而有明目之效。

3) 阴虚发热,烦热骨蒸。本品甘寒,能滋肾阴而退虚热。

用量用法　10~15 克。药力和缓,宜久服。

使用注意　虚寒泄泻及阳虚者忌服。

旱 莲 草
《新修本草》

来源　为菊科一年生草本植物鳢肠的全草。主产于江苏、浙江、江西、广东等地。夏、秋间割取全草。生用或鲜用。

性能　甘、酸,寒。归肝、肾经。

功效　滋阴补肾,凉血止血。

应用

1) 肝肾阴虚,腰膝酸软、头晕目眩、遗精耳鸣、须发早白。本品能滋补肝肾之阴。

2) 阴虚血热之吐血、衄血、咯血、便血、尿血、血淋、崩漏及外伤出血等。本品甘寒而酸,既能滋阴,又能凉血止血。

用量用法　10~15克。外用适量。

使用注意　虚寒泄泻忌服。

黑 芝 麻
《本经》

来源　为脂麻科一年生草本植物脂麻的成熟种子。全国各地均有栽培。秋季果实成熟时采收。生用或炒用。

性能　甘,平。归肝、肾、大肠经。

功效　补益精血,润燥滑肠。

应用

1) 精血不足之头晕眼花、须发早白。本品能补肝肾,益精血。

2) 血虚津枯之肠燥便秘。本品油润多脂,能养血润燥,滑肠通便。

用量用法　10~30克。或炒熟入丸、膏剂。

使用注意　大便溏泻者忌用。

龟 板
《本经》

来源　为龟科动物乌龟的甲壳(主要为腹甲)。主产于浙江、湖北、湖南、安徽、江苏等地。全年均可捕捉,剥取甲壳。以砂炒后醋淬用。

性能　甘、咸,寒。归肝、肾、心经。

功效　滋阴潜阳,益肾健骨,养血补心,固经止血。

应用

1) 阴虚内热,阴虚阳亢及阴虚风动。本品既能滋肾阴而清退虚热,又能补肝阴以潜阳息风。

2) 肾虚骨痿,小儿囟门不合、齿迟、行迟等。

3) 心虚惊悸、失眠健忘。本品能养血补心而安神益智。

4) 阴虚血热,冲任不固之崩漏,月经过多。本品能滋阴清热,固经止血。

用量用法　15~30克,宜先煎。

使用注意　孕妇忌服。

鳖　甲

《本经》

来源　为鳖科动物鳖的背甲。主产于河北、湖南、安徽、浙江等地。全年均可捕捉。沸水烫后剥取背甲。以砂炒后醋淬用。

性能　咸,寒。归肝、肾经。

功效　滋阴潜阳,软坚散结。

应用

1) 阴虚发热,阴虚风动。本品能滋阴清热,潜阳息风。滋阴之力不及龟板,而清虚热作用较龟板强,为治阴虚发热之要药。

2) 癥瘕积聚,疟母。本品能软坚散结。

用量用法　15~30克,宜先煎。滋阴潜阳宜生用,软坚散结宜醋炙用。

使用注意　孕妇忌服。

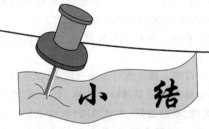

小　结

补虚药大部分味甘,都有补益正气,扶助虚弱,强身御邪的作用,均可治疗虚证及正虚邪实之证。分为补气药、补阳药、补血药和补阴药四类。

补气药大多属甘温之品,多归肺脾经。具有补脾气,益肺气的作用,以温补为主,主要适用于脾肺气虚证。

补气药中,人参、党参、太子参、西洋参及山药,均能补气生津,气阴双补,均能治疗气阴(津)两伤之证,但人参补气之力最强,且能大补元气,挽救虚脱,而有安神益智之效;西洋参补气之力次于人参,主补肺气,而性寒能清降肺火,属清补之品,虚而有火者最宜;党参性质平和,补力和缓,健脾益肺可代人参,无救脱之功而有补血之效,为气血双补之剂;太子参作用较弱;山药甘平力缓,能补肺脾肾三脏之气阴,且有固涩之性。黄芪、白术同为补中益气之要药,外能固表止汗,内能利水消肿,然黄芪脾肺俱补,补而不滞,长于升阳举陷,善治气虚下陷,且能托疮行滞,为升补、补摄、补利、补托之品;白术专补脾胃,气香性燥,尚能燥湿化饮,且有安胎之效。白术、苍术性能相近,俱能健脾燥湿,脾虚有湿者宜,但苍术香燥而烈,以燥湿祛邪为主,且能发汗解表,补中有散;白术燥性稍缓,以补脾扶正为主,且能固表止汗,补而能收。扁豆健脾化湿,长于解暑,湿浊中阻者为宜。甘草、大枣、饴糖、蜂蜜,均为健脾补中常用之品;而甘草、饴糖、蜂蜜都能润肺止咳,缓急止痛,可治肺虚久咳、中虚腹痛;甘草、大枣、蜂蜜三药则均能缓和药性;甘草、蜂蜜二药尚能解毒;甘草还能养心复脉,调和药性;大枣则能养血安神,气血俱补;蜂蜜能润燥滑肠。

补阳药也多属甘温之品,多归肝、肾经,部分归脾、肺经。具有补肾阳、益精血之效,主要适用于肾阳不足、精血不足、筋骨不健等症。

补阳药中,补阳作用以鹿茸为最,能峻补阴阳,强筋健骨,并能温补固摄、托疮生肌。巴戟天、淫羊藿、仙茅于补肾助阳之中有祛风湿,强筋骨之效,但巴戟天柔润平缓;淫羊藿燥烈力强;仙茅燥热刚猛,力量颇峻,但伤阴助火之弊更甚。补骨脂、益智仁均能温补脾肾,固精缩尿,但补骨脂力主壮阳而益肾,兼能温脾止泻,纳气平喘;益智仁功擅散寒而温脾,长于开胃摄唾,固泉缩尿。杜仲,续断为补肝肾、强筋骨、安胎之要药,但杜仲温补固摄之中有润燥之性,守而不走,兼能定眩;续断补而不滞,行而不泄,长于固冲任而续折伤,为妇科、骨科及外科所常用。肉苁蓉、锁阳均为温柔之品,性和力缓,既能补肾阳,益精血,又能润肠燥,通大便,两者功用相似,可相互代用,但锁阳偏于助阳,肉苁蓉润肠之力较强。菟丝子、沙苑子为平补阴阳之剂,均能助阳益精、养肝明目、固摄下元,惟菟丝子尚有健脾、安胎、润燥止渴之效。核桃仁、蛤蚧、冬虫夏草、紫河车四药均能温补肺肾、益精养血、纳气平喘,但核桃仁长于强筋骨,壮腰膝,且能润肠通便,长于治虚寒喘咳;冬虫夏草兼能化痰止血,颇能强壮扶正,长于治阴虚劳嗽;蛤蚧为肺肾双补之要药,尤善治肾虚作喘;紫河车为阴阳气血俱补之品,体虚而无火者皆宜服之。

补血药多为甘温或平性之品,质润而濡,多归心、肝经。能补养心肝之血。主要适用于心肝血虚及月经不调诸证。

补血药中,当归、熟地、阿胶补血之力最强。当归与鸡血藤同能补血活血调经,但当归补血之力胜于鸡血藤,并能润肠通便,止痛作用良好;鸡血藤则能舒筋活络。熟地、生地,同源而异制,均能滋阴。但熟地甘温,主补血而能滋补肝肾之阴、填精益髓、力量颇峻,而生地甘寒主清热而长于养肺胃之阴、生津止渴。阿胶较熟地补血力胜,滋阴力弱,但长于止血,与当归同为补血之要药,与艾叶同为止血之良剂。何首乌制用善补肝肾、益精血,乌须发,且性能固涩,为滋补之良药;生用则能祛风止痒,解毒散结,截疟润肠,性善开泄。白芍与赤芍,同源而异种,均入肝经血分,俱为和血止痛之品。但白芍酸敛,长于补血敛阴,柔肝平肝;赤芍走泄,长于活血凉血、清肝泻肝,故有"白补赤泻,白敛赤散"之说。龙眼肉主入心脾而为气血双补之剂。

补阴药多属甘寒之品,甘润寒清,多归肺、胃、肝、肾经。有养阴清热,润燥生津之效。主要适用于阴虚津伤之证。也可用气阴两虚及血虚阴亏证。

补阴药中,北沙参、南沙参、玉竹、麦冬、天冬、百合、石斛偏于补肺胃之阴,黄精、枸杞子、女贞子、旱莲草、黑芝麻、龟板、鳖甲长于养肝肾之阴。北沙参、南沙参功用相近,北沙参滋阴作用较好,南沙参兼祛痰之功,玉竹补而不腻,性不敛邪,长于治阴虚外感。麦冬、百合同能养阴清心,除烦安神,而麦冬长于清心火而除烦,百合长于养心阴而安神。天冬长于清降,能滋阴退热,清泻肺火。黄精与山药相似,善补肺脾肾三脏之阴,且能健脾补气,为气阴双补之剂。石斛长于养胃阴而退虚热,且能强腰膝而明目。枸杞子、女贞子皆能补肝明目,但枸杞子微有助阳和润肺之效,女贞子则有乌须和退热之功。旱莲草兼能凉血止血。黑芝麻能养血乌须,润肠通便。龟板、鳖甲同能滋阴潜阳,清退虚热。但龟板滋阴之力较鳖甲为强,且能强筋骨、养血补心;鳖甲清退虚热之力较龟板为胜,且有软坚散结之效。

目 标 检 测

1. 试述补虚药的概念、作用、分类、适应证及其使用注意事项。
2. 各类药的相互关系如何？如何正确使用各类补虚药？
3. 比较人参、黄芪、白术功用之异同。
4. 党参能否代替人参大补元气？为什么？
5. 补阳药中分别具有强筋骨、润肠、安胎、平喘、止泻、固摄作用的药物有哪些？其机理何在？
6. 试述当归与鸡血藤；熟地与生地；白芍与赤芍；白术与苍术；枸杞子与地骨皮功用之异同。
7. 补阴药中具有清虚热作用的药物有哪些？其机制何在？
8. 补虚药中具有明目和乌须发作用的药物有哪些？其机理何在？

24 收涩药

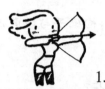

学习目标

1. 简述收涩药的概念,作用,适应证及使用注意
2. 说出固表止汗、敛肺涩肠、固精缩尿止带药的性能特点和适用范围;理解各味药物的性能和功效的关系;明确固表止汗、敛肺止咳、涩肠止泻、固精缩尿、固崩止带、安蛔止痛、利咽开音、制酸止痛等概念
3. 叙述麻黄根、浮小麦、五味子、乌梅、罂粟壳、诃子、肉豆蔻、赤石脂、山茱萸、覆盆子、金樱子、莲子的功效应用

凡以收敛固涩为主要作用的药物,称为收涩药,又称固涩药。

陈藏器说:"涩可固脱"。李时珍云:"脱则散而不收,故用酸涩药,以敛其耗散"。本类药物味多酸涩,性温或平,主入肺、脾、肾、大肠经。根据其作用特点,大体分为固表止汗,敛肺涩肠,固精缩尿止带药三个部分。某些药物,一药兼有多种功能,故须综合比较,参酌使用。该类药分别具有固表止汗、敛肺止咳、涩肠止泻、固精缩尿、固崩止带等作用。适用于久病体虚、正气不固所致的自汗、盗汗、久咳、虚喘、久泻、久痢、遗精、滑泄、遗尿、尿频、崩漏、带下等滑脱不禁的证候。

本类药只为治病之标,以其收敛固涩之性,及时敛其耗散,固其滑脱,能防止正气衰竭,变生他证。因此,运用时应与相应的补益药配合使用,以期标本兼顾。如气虚自汗、阴虚盗汗,配伍补气、养阴药同用;脾肾阳虚,久泻、久痢,配伍温补脾肾药;肾虚遗精、滑泄、遗尿、尿频,配伍补肾药;冲任不固、崩漏、下血,配伍补肝肾、固冲任药;肺肾两虚,久咳虚喘,配伍补肺益肾,纳气平喘药等等。总之,当审证求因,治病求本,合理选择配伍,才能收到较好的疗效。

收涩药有敛邪之弊,误用则致"闭门留寇"。故凡表邪未解,或内有湿热以及郁热未清者,均不宜使用。

24.1 固表止汗药

卫外之气不固,腠理疏松,津液外泄而自汗;阴虚不能制阳,阳热亢盛,迫津外泄而盗汗。本类药能行肌表,调卫分,固腠理,而有固表止汗之功。临床可用治自汗及盗汗等症。用治气虚自汗,配伍补气固表药;用治阴虚盗汗,配伍滋阴除蒸药同用,以治病求本。

凡实邪所致汗出之证,应以祛邪为主,而非本类药所宜。

麻 黄 根
《别录》

来源 为麻黄科多年生草本状小灌木麻黄、木贼麻黄或中麻黄的根。主产于河北、山西、内蒙古、甘肃、四川等地。立秋后采挖。剪去须根,洗净,干燥。切段生用。

性能 甘,平。归肺经。

功效 止汗。

应用 自汗、盗汗。本品功专收敛止汗。用治自汗不止,阴虚盗汗。

用量用法 3~10克。外用适量。

使用注意 有表邪者忌用。

浮 小 麦
《本草蒙筌》

来源 为禾本科一年生草本植物小麦未成熟的颖果。各地均产。以水淘之,浮者为佳。晒干。生用或炒用。

性能 甘,凉。归心经。

功效 止汗,益气,除热。

应用

1) 自汗、盗汗。本品甘能益气,凉可除热,有止汗之功。

2) 骨蒸劳热。本品益气、除热、止汗、退劳热。

用量用法 15~30克,煎汤服;研末服,3~5克。

使用注意 有表邪者忌用。

附药

小麦 即生长成熟的小麦颖果。味甘,性凉。归心经。功能养心除烦。适用于妇女脏躁、善悲伤欲哭之证,如甘麦大枣汤。30~60克,煎服。

24.2 敛肺涩肠药

本类药主入肺和大肠经。分别具有敛肺止咳喘、涩肠止泻痢的作用。用治肺虚喘咳,久治不愈,或肺肾两虚,摄纳无权之虚喘。常配伍补肺益气或补肾纳气药同用;大肠虚寒不能固摄或脾肾虚寒久泻久痢,常配伍温补脾肾,补气升提或补益脾胃药同用。

本类药酸涩收敛。为避免造成敛邪的弊端,故痰多壅肺之喘咳不宜;泻痢初起或伤食腹泻者不宜。

链接

五味子,五味兼备,惟酸独胜,润而能补,酸而能收,主入肺经,兼入肾经,喘嗽日久者用为要药。

五 味 子
《本经》

来源 为木兰科多年生木质藤本植物北五味子和南五味子(华中五味子)的成熟果实。北五味子为传统使用的正品。主产于东北、内蒙古、河北、山西等地。南五味子在西南及长江流域以南地区均产。秋季果实成熟时采收,晒干。生用或经醋、蜜拌蒸晒干用。

性能 酸,温。归肺、肾、心经。

功效 敛肺滋肾,生津敛汗,涩精止泻,宁心安神。

应用

1)久咳虚喘。本品酸能收敛,性温而润,上能敛肺气,下能滋肾阴,适用于肺虚久咳及肺肾两虚的喘咳。

2)津伤口渴及消渴等症。本品酸甘,又能益气生津止渴。

3)自汗、盗汗等症。本品具止汗之功。

4)遗精,滑精等症。本品能补肾固精。

5)久泻不止。本品又有涩肠止泻之功。治脾肾虚寒,五更泄泻。

6)心悸、失眠、多梦。本品有宁心安神之功。治心肾阴血亏耗所致上述诸症。

此外,本品研末内服,可降低慢性肝炎转氨酶升高指数。

用量用法 3~6克。研末服,每次1~3克。

使用注意 本品酸涩收敛,凡表邪未解,内有实热,咳嗽初起,麻疹初期,均不宜用。

乌 梅
《本经》

来源 为蔷薇科落叶乔木植物梅树的未成熟果实(青梅)的加工熏制品。主产于浙江、福建、云南等地。立夏前后采收,低温烘至果肉呈黄褐色,呈皱皮,再焖至黑色,即成。去核生用或炒炭用。

性能 酸,平。归肝、脾、肺、大肠经。

功效 敛肺止咳,涩肠止泻,生津止渴,安蛔止痛。

应用

1)肺虚久咳。本品能收敛肺气而止咳。

2)久泻久痢。本品能涩肠止泻。

3)虚热消渴。本品味酸,有生津止渴之效。

4)蛔厥腹痛、呕吐。蛔得酸则伏,本品味酸,有安蛔止痛、和胃止呕之功。

此外,本品内服尚可止血,用治崩漏下血;外敷又能蚀腐消疮,用治胬肉外突。

用量用法 3~10克,大剂量可用至30克。外用适量,捣烂或炒炭研末外敷。止泻止血宜炒炭用。

使用注意　本品酸涩收敛,故外有表邪或内有实热积滞者,均不宜用。

五 倍 子
《本草拾遗》

来源　为漆树科落叶灌木或小乔木植物盐肤木或同属植物青麸杨等叶上寄生的虫瘿。我国大部分地区有分布,主产于四川。秋季摘下虫瘿,煮死内中寄生虫,干燥。敲开,除去杂质,生用。

性能　酸、涩,寒。归肺、大肠、肾经。

功效　敛肺降火,涩肠,固精,敛汗,止血。

应用

1) 肺虚久咳及肺热喘咳等症。本品有敛肺降火之功。

2) 久泻久痢。本品能涩肠止泻。

3) 遗精滑精。本品能收涩固精止遗。

4) 自汗盗汗。本品能收敛止汗。

5) 崩漏下血及便血痔血。本品有收敛止血之功。

此外,本品外用,有解毒、消肿、收湿、敛疮、止血等功效。可用治疮疡肿毒、湿疮湿疹、疮溃不敛、肛脱不收、子宫脱垂等症,既可单用外敷或煎洗。

用量用法　3~9克。入丸散服,每次1~1.5克。外用适量,煎汤熏洗或研末撒敷。

使用注意　本品酸涩收敛,凡外感咳嗽或湿热泻痢者忌用。

罂 粟 壳
《开宝本草》

来源　为罂粟科一年或二年生草本植物罂粟的成熟蒴果的外壳。原产于国外,我国部分地区的药物种植场有少量栽培,以供药用。夏季采收,去蒂及种子,晒干。醋炒或蜜炙用。

性能　酸、涩,平。有毒。归肺、大肠、肾经。

功效　敛肺,涩肠,止痛。

应用

1) 肺虚久咳。本品能敛肺止咳。

2) 久泻久痢。本品能涩肠止泻。

3) 心腹筋骨诸痛。本品有良好的止痛作用。

此外,本品有固精止遗之效,可用治肾虚不固所致之遗精滑泄等症。

用量用法　3~10克。止咳宜蜜炙。止泻、止痛宜醋炒。

使用注意　本品酸涩收敛,故咳嗽及泻痢初起忌用。本品有成瘾性,不宜过量或持续服用。

诃 子
《药性论》

来源　为使君子科落叶乔木植物诃子的成熟果实。原产印度、马来西亚、缅甸,现主产我国云南、广东、广西等地。于7~8月采收,晒干。生用或煨用。若用果肉则去核。

性能　苦、酸、涩,平。归肺、大肠经。

功效　涩肠,敛肺,下气,利咽。

应用

1)久泻,久痢,脱肛。本品能涩肠止泻,兼下气消胀。

2)肺虚喘咳,久咳失音。本品既能敛肺下气止咳,又能清肺利咽开音。用治久咳失音不能言语者。

用量用法　3~10克。敛肺清火开音宜生用,涩肠止泻宜煨用。

使用注意　凡外有表邪,内有实热积滞者忌服。

石 榴 皮
《别录》

来源　为石榴科落叶灌木或小乔木石榴的果皮。我国大部分地区都有栽培。秋季果实成熟后收集果皮洗净。切小块,晒干。生用或炒炭用。

性能　酸、涩,温。归胃、大肠经。

功效　涩肠止泻,杀虫。

应用

1)久泻,久痢,脱肛。本品酸涩收敛,能涩肠止泻、止痢、固脱。

2)虫积腹痛。本品有杀虫作用,可用治蛔虫、蛲虫、绦虫等多种肠道寄生虫病。

此外,本品内服尚可用治滑精、崩漏、带下等症。外用治疗牛皮癣,以本品炒炭研末,油调涂。近代还以本品用治急性菌痢,效佳。

用量用法　3~10克。入汤剂生用,入丸散剂炒用,止血炒炭用。外用适量。

使用注意　泻痢初起者忌服。

肉 豆 蔻
《药性论》

来源　为肉豆蔻科高大乔木植物肉豆蔻树的成熟种仁。主产于马来西亚、印度尼西亚及西印度尼西亚群岛,我国广东、广西、云南亦栽培。冬春两季果实成熟时采收。除去皮壳后干燥。以面裹煨制去油用。

性能　辛,温。归脾、胃、大肠经。

功效　涩肠止泻,温中行气。

应用

1)久泻不止。本品能温中行气,涩肠止泻。治脾肾阳虚,五更泄泻。

2)胃寒胀痛,食少呕吐。本品有温中行气、开胃止痛之功。

用量用法　3~10克。入丸散剂,每次1~1.5克。煨熟去油,可增强温中止泻作用。

使用注意　本品温中固涩,故湿热泻痢者忌用。

赤 石 脂
《本经》

来源　为硅酸盐类矿物单斜晶系多水高岭石族多水高岭土。其主要成分为含水硅酸铝

$[Al_4(Si_4O_{10})(OH)_8 \cdot 4H_2O]$。主产于福建、山东、河南等地。全年均可采挖,拣去杂质,研末水飞或火锻水飞用。

　　性能　甘、酸、涩,温。归大肠、胃经。

　　功效　涩肠止泻,收敛止血,敛疮生肌。

　　应用

　　1) 久泻久痢,下利脓血等症。本品甘温调中,酸涩质重,善治下焦滑脱之症。

　　2) 崩漏带下等症。本品收敛固涩,又善止血。

　　3) 疮疡久溃不敛。本品能收湿敛疮生肌。

　　此外,尚可用治湿疹湿疮,外伤出血等症。

　　用量用法　10~20克。入丸散服。外用研细末撒患处或调敷。

　　使用注意　湿热积滞泻痢者忌服。《别录》有治"难产胞衣不出"的记载,故孕妇慎用。畏官桂。

24.3　固精缩尿止带药

　　本类药物酸涩收敛,主入肾、膀胱经。具有固精、缩尿、固崩、止带作用。部分药物尚有补益肝肾之功。适用于肾虚不固、膀胱失约、冲任虚损所致的遗精、滑精、遗尿、尿频、崩漏、带下等症。常配伍补肾、健脾药同用,以标本兼治。

　　本类药有敛邪之弊,故外邪内侵,湿热下注所致的遗精、尿频、带下等症不宜使用。

山　茱　萸
《本经》

　　来源　为山茱萸科落叶小乔木植物山茱萸除去果核的果肉。主产于浙江、安徽、河南、陕西、山西等地。秋末冬初,果实成熟时采收。用文火烘焙或置沸水中略烫,及时挤出果核,晒干或烘干用。

　　性能　酸、涩,微温。归肝、肾经。

　　功效　补益肝肾,收敛固涩。

　　应用

　　1) 肝肾亏虚,头晕目眩、腰膝酸软、阳痿等症。本品微温质润,补而不峻,既能补肾益精,又能温肾助阳,具阴阳双补之效,故为补益肝肾之要药。

　　2) 遗精、遗尿等症。本品既能补肾益精,又能固精止遗。

　　3) 崩漏下血。本品能补肝肾,固冲任。

　　4) 大汗不止,体虚欲脱。本品能敛汗固脱。

　　此外,本品配伍生地、天花粉等,又可用治消渴证。

　　用量用法　5~10克,煎汤或入丸散服。急救固脱可用30克。

　　使用注意　本品温补收敛,故命门火炽,素有湿热,小便不利者,不宜使用。

覆　盆　子
《别录》

　　来源　为蔷薇科落叶灌木植物掌叶覆盆子(华东覆盆子)的未成熟果实。主产于浙江、福建、湖北、贵州等地,华北地区亦有分布。6~8月果实尚青时采摘,入沸水中略浸,晒干。

性能　甘、酸,微温。归肝、肾经。

功效　益肾,固精,缩尿。

应用

1）肾虚不固,遗精,滑精,遗尿、尿频、阳痿不育等症。本品既能补益肝肾,又能固精缩尿。

2）肝肾不足,目暗不明。本品能养肝明目。

用量用法　5~10克。

使用注意　肾虚有火,小便短涩者不宜服。

桑螵蛸
《本经》

来源　为螳螂科昆虫大刀螂、小刀螂、薄翅螳螂或巨斧螳螂的卵鞘。全国大部分地区均产。深秋至次春均可采收,除去树枝、泥土,置沸水中浸杀其卵或蒸透,晒干。

性能　甘、咸,平。归肝、肾经。

功效　固精缩尿,补肾助阳。

应用

1）遗精、滑精、遗尿、尿频等症。本品能补肾固精缩尿,尤长于治疗遗尿尿频之症。

2）肾虚阳痿。本品能补肾助阳。

用量用法　6~10克。

使用注意　本品助阳固涩,故阴虚多火,膀胱有热而小便频数者忌用。

海螵蛸
《本经》

来源　为乌　科动物曼氏无针乌　或金乌　的内贝壳。产于辽宁、江苏、浙江沿海等省。4~8月捕捞,取其内贝壳洗净,日晒夜露至无腥味,干燥,生用。

性能　咸、涩,微温。归肝、肾经。

功效　固精止带,收敛止血,制酸止痛,收湿敛疮。

应用

1）遗精、带下等症。本品温涩收敛,能固精止带。

2）崩漏下血、肺胃出血、创伤出血等症。本品咸能入血,微温而涩,能收敛止血。

3）胃痛吐酸。本品有良好的制酸止痛作用。

4）湿疹湿疮及溃疡多脓等症。本品外用能收湿敛疮。

用量用法　6~12克。研末吞服,每次1.5~3克。外用适量,研末撒或调敷。

使用注意　本品性微温,能伤阴助热,故阴虚多热者不宜。

金樱子
《蜀本草》

来源　为蔷薇科常绿攀援灌木植物金樱子的成熟假果或除去瘦果的成熟花托(金樱子肉)。主产于广东、四川、云南、湖北、贵州等地。9~10月果实成熟时采收。擦去刺,去核,洗净,晒干。生用。

性能 酸、涩,平。归肾、膀胱、大肠经。

功效 固精缩尿,涩肠止泻。

应用

1) 遗精滑精、遗尿尿频、带下等症。本品酸涩收敛,功专固涩。

2) 久泻久痢。本品能涩肠止泻。

此外,本品尚可用于脱肛、子宫下垂、崩漏等症,皆取其收涩之功。

用量用法 6~15克。煎汤、熬膏或为丸服。

使用注意 本品功专收敛,故有实火、实邪者不宜。

莲 子
《本经》

来源 为睡莲科多年生水生草本植物莲的成熟种子。中心部包裹的绿色胚芽,称莲子心。主产于湖南(湘莲)、福建(建莲)、江苏(湖莲)、浙江及南方各地池沼湖塘中。秋季采收,晒干。生用。

性能 甘、涩,平。归脾、肾、心经。

功效 益肾固精,补脾止泻,养心安神。

应用

1) 肾虚遗精。本品能益肾固精。

2) 脾虚久泻。本品甘平补益,涩能收敛,故具补脾止泻之功。

3) 虚烦、惊悸、失眠等症。本品能养心益肾,交通心肾。

此外,本品尚可用于崩漏、带下等症,取其养心、益肾、固涩之功。

用量用法 10~15克,去心打碎用。

使用注意 大便燥结者不宜。

附药

莲子心 为莲子中的青嫩胚芽。味苦,性寒。功能清心,去热,止血,涩精。用治热病神昏,配伍玄参心、连心麦冬,竹叶卷心等,如清宫汤;用治吐血、遗精等症,可单用研末冲服。用量1.5~3克。

荷叶 为莲的叶片。味苦、涩,性平。功能清暑利湿,升阳止血。可用于暑热烦渴,脾虚泄泻和多种出血证。用治暑病,配伍银花、扁豆花、西瓜翠衣等,如清络饮;用治出血证,配伍生地、侧柏叶、艾叶等,如四生丸。用量3~10克。

芡 实
《本经》

来源 为睡莲科一年生水生草本植物芡的成熟种仁。主产于湖南、江苏、安徽、山东等地。8~9月采收。除去果皮,压碎硬壳,取仁晒干。捣碎生用或炒用。

性能 甘、涩,平。归脾、肾经。

功效 益肾固精,健脾止泻,除湿止带。

应用

1) 肾虚遗精,小便不禁等症。本品能益肾固精。

2) 脾虚泄泻。本品甘平补脾,兼可祛湿,涩能收敛。

3）带下证。本品益肾健脾，收敛固涩，具有良好的止带作用。

用量用法　10～15克。

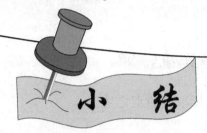

收敛药主要用治正气虚弱，滑脱不禁的病证。涩以固脱，敛其耗散，急则治其标，是其意也。为防止正气耗散，元气衰竭而设，对缓图其本，恢复健康，有着重要意义。

麻黄根、浮小麦、糯稻根须均能固表敛汗，同用可治气虚自汗和阴虚盗汗。然麻黄根敛汗之功较为显著，为治疗虚汗之专品；浮小麦兼能益心气，退虚热，惟药力较弱，需与滋补药同用方效。

五味子、乌梅、五倍子、罂粟壳、诃子均能敛肺止咳，涩肠止泻，均可用治肺虚久咳、久泻久痢等症。然五味子尚能滋肾涩精，益气生津，敛汗，宁心，还可用治遗精滑精，烦渴消渴，自汗盗汗，虚烦不眠等症，凡肺肾两虚，精气耗散之证，均可应用；乌梅又能驱蛔杀虫，生津止渴，为治疗内热消渴，胃阴不足及蛔厥腹痛的良药；五倍子兼能固精、敛汗、生津、止血，可用治遗精、多汗、消渴、崩漏、便血等症，外用收湿敛疮；罂粟壳敛肺止咳，涩肠止泻作用颇强，轻证勿投，兼有良好的止痛作用，可用治心腹筋骨诸痛，惟本品有毒，不可过量久服；诃子兼能清肺降火，开音利咽，可用治痰火咳嗽、劳嗽咯血、久咳失音等症。

石榴皮、肉豆蔻、赤石脂均能涩肠止泻，同用可治久泻久痢，肠滑不禁之证。石榴皮尚可安蛔杀虫，外用又具杀虫疗癣止痒之功；肉豆蔻辛温芳香，兼有温中行气、止痛开胃之功，又可用治胃寒胀痛，不饥呕吐之证；赤石脂甘温兼补，酸涩收敛，能固崩止带，可用治气虚不敛，久泻久痢及下焦虚脱崩漏带下等症，外用又能收湿敛疮生肌。

山茱萸、覆盆子、桑螵蛸、海螵蛸、金樱子均能固精缩尿，同可用治遗精滑精，遗尿尿频等症。山茱萸酸涩微温质润，于收涩中有助肾阳，补精血之功，为平补阴阳之品，是一味温补肝肾的佳品；覆盆子甘补酸收，微温不燥，为补肾固精缩尿之品，尤善治遗尿尿频之证，故有"覆盆"之名，兼有明目之功；桑螵蛸甘咸涩平，补肾助阳，固精缩尿，除涩精缩尿外，还可用治阳痿精冷等症；海螵蛸尚能制酸止痛，收湿敛疮止带，还可用治胃痛吞酸，疮疡不敛，赤白带下等症；金樱子酸涩性平，功专收敛，既能固精缩尿，又能涩肠止泻。

莲子、芡实，二药甘涩性平，均能补脾止泻、益肾固精，同可用治脾虚久泻，肾虚不固，遗精滑精、遗尿尿频、带下白浊等症。然莲子又长滋养心肾，用治心肾不交，心悸失眠，而芡实健脾益肾，功善止带，无论脾虚湿盛，脾肾两虚或湿热下注所致带下，均可应用。

目标检测

1. 试述收涩药的定义、功效、适应证及配伍应用原则。
2. 试比较五味子、乌梅、罂粟壳、诃子;赤石脂;山茱萸、覆盆子、桑螵蛸、金樱子;莲子、芡实的功用异同。
3. 试述"莲诸药"的功用异同。
4. 你学过哪些治疗自汗、盗汗、久咳、虚喘、久泻、久痢、遗精、滑泄、遗尿、尿频、崩漏、带下的药物?

25 驱 虫 药

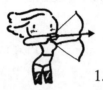

学习目标

1. 简述驱虫药的概念、作用、适应证及使用注意
2. 说出各种驱虫药的药性特点和适用范围;明确杀虫消积、杀虫消疳、杀虫疗癣等概念
3. 叙述使君子、苦楝皮、槟榔、鹤草芽的功效、应用

凡以驱除或杀灭体内寄生虫为主要作用的药物,称为驱虫药。

本类药物主要用于肠道寄生虫病,如蛔虫、蛲虫、绦虫、钩虫病,有些药物尚可用于囊虫、姜片虫、血吸虫、滴虫等病。虫证患者,常可见到绕脐腹痛,呕吐涎沫,不思饮食或多食善饥,嗜食异物,肛门、耳、鼻瘙痒,甚则出现面色萎黄,形瘦腹大,浮肿乏力之证。有许多患者感染较轻,无明显证候,仅在便检时才被发现。

临床应用该类药物,必须根据寄生虫的种类及患者体质强弱选用适当的驱虫药,并随证配伍相应的药物。如有积滞者,配伍消积导滞药;便秘者,配伍泻下药;脾虚者,配伍健脾药;体虚者,则应攻补兼施,或先补后攻。

驱虫药一般应在空腹时,一次顿服,使药力较易作用于虫体,以收驱虫之效。

本类药中,部分药物具有一定毒性,应用时必须注意剂量,以免损伤正气。

在腹痛剧烈时,暂不宜使用驱虫药。孕妇及老弱患者都应慎用。

使 君 子

《开宝本草》

来源 为使君子科落叶藤本状灌木植物使君子的种子。主产于四川、广东、广西、云南等地。以四川产量最多。9~10月果皮变紫黑色时采收,晒干。去壳,取种仁生用或炒香用。

性能 甘,温。归脾、胃经。

功效 杀虫消积。

应用 蛔虫病及小儿疳积。本品有杀虫消积之功。因其味甘气香,故尤宜于小儿。

用量用法 6~10克。炒香嚼服,小儿每岁每天1粒~1粒半,总量不超过20粒。

使用注意 本品大量服用能引起呃逆、眩晕、呕吐等反应;与热茶同服亦能引起呃逆。一般在停药后即可缓解。必要时可对证用药。

苦 楝 皮
《别录》

来源 为楝科乔木植物楝树和川楝树的根皮或树皮。全国大部分地区有分布。春、秋两季采收,刮去栓皮。洗净鲜用。或以干品润透切片用。

性能 苦,寒。归脾、胃、肝经。

功效 杀虫,疗癣。

应用 蛔虫病、钩虫病、蛲虫病。本品杀虫力强,疗效佳。

此外,尚可用治头癣、疥疮,以本品研末,醋或猪脂调涂患处。

用量用法 6~15克;鲜品15~30克。外用适量。

使用注意 本品有一定毒性,不宜持续和过量服用。体虚者慎用,肝病患者忌用。

槟 榔
《别录》

来源 为棕榈科常绿乔木植物槟榔的成熟种子。主产于海南、福建、云南等地。冬、春两季果实成熟时采收,剥去果皮、晒干,浸透切片。

性能 辛、苦,温。归胃、大肠经。

功效 杀虫,消积,行气,利水。

应用

1)多种肠道寄生虫病。本品能驱杀绦虫、姜片虫、钩虫、蛔虫、蛲虫等多种肠寄生虫,并兼泻下之功,有助于驱除虫体。对绦虫病疗效较佳,尤宜于驱杀猪肉绦虫。

2)食积气滞,腹胀便秘以及泻痢后重等症。本品辛散苦泄,既能行气消积以导滞,又能缓泻而通便。

3)水肿、脚气肿痛等症。本品有行气利水之功。

此外,尚可用治疟疾。

用量用法 6~15克。单用杀绦虫、姜片虫时,可用60~120克。

使用注意 脾虚便溏者不宜。

南 瓜 子
《现代实用中药》

来源 为葫芦科植物南瓜的种子。主产于浙江、江苏、河北、山东、山西、四川等地。夏秋间果熟时采收,取子洗净,晒干。研粉生用,以新鲜者为佳。

性能 甘,平。归胃、大肠经。

功效 杀虫。

应用 绦虫病、蛔虫病。本品具杀虫之功。可单味生用。治绦虫病,与槟榔同用,可增强疗效;用时先将生南瓜子 60~120 克,洗净,连壳研细,冷开水调服,两小时后用槟榔 60~120 克煎服,再过半小时用开水冲服芒硝 15 克,导泻通便,以利虫体排出。

此外,本品尚可用于血吸虫病。

用量用法　60~120 克。连壳研细粉用冷开水调服。

鹤　草　芽
《中华医学杂志》

来源　为蔷薇科多年生草本植物龙牙草(即仙鹤草)的冬芽。深冬或早春采收。除去棕褐色绒毛,晒干。研粉用。

性能　苦、涩,凉。归肝、小肠、大肠经。

功效　杀虫。

应用　绦虫病。本品具杀虫之功,且有泻下作用,有助于驱除虫体,疗效较佳。为驱杀绦虫的要药。

此外,本品制成栓剂,用治滴虫性阴道炎亦效。

用量用法　30~50 克,小儿按每公斤体重 0.7~0.8 克计算,研末,温开水送服。

榧　　子
《别录》

来源　为红豆杉科常绿乔木植物榧树的成熟种子。主产于浙江、福建、安徽、湖北、江苏等地。冬季果实成熟时采收,晒干。生用或炒用。

性能　甘,平。归肺、大肠经。

功效　杀虫。

应用　多种肠寄生虫病。本品味甘性平无毒,既能杀虫而不伤胃气,且有缓泻作用,有利于排出虫体,故为驱虫要药。

用量用法　30~50 克。炒熟去壳,嚼服;入煎剂连壳打碎生用。治钩虫病,每天 30~40 粒,炒熟去壳,空腹时一次嚼服,服至大便虫卵消失为止。

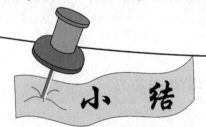

小　结

本类药物能驱除或杀灭体内寄生虫。临床应用各有专长。

使君子、苦楝子主要用于驱杀蛔虫;苦楝皮驱蛔虫作用较使君子强,对钩虫、蛲虫也有效,但毒性较强,不可过服。

槟榔、南瓜子、鹤草芽驱杀绦虫有效。槟榔兼能驱杀姜片虫、钩虫、蛔虫、蛲虫,并可消积、导滞,行气,利水,截疟,是一味杀虫力胜,作用广泛的药物;南瓜子驱杀绦虫与槟榔有协同作用;鹤草芽专驱绦虫,兼治阴痒;雷丸兼驱钩虫、蛔虫,并可用治脑囊虫病。

贯众、榧子主要驱杀钩虫。贯众对绦虫、蛔虫、蛲虫也有驱杀作用,兼能凉血止血,善治血热妄行,崩漏下血,又用治感冒发热,温毒发斑,痄腮喉痹,具有良好的解毒功效;榧子对绦虫、蛔虫也有驱杀作用,且可润肺止咳,润肠通便。

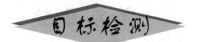

1. 驱杀蛔虫、绦虫、钩虫最有效的药物有哪些? 如何服用?
2. 驱虫药中哪些药物毒性较强? 如何防止中毒?
3. 为什么鹤草芽只宜作散剂服用,而不入煎剂?

26 涌 吐 药

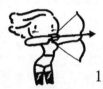

学习目标

1. 简述涌吐药的概念、作用、适应证及使用注意
2. 说出涌吐药的性能特点和适用范围;理解各味药物的性能和功效的关系;明确涌吐热痰、风痰、宿食、毒物、引去湿热、蚀疮去腐等概念
3. 叙述瓜蒂、常山的功效应用

凡以促使呕吐为主要作用的药物,称为涌吐药,又称催吐药。

《内经》说:"在上者涌之"。是指人体上部有毒物、宿食、痰涎等,均可运用吐法,以达祛邪外出的目的。故凡误食毒物,停留胃中未被吸收;或宿食不消,尚未入肠;或痰涎壅盛,阻碍呼吸;以及痰蔽清窍,癫 发狂等症,均可用本类药物来治疗,以冀驱邪外出。此即《内经》:"其高者,因而越之"之意。

本类药作用强烈,多具毒性,易伤正气,如使用不当,则会产生不良后果。故只适用于气壮邪实之证。如年老、体虚、小儿、胎前、产后,以及素患失血、心悸、眩晕、劳嗽等症者,均当忌用。

使用本类药时,只可暂投,中病即止,同时还应当注意用量、用法和解救。一般宜用小剂量渐增的方法,以防中毒或涌吐太过;服药后多饮热水,以助药力,或以鸡翎探吐。若呕吐不止,当及时解救。

解救方法如下:"吐至昏眩,慎勿惊疑,……如发头眩,可饮冰立解,如无冰时,新汲水亦可","如藜芦吐者,不止,以葱白汤解之;以石药吐者,不止,以甘草、贯众解之;诸草木吐者,可以麝香解之"。

吐后当休息,不宜马上进食,待肠胃功能恢复,再进流食或易消化的食物,以养胃气。

因本类药物作用峻猛,毒副作用强烈,故近代临床罕用。

常 山

《本经》

来源 为虎耳草科落叶小灌木植物黄常山的根。主产于长江以南各省及甘肃、陕西、四川等地。秋季采挖,除去须根,晒干。切片,生用或酒炒用。

性能 苦、辛,寒。有毒。归肺、心、肝经。

功效 涌吐痰涎,截疟。

应用

1) 胸中痰饮。本品善上行涌吐。

2) 疟疾。本品又长截疟。

用量用法 5~10克。涌吐生用,截疟宜酒炒用。

使用注意 本品作用强烈,易损正气,体虚者慎用。

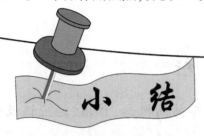

小 结

涌吐药多具毒性,有涌吐毒物、宿食、痰涎等作用,适用于药食中毒,宿食停滞,痰涎壅阻上焦及癫痫发狂等症。

常山有较强的涌吐作用,可去痰食、毒物。此外,常山有良好的截疟作用,为治疟疾之要药。

涌吐药毒性较大,作用峻猛,反应强烈,除常山外,均少内服,但外用较多。

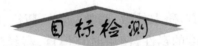

1. 试述涌吐药的临床意义。

2. 如何使用涌吐药? 若涌吐太过,当采取何种措施的解救?

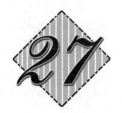

27 解毒杀虫燥湿止痒药

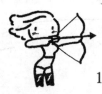

学习目标

1. 简述解毒杀虫燥湿止痒药的概念、作用、适应证及使用注意
2. 说出本类药物的性能特点和适用范围;理解各味药物的性能和功效的关系;明确解毒杀虫、燥湿止痒等概念
3. 叙述雄黄、硫磺、白矾、蛇床子、蜂房的功效应用

凡以解毒疗疮,攻毒杀虫,燥湿止痒为主要作用的药物,称为解毒杀虫燥湿止痒药。

本类药物,以外用为主,部分药物兼可内服。主要适用于疥癣、湿疹、疮疡疔毒、麻风、梅毒、虫蛇咬伤等症。

本类药物外用形式和方法有:研末外撒、调敷、膏贴、药捻、栓剂、熏洗、热敷等。

本类药物大都具有不同程度的毒性,使用时宜慎重,需经严格炮制及合理配制,以减轻毒性,可内服的药也宜制成丸、散剂服。外用、内服均当控制用量和用法,不宜过量或持续使用,以确保临床用药安全。

雄 黄
《本经》

来源 为含砷的结晶矿石雄黄(二硫化二砷 As_2S_2)。主产于湖南、贵州、云南、四川等地。质量最佳者称为"雄精",其次为"腰黄"。随时可采,除去杂质,研细或水飞用。切忌火煅。

性能 辛、苦,温。归心、肝、胃经。

功效 解毒,杀虫

应用

1)痈疽疔疮,疥癣,虫蛇咬伤。本品具有良好的解毒杀虫之效。

2)虫积腹痛。本品有杀虫作用。

此外,本品尚有燥湿祛痰、截疟、定惊等功效,可用于哮喘、疟疾、惊 等症。

用量用法 外用适量,研末撒敷,香油调敷或烧烟熏。内服0.3~0.9克,入丸散。

使用注意 孕妇忌服。切忌火煅,煅后即分解为三氧化二砷(As_2O_3),即砒霜,有剧毒。雄黄能从皮肤吸收,故局部用药亦不能大面积涂擦及长期持续使用。

硫 磺
《本经》

来源 为天然硫磺矿的提炼加工品。主产于山西、山东、河南等省。全年均可采挖。采得后加热熔化,除去杂质,取出上层熔液,冷却后即可。生硫磺只作外用。若内服,需与豆腐同煮至豆腐呈黑绿色为度,除去豆腐,漂净,阴干。用时研末。

性能 酸,温。有毒。归肾、大肠经。

功效 杀虫止痒,壮阳通便。

应用

1) 疥癣,湿疹,皮肤瘙痒。本品外用有良好的杀虫止痒功效。

2) 命火衰微,下元虚冷诸证。本品能补火壮阳。

3) 肾阳不足,虚冷便秘。本品能壮阳通便。

用量用法 外用适量,研末撒或油调涂或烧烟熏。内服1~3克,入丸散。

使用注意 阴虚火旺及孕妇忌服。畏朴硝。

白 矾
《本经》

来源 为天然矿物硫酸盐类明矾石的提炼品。主产于湖北、安徽、浙江、福建等地。生用或煅用。

性能 酸、涩,寒。归肺、肝、脾、胃、大肠经。

功效 解毒杀虫,燥湿止痒,止血止泻,清热消痰。

应用

1) 疮疡疥癣,湿疹湿疮。本品能解毒杀虫,燥湿止痒。用治疗肿恶疮、小儿鹅口疮、黄水疮、疥癣湿疮,常外用。本品内服也有消疮解毒之效。

2) 久泻久痢。本品有涩肠止泻之功。

3) 便血、崩漏及创伤出血等症。本品能收敛止血。

4) 癫 发狂。本品能清热化痰。

此外,本品单研内服,尚可用于脱肛、子宫脱垂、湿热黄疸等症。

用量用法 外用适量,研末撒或调敷或化水熏洗。内服1~3克,入丸散。

使用注意 体虚胃弱及无湿热痰火者忌服。

蛇床子
《本经》

来源 为伞形科一年生草本植物蛇床子的果实。全国各地均产,主产于广东、广西、江苏、安徽等地。夏秋果实成熟时,割取全株,晒干,打下果实,筛净。生用。

性能　辛、苦,温。归肾经。

功效　燥湿杀虫,温肾壮阳,散寒祛风。

应用

1）阴部湿痒、湿疹、湿疮、疥癣等症。本品外用能燥湿杀虫止痒。

2）阳痿、宫冷不孕。本品能温肾壮阳。

3）寒湿带下,湿痹腰痛等症。本品能散寒燥湿祛风。

用量用法　外用15~30克,水煎洗或研末敷或做成栓剂。内服3~10克,煎汤服,或入丸散。

使用注意　阴虚火旺或下焦有湿热者不宜内服。

土　槿　皮
《药材资料汇编》

来源　为松科落叶乔木植物金钱松的根皮或近根树皮。主产于江苏、浙江、安徽、江西等地。于五月挖取根皮或树皮。晒干。生用。

性能　辛,温。有毒。归肺、脾经。

功效　杀虫止痒。

应用　体癣、手足癣、头癣等各种癣病。本品有毒,只供外用。具有较好的杀虫止痒功效。可单用浸酒涂擦或研末用醋调敷。现多制成10%~50%的土槿皮酊,或将本品与水杨酸、苯甲酸等合制成复方土槿皮酊使用。

此外,本品外用对局限性神经性皮炎亦有治疗作用。

用量用法　外用适量,浸酒涂擦,或研末醋调患处,或制成酊剂涂擦患处。

蜂　房
《本经》

来源　为胡蜂科昆虫大黄蜂、果马蜂、日本长脚胡蜂、或异腹胡蜂的巢。全国各地均有,南方尤多。随时可采。采集时烧烟熏散蜂群,然后取下蜂房,晒干或略蒸过,取出死蛹、死蜂,煎成小块。生用或炒用。

性能　甘、平。有毒。归胃经。

功效　攻毒杀虫,祛风止痛。

应用

1）痈疽、瘰疬、癣疮等症。本品能攻毒杀虫。可内服,亦可外用。

2）风湿痹痛,隐疹瘙痒及牙痛等症。本品又能祛风止痛。

此外,本品还可用于多种恶性肿瘤。

用量用法　外用适量,研末调敷或煎水冲洗。内服6~12克,研末吞服每次1.5~3克。

使用注意　气血虚弱者不宜服。

大　蒜
《本草经集注》

来源　为百合科多年生草本植物大蒜的鳞茎。全国各地均产。五月叶枯时采挖,晾干。

生用。

　　性能　辛、温。归脾、胃、肺经。

　　功效　解毒消肿,杀虫止痢。

　　应用

　　1)痈肿疔毒、疥癣等症。本品能解毒消肿,又能杀虫。用治一切肿毒疥癣,以本品切片外擦或捣烂外敷,或制成30%凡士林软膏外擦。

　　2)泄泻、痢疾、肺痨、顿咳等症。本品有较强的解毒、杀虫、止痢功效。用治泄泻、痢疾,生食或煎服;用治肺痨,以紫皮蒜30克,沸水中煮1分钟捞出,粳米30克蒜水中煮粥,白及粉3克,和入蒜粥中同食,每日两次,连服三个月;用治顿咳,本品捣烂,凉开水浸12小时,滤汁,加白糖调服。

　　3)钩虫、蛲虫等症。本品有杀虫作用。

　　用量用法　外用适量,捣敷,切片擦或隔蒜灸。内服3~5枚,生食、煎汤、煮食;或制成糖浆服。

　　使用注意　阴虚火旺及有目疾、舌、喉、口、齿诸疾者,均不宜服。本品外敷能致皮肤发红、灼热、起泡,故不可敷之过久。灌肠法孕妇不宜用。

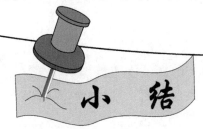

小　结

　　本章药物具有解毒杀虫,燥湿止痒等功效。主要用治痈疽疔毒、疥癣麻风、风疹湿疹等症。其中多具毒性,以外用为主,部分药物兼可内服,但应用时应慎重,以防中毒。

　　雄黄、硫磺均可以毒攻毒,解毒杀虫,可用治恶疮肿毒疥癣等症。然雄黄解毒疗疮功胜,主治痈疽恶疮,虫蛇咬伤,内服尚可用治虫积腹痛,疟疾痰多,具截疟杀虫之功;硫磺杀虫止痒效佳,多用治疥疮癣疾,皮肤瘙痒,内服主治肾虚阳痿,虚喘冷秘,可收补火助阳通便之功。二药均为有毒之品,内服宜慎。

　　白矾能解毒杀虫,燥湿止痒。收敛燥湿力胜,湿疹湿疮,耳道流脓,每多用之,枯矾内服尚能涩肠止泻,收敛止血。又可用治风痰癫痫,兼有祛痰息风之效。

　　蛇床子功能温肾壮阳,散寒祛风,燥湿杀虫,既可用治肾虚阳痿、宫冷不孕、湿痹腰痛,又可用治阴痒带下,阴囊湿疹,疥癣瘙痒等症。

　　土槿皮杀虫止痒力胜。然其有毒,只供外用。主治体癣、手足癣、头癣等各种癣病。尚可用治局限性神经性皮炎。

　　蜂房攻毒杀虫,祛风止痒。用治痈疽瘰疬、牙痛、癣疮、风湿痹痛,隐疹瘙痒。

　　大蒜消痈解毒杀虫止泻。外敷治痈肿疔毒,疥癣瘙痒,内服治肺痨,顿咳,泻痢虫积。

目标检测

1. 解毒杀虫燥湿药常用的方法有哪些？
2. 本章药中哪些药物毒性剧烈？如何防止中毒事故的发生？
3. 试比较雄黄、硫磺二药的功效主治异同。
4. 简述白矾、蛇床子、大风子、土槿皮的主治特点。

拔毒去腐生肌药

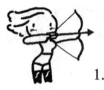

学习目标

1. 简述拔毒去腐生肌药的概念、作用、适应证及使用注意
2. 说出拔毒去腐生肌药的特点和适用范围;理解各味药物的性能和功效的关系;明确拔毒化腐、蚀疮去腐、生肌敛疮等概念
3. 叙述升药、砒石、炉甘石、硼砂的功效应用

凡以拔毒去腐,生肌敛疮为主要作用的药物,称为拔毒去腐生肌药。

本类药物均为金石类药物,多具剧毒,以外用为主。主要适用于痈疽疮疡溃后脓出不畅,或溃后腐肉不去,或溃后久不收敛等症。此外,部分药物兼能明目退翳,可用治目赤肿痛、目生翳障等症。

本类药物用药的形式和方法如下:研末外撒,香油调敷,膏药贴敷,眼药点眼,水溶熏洗等。

本类药大都具有不同程度的毒性,使用时应慎重,外用时须经严格配制后使用;可内服的药物也宜制成丸散剂服用。均当严格控制剂量和用法,防止发生中毒。其中重金属类剧毒药物,如升药、轻粉、砒石等,不宜在头面部使用,以防中毒。

升 药

《外科图说》

来源 为水银、火硝、白矾各等分混合升华而成。红色者称红升,黄色者称黄升。各地均有生产,以河北、湖北、湖南、江苏等地产量较大。研细末入药,陈久者良。

性能 辛、热。有大毒。归肺、脾经。

功效 拔毒去腐。

应用 痈疽溃后,脓出不畅,或腐肉不去,新肉难生。本品有良好的拔毒去腐作用。常配伍煅石膏研细末外用。煅石膏与升药的比例为9:1者,称九一丹,拔毒力较轻;1:1者,称五五丹,拔毒力较强;1:9者,称九转丹,拔毒力最胜;以上比例可根据病情需要选用。用时可将

225

本品撒于患处,或将药黏附于纸捻上插入脓腔中。

　　用量用法　不宜内服。外用适量,多与煅石膏研末外用,不用纯品。

　　使用注意　本品拔毒去腐作用强烈,故外疡腐肉已去,或脓水已尽者,不宜用。

铅　丹
《本经》

　　来源　为铅的氧化物(Pb_3O_4)。主产于广东、河南、福建等地。生用或炒用。

　　性能　辛,微寒。有毒。归心、肝经。

　　功效　外用解毒止痒,收敛生肌;内服截疟。

　　应用

　　1)疮痒溃烂,皮肤湿疮。本品具有良好的解毒止痒,收敛生肌作用,为外科常用药。常配伍煅石膏研末外用。又为外用膏药的原料,常与植物油熬膏,供外贴之用,或在此基础上配伍解毒、活血、止痛、生肌之品,制成多种膏药,以供外用。

　　2)疟疾。本品能截疟。

　　用量用法　外用适量。内服0.3~0.6克,入丸散。

　　使用注意　不宜过量或持续内服,以防蓄积中毒。

炉甘石
《本草纲目》

　　来源　为天然的菱锌矿石,主含碳酸锌($ZnCO_3$)。主产于广西、湖南、四川、云南等地。采挖后除去杂石泥土,制用,称"制炉甘石",有火煅、醋淬及三黄汤(黄连、黄柏、大黄)淬等制法,晒干研末,水飞后用。

　　性能　甘,平。归肝、胃经。

　　功效　明目退翳,收湿生肌。

　　应用

　　1)目赤翳障、烂弦风眼。本品能明目退翳,且可收湿,为眼科外用药。

　　2)溃疡不敛,皮肤湿疮。本品能收湿生肌。

　　用量用法　外用适量。水飞点眼,研末撒或调敷。

　　使用注意　本品宜制后使用,专作外用,不作内服。

硼　砂
《日华子本草》

　　来源　为硼砂矿石提炼出的结晶体。主产于西藏、青海等地。须置于密闭容器中防止风化。生用或煅用。

　　性能　甘、咸,凉。归肺、胃经。

　　功效　外用清热解毒;内服清肺化痰。

　　应用

　　1)口舌生疮,咽喉肿痛,目赤翳障。本品能清热解毒、消肿退翳,为喉科、眼科常用药。

　　2)痰火壅滞,痰黄黏稠、咳咯不利。本品内服能清肺化痰。

用量用法　外用适量,研细末撒或调敷。内服1.5~3克。
使用注意　多作外用,内服宜慎。

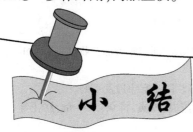

本类药物具拔毒化腐生肌敛疮之功。主要用于痈疽疮疡溃后脓出不畅,或溃后腐肉不去,经久不愈之证。个别药兼能解毒明目退翳,可用治目赤肿痛,目生翳障。该类药多为矿石重金属类,多具剧毒,以外用为主,应慎重使用,以防中毒。

升药为含汞的有毒药物,有攻毒去腐之效,可用治痈疽恶疮,溃烂多脓等症。升药拔毒去腐功胜,只做外用,不用纯品,多配煅石膏同用,以治痈疽溃后,脓出不畅,腐肉不去,新肉难生之证。

铅丹外用解毒止痒,生肌敛疮,多经油煎做膏药使用,用治疮疡不敛,黄水湿疮有效;小量内服能除痰截疟,镇惊安神,还可用治疟疾痰多及痰热惊痫等症。惟本品毒性较强,少作内用;如内服,宜入丸散,入煎当包煎,不可过服,以防中毒。

炉甘石、硼砂均有解毒防腐之效,且药性平和。常同用治目赤翳障,睑缘赤烂,为眼科常用药。炉甘石性平,解毒力缓,专供外用,以收湿敛疮为能,疮疡不敛,湿疮多脓最为适宜;而硼砂性凉,解毒功胜,还可用治咽喉肿痛,口舌生疮,内服又治痰热咳嗽,兼有清肺化痰之功。

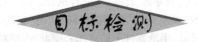

1. 拔毒化腐生肌药的含义是什么? 常用方法有哪些?
2. 本章药中哪些药物毒性剧烈? 如何防止中毒事故的发生?
3. 试比较炉甘石、硼砂的主治功效异同。
4. 试述铅丹的性能功用。

附篇　药物功效及主治分类补充内容

本书除将各论药物按主要功效分为 21 类外,还有许多功效、主治相同或相近的药物,特归类如下,以便查阅和记忆。

1) 透疹药:荆芥、薄荷、牛蒡子、蝉蜕、葛根、升麻、浮萍、紫草等。用治麻疹透发不畅。

2) 化斑药:升麻、生地黄、玄参、赤芍、丹皮、紫草、大青叶、板蓝根、青黛、贯众、水牛角、红花等。用治温病发斑。

3) 解暑药:香薷、藿香、佩兰、滑石、青蒿、荷叶、绿豆、扁豆、银花、石膏等。用治暑湿证或暑热证。

4) 止痒药:荆芥、防风、白芷、苍耳子、薄荷、牛蒡子、蝉蜕、浮萍、苦参、白鲜皮、白花蛇、乌梢蛇、蛇蜕、徐长卿、蓄、地肤子、益母草、凌霄花、刺蒺藜、白僵蚕、硫磺、白矾、雄黄、蛇床子、仙鹤草、大风子、土槿皮、蜂房、铅丹、炉甘石等。用治风疹、湿疹、疥癣、疮疡等皮肤瘙痒及阴痒。

5) 宣通鼻窍药:辛夷、细辛、白芷、苍耳子等。用治鼻塞、鼻渊。

6) 明目退翳药:薄荷、蝉蜕、桑叶、菊花、野菊花、木贼、夏枯草、谷精草、密蒙花、青葙子、蔓荆子、刺蒺藜、车前子、秦皮、黄连、赤芍、龙胆草、羚羊角、蒲公英、决明子、石决明、珍珠母、紫贝齿、炉甘石、蛇蜕等。用治目赤肿痛、翳膜遮睛。

7) 养肝明目药:枸杞子、沙苑子、女贞子、覆盆子、菟丝子、桑椹、黑芝麻、石斛、磁石、苍术等。用治肝肾阴虚,目暗不明。

8) 升阳药:柴胡、升麻、葛根、黄芪、荷叶及枳实等。用治脾虚气陷之泄泻及脏器下垂。

9) 祛风止痛药:麻黄、桂枝、防风、羌活、白芷、细辛、蒿本、苍术、苍耳子、蔓荆子、升麻、葛根、独活、川乌、草乌、附子、白附子、川芎等。用治头风头痛。

10) 疏肝解郁药:柴胡、薄荷、香附、青皮、香橼、佛手、川楝子、吴茱萸、川芎、郁金、麦芽、玫瑰花、绿萼梅、九香虫等。用治肝郁气滞之胸闷胁痛、乳房胀痛等症。

11) 行气和中药:紫苏、香附、陈皮、枳实、枳壳、大腹皮、莱菔子、木香、厚朴、香橼、佛手、沉香、檀香、乌药、川楝子、吴茱萸、砂仁、白豆蔻、草豆蔻、玫瑰花、绿萼梅、青木香、九香虫等。用治脾胃气滞之脘腹胀痛、痞闷不舒。

12) 止呕药:紫苏、生姜、半夏、藿香、吴茱萸、丁香、沉香、降香、高良姜、砂仁、白豆蔻、旋复花、小茴香、花椒及代赭石、枇杷叶、芦根、竹茹、黄连、柿蒂等。用治胃气上逆之恶心呕吐、呃逆嗳气等。

13) 止泻止痢药:黄连、黄芩、黄柏、苦参、秦皮、金银花、白头翁、鸦胆子、马齿苋、葛根、车前子、砂仁、木香、干姜、高良姜、茯苓、薏苡仁、白术、扁豆、山药、莲子、芡实、菟丝子、吴茱萸、补骨脂、五味子、金樱子、五倍子、诃子、罂粟壳、肉豆蔻、石榴皮、乌梅、仙鹤草、赤石脂、禹余粮等。用治各种急、慢性泻痢。

14) 行气消积导滞药:青皮、枳实、三棱、莪术、厚朴、木香、薤白、槟榔、莱菔子等。用治食积气滞之脘腹胀痛及泻痢之里急后重、腹痛。

15) 利咽消肿药:薄荷、牛蒡子、蝉蜕、升麻、黄芩、金银花、连翘、蒲公英、大青叶、板蓝根、青黛、玄参、穿心莲、野菊花、射干、山豆根、马勃、桔梗、胖大海、甘草、牛黄、蟾酥、白僵蚕、朱砂、麝香、冰片、硼砂等。用治咽喉肿痛。

16) 宣音疗哑药:蝉蜕、马勃、桔梗、胖大海、诃子等。用治肺气郁闭之声音嘶哑。

17) 祛风止痉药:防风、蝉蜕、天南星、白附子、天麻、金蝎、蜈蚣、白僵蚕等。用治破伤风证。

18) 软坚散结药:夏枯草、连翘、玄参、半夏、白附子、贝母、海藻、昆布、黄药子、海蛤壳、海浮石、瓦楞子、牡蛎、鳖甲、山慈姑、大戟、金荞麦、全蝎、蜈蚣、白僵蚕等。用治瘰疬、瘿瘤、痰核等症。

19) 润肺止咳药:百部、紫菀、款冬花、瓜蒌仁、川贝母、百合、甘草、饴糖、蜂蜜、南沙参等。用治肺燥咳嗽、肺虚久咳或虚劳嗽咳。

20) 纳气平喘药:人参、沉香、补骨脂、淫羊藿、核桃仁、冬虫夏草、蛤蚧、紫河车、肉桂、磁石、硫磺等。用治阳气

228

不足,肾不纳气之虚喘。

21) 乌须药:熟地黄、何首乌、黄精、旱莲草、女贞子、桑椹、黑芝麻等。用治肾虚精亏之须发早白。

22) 截疟药:常山、青蒿、鸦胆子、何首乌、草果、柴胡、槟榔、仙鹤草、雄黄等。用治疟疾。

23) 解蛇毒药:白芷、紫花地丁、穿心莲、地锦草、蚤休、拳参、半边莲、白花蛇舌草、山慈姑、五灵脂、半夏、天南星、白附子、黄药子、金钱草、虎杖、地耳草、苎麻根、垂盆草、徐长卿、蜈蚣、雄黄等。用治毒蛇咬伤。

24) 补肝肾强筋骨药:桑寄生、五加皮、杜仲、续断、狗脊、鹿茸、核桃仁、牛膝、石斛、肉苁蓉、锁阳、巴戟天、淫羊藿、仙茅、补骨脂、熟地、黄精、何首乌、菟丝子、沙苑子、枸杞子、女贞子、旱莲草、龟板、山茱萸等。用治肝肾不足之腰膝酸软疼痛。

25) 消痈排脓药:白芷、天花粉、芦根、鱼腥草、败酱草、白蔹、巴豆、冬瓜仁、薏苡仁、穿山甲、皂角刺、桔梗、黄芪等。用治痈疮化脓,久不溃破之证。

26) 清热除烦药:石膏、知母、芦根、竹叶、淡竹叶、栀子、黄连、连翘、黄芩、丹参、竹茹、灯心草、朱砂、麦冬、百合及淡豆豉(宣郁透热除烦)等。用治热郁火炽,烦躁失眠。

27) 清肝泻火药:黄芩、栀子、龙胆草、夏枯草、赤芍、槐花、芦荟、钩藤、牛黄、水牛角、菊花、桑叶、羚羊角等。用治肝火炽盛诸证。

28) 清肺泻火药:石膏、寒水石、知母、芦根、天花粉、竹叶、栀子、黄芩、桑白皮、地骨皮、鱼腥草等。用治肺火炽盛诸证。

29) 清胃泻火药:石膏、寒水石、知母、芦根、天花粉、竹叶、栀子、黄连、大黄、蒲公英、生地、玄参等。用治胃火炽盛诸证。

30) 补脾药:人参、黄芪、党参、白术、茯苓、薏苡仁、莲子、芡实、山药、黄精、菟丝子、白扁豆、龙眼肉、甘草、大枣、饴糖、蜂蜜等补脾气,用治脾气虚弱证;附子、干姜、肉桂、桂枝、补骨脂、益智仁等补脾阳,用治脾阳不足证。

31) 补肺药:人参、黄芪、西洋参、甘草、饴糖、蜂蜜、核桃仁、蛤蚧、冬虫夏草、紫河车等补肺气,用治肺气不足证;知母、生地、玄参、沙参、麦冬、天冬、玉竹、阿胶、山药、黄精、枸杞子、百合等养阴润肺,用治肺阴亏虚证。

32) 补心药:桂枝、附子、干姜、肉桂、薤白等补心阳,用治心阳不足证;甘草、人参、黄芪、茯苓、五味子、小麦等补心气,用治心气虚弱证;百合、麦冬、生地、玄参、酸枣仁、柏子仁等补心阴,用治心阴不足证;当归、何首乌、阿胶、大枣、熟地黄、龙眼肉、龟板、紫河车、夜交藤等补心血,用治心血亏虚证。

33) 养肝血药:当归、白芍、熟地、阿胶、何首乌、鹿茸、鸡血藤、夜交藤、枸杞子、紫河车等。用治肝血不足证。

34) 养阴补肝滋肾药:生地、玄参、知母、熟地、白芍、山药、阿胶、天冬、石斛、枸杞子、黄精、旱莲草、女贞子、龟甲、鳖甲、桑椹、黑芝麻、五味子、山茱萸、覆盆子、莲子、芡实、鹿茸、肉苁蓉、锁阳、菟丝子、沙苑子、蛤蚧、冬虫夏草、紫河车等。用治肝肾阴虚证。

35) 治胸痹药:桂枝、枳实、薤白、瓜蒌、半夏、附子、肉桂、乌头、三七、川芎、红花、丹参、山楂、降香、蒲黄、延胡索、郁金、姜黄、乳香、没药、五灵脂、益母草、苏木、血竭、三棱、莪术、水蛭、虻虫、麝香、冰片、苏合香、沉香、檀香、乌药等。

36) 治烧伤药:大黄、地榆、白蔹、白及、四季青、虎杖、紫草、紫珠、羊蹄、煅石膏、地龙、侧柏叶等。

37) 治肺痈药:芦根、鱼腥草、金荞麦、桔梗、冬瓜仁、桃仁、瓜蒌、贝母、薏苡仁、败酱草、蒲公英、穿心莲等。

38) 治肠痈药:大黄、丹皮、红藤、败酱草、桃仁、薏苡仁、冬瓜仁、蒲公英、紫花地丁等。

39) 有毒药:砒霜、轻粉、升药、铅丹、胆矾、朱砂、雄黄、硫磺、斑蝥、蟾酥、蜈蚣、全蝎、蜂房、䗪虫、水蛭、虻虫、巴豆、商陆、甘遂、大戟、芫花、牵牛子、千金子、泽漆、半夏、白附子、天南星、附子、乌头、白果、洋金花、杏仁、桃仁、瓜蒂、常山、藜芦、樟脑、大风子、毛茛、皂荚、罂粟壳、马钱子、干漆、鸦胆子、关木通、苍耳子、细辛、山慈姑、北五加、蝼蛄、吴茱萸、川椒、蚤休、鹤虱、雷丸、白花蛇、川楝子、苦楝皮等。